Die Polyvagal-Theorie
und die Entwicklung
des Kindes

BÜCHER ZUR POLYVAGAL-THEORIE IM G. P. PROBST VERLAG

Deb Dana: *Die Polyvagal-Theorie in der Therapie*

Deb Dana: *Arbeiten mit der Polyvagal-Theorie*

Deb Dana: *Flipchart Polyvagal-Theorie*

Mona Delahooke: *Mehr als Verhalten*

Stephen W. Porges: *Die Polyvagal-Theorie und die Suche nach Sicherheit*

Stephen W. Porges: *Heilen mit der Polyvagal-Theorie*

Stephen W. Porges & Deb Dana (Hrsg.): *Klinische Anwendungen der Polyvagal-Theorie*

Marilyn R. Sanders & George S. Thompson

Die Polyvagal-Theorie und die Entwicklung des Kindes

Wie wir es schaffen können, Kinder, Familien und Gemeinschaften zu stärken

Mit einem Vorwort von Stephen W. Porges
Übersetzt von Theo Kierdorf & Hildegard Höhr

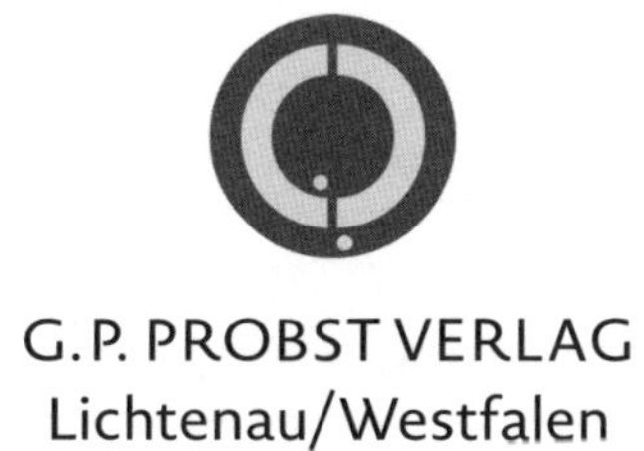

G. P. PROBST VERLAG
Lichtenau/Westfalen

Hinweis für Leser: Standards der klinischen Praxis und Behandlungsverfahren ändern sich im Laufe der Zeit, und keine Technik oder Empfehlung kann in jedem Fall und unter allen denkbaren Umständen als garantiert ungefährlich und wirksam bezeichnet werden. Das vorliegende Buch ist als Informationsquelle für Psychotherapeuten gedacht und kann keine adäquate Ausbildung und/oder klinische Supervision ersetzen. Weder der Verlag noch die Autoren können die absolute Richtigkeit, Wirksamkeit oder Angemessenheit irgendeiner konkreten Empfehlung in jeder Hinsicht garantieren. Autoren und Verlag übernehmen keine Verantwortung für Verluste oder Schädigungen, die angeblich durch Informationen oder Empfehlungen aus diesem Buch entstanden sind.

Für die Inhalte der im Buch angegebenen externen Webseiten übernehmen wir trotz sorgfältiger inhaltlicher Prüfung keinerlei Haftung. Für die Inhalte dieser Seiten sind ausschließlich deren Betreiber verantwortlich.

Verlag und Übersetzer danken Dr. Siegfried Joel für seine wertvollen Kommentare und klärenden Hinweise zur Übersetzung.

Die Originalausgabe (»POLYVAGAL THEORY AND THE DEVELOPING CHILD: Systems of Care for Strengthening Kids, Families, and Communities«) ist bei W. W. Norton & Company, Inc., New York/London erschienen.

Übersetzung aus dem amerikanischen Englisch: Theo Kierdorf & Hildegard Höhr, Köln
Umschlaggestaltung: Mareile Gropengießer, Paderborn
Coverfoto: © Jenny Sturm – stock.adobe.com
Satz: SpaceType, Köln
Druck & Bindung: mediaprint solutions, Paderborn
Gedruckt in Deutschland

ISBN 978-3-944476-44-5

Bibliographische Information der Deutschen Nationalbibliothek
Die Deutsche Nationalbibliothek verzeichnet diese Publikation in der Deutschen Nationalbibliografie; detaillierte bibliografische Daten sind im Internet über *http://dnb.d-nb.de* abrufbar.

Inhalt

— MARILYN SANDERS

Ich widme dieses Buch meinem Mann,
Peter Adomeit, der mich bei jedem Schritt auf
dem Weg mit seiner Liebe unterstützt hat ...
und unseren Kindern Matthew, Ian und River,
den besten Lehrern, die Eltern haben können.

— GEORGE THOMPSON

Ich widme dieses Buch Dr. AnnMarie Glodich,
meiner ständigen Partnerin in unserem gemein-
samen Bemühen, tief und gut lieben zu lernen ...
und unseren Kindern Seth und Tara Jampa,
deren Freude und Wertschätzung die Herzen aller
erwärmt, die Kontakt zu ihnen haben.

Vorwort

von Stephen W. Porges

Es freut mich sehr, dieses Vorwort schreiben zu können. Die Autoren des Buches haben aus eigenem Antrieb Interesse daran entwickelt, die Erkenntnisse der Polyvagal-Theorie in ihre klinische Arbeit mit Kindern einzubeziehen. Schon zu dem von mir gemeinsam mit Deb Dana herausgegebenen Sammelband *Klinische Anwendungen der Polyvagal-Theorie* haben Dr. Sanders und Dr. Thompson wichtige Artikel beigesteuert. Sinn und Zweck jenes Readers war es, Kliniker dazu anzuregen, ihre Behandlungsmodelle und -strategien durch die Einbeziehung von Erkenntnissen der Polyvagal-Theorie zu erweitern. Im Zentrum stand dabei, diese Theorie auch angesichts der Herausforderungen zu nutzen, mit denen Therapeuten und Praktiker jeder Art bei ihrer klinischen Arbeit konfrontiert werden. Dieser Zielsetzung entsprechend haben die Autoren in ihrem Buch auf kreative Weise untersucht, wie Therapien bei der Arbeit mit Kindern die Erkenntnisse der Polyvagal-Theorie nutzen können.

Marilyn Sanders und George Thompson sind wichtige neue Mitglieder der allmählich größer werdenden »Polyvagal-Familie«. Sie erfüllen bei ihrer Arbeit mit jungen Patienten und deren Unterstützern sowie in ihren klinischen Interaktionen die Aufgabe von »Super-Co-Regulatoren«, indem sie die Wirkung von Sicherheit verstehen und respektieren und dadurch den Zugang zum Nervensystem ihrer Patienten erschließen. Wie in diesem Buch sehr deutlich zum Ausdruck kommt, verfügen sie als Ärzte über eine außergewöhnlich differenzierte, biobehavioral geprägte Sicht von Diagnose und Behandlung.

Obwohl die beiden Autoren in verschiedenen klinischen Bereichen arbeiten, die sich auf unterschiedliche Entwicklungsphasen konzentrieren, weist ihre Arbeit gewisse Gemeinsamkeiten auf. Beide sind bemüht, Behandlungsresultate zu optimieren, indem sie sich die Mitwirkung des Nervensystems sichern. Sie gehen davon aus, daß sich eine defensive Reaktion des Nervensystems auf das Behandlungsresultat negativ auswirkt. Im Sinne der Polyvagal-Theorie zielt ihre Arbeit darauf, Gefahrensignale zu neutralisieren und genügend Signale für Sicherheit zugänglich zu machen, um sicherzustellen, daß ihre Patienten eine

Neurozeption von Sicherheit erleben. Durch dieses Vorgehen erschließen sie ihren Patienten einen positiven Entwicklungsweg, der ihrer psychischen und physischen Gesundheit zugute kommt.

Wie Sanders und Thompson immer wieder erwähnen, ermöglichen Signale für Sicherheit dem Autonomen Nervensystem, für die Gesundheit relevante homöostatische Prozesse zu unterstützen und soziale Verbundenheit zu fördern, um wiederum Co-Regulation und die Entstehung vertrauensvoller Beziehungen zu Familienangehörigen, Freunden und wichtigen Bezugspersonen zu ermöglichen. Im Sinne der Polyvagal-Theorie streben die Autoren das Erreichen dieser wichtigen Ziele durch das Herausarbeiten dreier zentraler Prinzipien der Polyvagal-Theorie an: Reifung, soziale Verbundenheit und Neurozeption.

Die Arbeit von Dr. Sanders mit Hochrisikofrühgeborenen veranschaulicht die Wirkung der Reifung auf die Fähigkeit von Neugeborenen, angesichts von Gefahrensignalen ihren autonomen Zustand und ihre Verletzlichkeit zu beeinflussen. Im Sinne der Polyvagal-Theorie wirkt sich das Stadium der Frühreife auf die neuronalen Ressourcen aus, die für die Selbstberuhigung und die spontane Entwicklung sozialer Verbundenheit verfügbar sind. Um ihr Überleben zu sichern, müssen Neugeborene die Atem-Saug-Schluck-Koordination entwickeln. Erfolgt diese nicht effizient, können sie sich nicht gut entwickeln. Erkenntnissen der Polyvagal-Theorie zufolge nutzt dieser Prozeß die gleichen Nervenbahnen wie das System für soziale Verbundenheit. Beide Verhaltensmanifestationen erfordern die neuronale Regulation spezieller viszeraler Efferenzen, welche die gestreiften Muskeln des Gesichts und des Kopfes steuern. Der Bereich im Hirnstamm, der diese Verbindungen kontrolliert, spielt bei der Regulation des Herzens und der Bronchien über eine ventral-vagale Bahn eine wichtige Rolle. Bei einem frühgeborenen Säugling sind die ventral-vagalen Bahnen noch nicht in dem Maße mit einer Myelinschicht umhüllt, daß sie als wirksame »Vagusbremse« fungieren können, die autonome Defensivreaktionen effizient abzuschwächen vermag. Aufgrund des Fehlens einer funktionsfähigen Vagusbremse führen Gefahrensignale zu einer Destabilisierung des autonomen Zustandes, indem sie eine metabolisch aufwendige sympathische Reaktion in Form einer Tachykardie oder über dorsale Vagusbahnen eine potentiell tödliche Shutdown-Reaktion hervorrufen.

Die Myelinisierung der ventralen Vagusbahnen setzt ab der dreißigsten Schwangerschaftswoche ein. Naht der Geburtstermin, wird die Regulation der ventralen Vagusbahnen funktional in einen Bereich des Hirnstamms integriert, der die gestreiften Muskeln des Gesichts und Kopfes innerviert. Dieses integrierte System koordiniert die Regulation von Herz und Bronchien mit den Prozessen des Saugens, Schluckens und Atmens sowie des stimmlichen Ausdrucks. Zum Zeitpunkt der Geburt ist dieser Schaltkreis überlebenswichtig, weil er Saugen und Atmung koordiniert und so die Nahrungsaufnahme ermöglicht. Abgesehen von seiner Bedeutung für die Nahrungsaufnahme entwickelt sich der Schaltkreis zum System für soziale Verbundenheit. Dies erschließt dem Säugling und seinen Bezugspersonen die reziproke Kommunikation, die zum Aufbau sicherer sozialer Verbindungen und vertrauensvoller Beziehungen führt. Weil dieses System bei den meisten Frühgeborenen nicht genügend ausgereift ist, um seine Funktion erfüllen zu können, verzögert sich oft die Entstehung einer reziproken Verbindung zwischen Eltern/Bezugspersonen und Säugling oder entwickelt sich nur in eingeschränkter Form. Fördert der genannte neuronale Schaltkreis nicht die Mimik und den stimmlichen Ausdruck, können die Eltern oder andere Bezugspersonen das Gefühl bekommen, ihre Liebe und fürsorgliche Zuwendung werde vom Kind nicht erwidert. Das gleiche System für soziale Verbundenheit ermöglicht einem Arzt, der mit der Polyvagal-Theorie vertraut ist, beruhigend auf den physiologischen Zustand der Patienten einzuwirken und gleichzeitig ihre Bereitschaft, sich auf eine Behandlung einzulassen, zu verstärken.

Erkennt das Nervensystem eines frühgeborenen Kindes eine Gefahr für Leib und Leben, kann sein ANS in einen dorsalen Vaguszustand wechseln, wobei seine Herzfrequenz sinkt (Bradykardie) und die Atmung entweder verlangsamt wird oder völlig aussetzt (eine Apnoe). Weil das Gehirn in diesem Zustand nicht ausreichend mit Sauerstoff versorgt wird, kann es bei längerem Anhalten zur Schädigung oder zum Tod kommen. Glücklicherweise wird der autonome Zustand (Herzfrequenz und Atmung) gefährdeter Säuglinge ständig überwacht, und bei Eintreten der genannten Veränderungen interveniert sofort das medizinische Personal.

Auf einer Intensivstation für Neugeborene hat die Überwachung der Vitalparameter Herzfrequenz, Atmung und Sauerstoffsättigung oberste Priorität, und Unregelmäßigkeiten werden als Gefahrensignale gedeutet. Bei deren Auftreten ist sofortiges Eingreifen eine Voraussetzung für optimale Hilfe. Die ständige Konfrontation mit solchen Signalen für lebensbedrohliche Zustände kann aber auch den autonomen Zustand des medizinischen Personals beeinträchtigen und zum »Burnout« und zu streßbedingten gesundheitlichen Problemen führen. Ähnliche chronische Störungen sind aus psychiatrischen Kliniken bekannt, wo es zuweilen schwierig ist, Kindern mit Regulationsstörungen durch Co-Regulation zu helfen.

Eine Beeinträchtigung des Systems für soziale Verbundenheit ist ein charakteristisches Merkmal vieler Kinder, die Dr. Thompson in seiner Klinik behandelt. Befindet sich ein Kind in einem dysregulierten Zustand und erweckt den Eindruck, sich neurophysiologisch permanent in einem Zustand der Bedrohung zu befinden, unterstützt sein Nervensystem nicht das reziprok aktive System für soziale Verbundenheit, das Eltern signalisiert, daß ihr Kind sie liebt. Dies schlägt sich in mimischer und stimmlicher Ausdruckslosigkeit nieder. Zu einem ähnlichen Ausfall des Systems für soziale Verbundenheit kommt es am Arbeitsplatz bei permanenter starker Belastung, die dazu führt, daß Arbeitskollegen einander nicht durch Co-Regulation unterstützen können und den Gesichtsausdruck anderer fälschlich als Anzeichen für Mangel an Verbundenheit oder Anteilnahme deuten.

Im Zentrum von Dr. Thompsons Arbeit steht der Zugang zum System für soziale Verbundenheit seiner Klienten, ermöglicht durch ein tiefes Verständnis der Neurozeption. Im Mittelpunkt seiner Arbeit steht, das ANS zu beruhigen und mit Hilfe der ventralen Vagusbahnen der Co-Regulation zugänglich zu machen. Diese Veränderung der Regulation des autonomen Zustandes tritt ein, wenn Signale für Sicherheit im dyadischen Austausch mit dem Patienten zum Ausdruck kommen. Die Fähigkeit, einem Patienten mit Hilfe mimischer Signale für Zugewandtheit und durch vokalen Ausdruck von Wärme zuzuhören, ist für die Arbeit eines erfolgreichen Klinikers wichtig. Dr. Thompsons Ansatz trägt der Tatsache Rechnung, daß Co-Regulation eine Vorstufe der Selbstregulation ist. Die Fähigkeit eines Klinikers, Patienten mit Hilfe stimmlichen und mimischen Ausdrucks und Gestik zu beruhigen, trägt der Macht des Systems für soziale Verbundenheit Rechnung, indem es beim Patienten eine Neurozeption von Sicherheit aktiviert. Patienten zu beruhigen, sie aus dem Defensivmodus zu befreien und in einen Zustand der Zugänglichkeit zu versetzen, sollte eine grundlegende Kompetenz aller im Gesundheitsbereich Tätigen sein.

In der Welt der Medizin widmen sich Ärzte im allgemeinen der Verbesserung des Gesundheitszustandes, indem sie an der Funktionsfähigkeit bestimmter Organe arbeiten. Diese Orientierung auf bestimmte »Endorgane« hin hat einen medizinischen Trend gefördert, der sich auf Tests und Untersuchungen stützt, die der Identifikation struktureller Anomalien dienen und die Ärzte dazu verleitet, Strategien zu entwickeln, die, wie sie glauben, das Leiden zu lindern und Probleme im Sinne einer »Reparatur« zu beheben vermögen. Leider wurden in diesem Rahmen die Möglichkeiten, die medizinische Interventionen (in Form pharmazeutischer Mittel und chirurgischer Eingriffe) bieten, *über*schätzt und die Bedeutung der Mitwirkung des Patienten auf seinem Weg zur Heilung *unter*schätzt. Dieser Irrtum beruht auf der Grundannahme, daß nicht der Patient, sondern der Arzt der aktiv Heilende ist. Es ist erfrischend zu sehen, wie Marilyn Sanders und George Thompson Prinzipien der Polyvagal-Theorie in ihre medizinische Praxis einbezogen haben. Indem sie auf die Bedeutung von Strategien sozialer Verbundenheit als Wegen zur physiologischen Regulation hinweisen, laden sie ihre Patienten und deren Familien ein, sich an der Reise zu ihrer eigenen physischen und psychischen Heilung aktiv zu beteiligen. Ihre Erfolge spiegeln ein Verständnis dessen, daß sich die für das Sozialverhalten wichtigen neuronalen Schaltkreise mit denjenigen, die Gesundheit, Entwicklung und Regeneration unterstützen, überschneiden.

Zwar wurde die Polyvagal-Theorie vor etwa 25 Jahren erstmalig vorgestellt, doch waren die klinischen Probleme, um die es im vorliegenden Buch geht, schon in den frühen 1970ern Gegenstand meiner wissenschaftlichen Tätigkeit. Während der Lektüre des vorliegenden Buches dachte ich über die fünf Jahrzehnte meiner Forschungstätigkeit nach, die sich auch in den klinischen Bereichen bewegte, in denen Sanders und Thompson arbeiten, und ich verspürte tiefe Dankbarkeit dafür, daß es mir möglich geworden ist, die Übertragung meiner Forschungsergebnisse in die klinische Praxis mitzuerleben. Ich bin sehr froh, daß die Polyvagal-Theorie den Autoren bei ihren leidenschaftlichen Bemühungen geholfen hat, ihre klinischen Ziele bei der Arbeit mit Kindern und Jugendlichen besser zu erreichen, und ich sehe ihren zukünftigen Beiträgen in diesem Bereich mit besonderem Interesse entgegen.

Danksagung

Dank von Marilyn und George

Im Jahre 2012 begann die persönliche und berufliche Reise, die zur Entstehung dieses Buches führte, damit, daß ein Freund und Kollege von Marilyn, Jeffrey Magnavita, ihr ein Exemplar des Buches *The Polyvagal Theory: Neurophysiologic Foudations of Emotion, Attachment, Communication, and Self-regulation* mit der Bitte übergab, eine Rezension darüber zu schreiben. Jeffreys Bitte war die erste einer Reihe von glücklichen Fügungen, die schließlich zur Entstehung des vor Ihnen liegenden Buches führten.

Kurz nach der Veröffentlichung der Rezension lernte Marilyn Stephen Porges während einer Konferenz kennen. In den folgenden Jahren begegneten sie einander einige Male, und er bot ihr an, ein Kapitel für ein Buch zu verfassen, das er mit Deb Dana zusammenstellte. So entstand eine durch Herzlichkeit, Humor, Neugier, gemeinsame Arbeit und gegenseitigen Respekt gekennzeichnete Freundschaft.

Auch George hörte 2012 während einer Ausbildung bei Dan Hughes, dem Begründer der *Dyadic Developmental Psychotherapy* (DDP), erstmals von Stephen Porges' Polyvagal-Theorie. Schon bald wendete er die Prinzipien der Polyvagal-Theorie im Rahmen seiner Arbeit mit traumatisierten Kindern und im Unterricht von Medizinstudenten an. Als George anläßlich einer Konferenz Stephen Porges kennenlernte, bat dieser George, ein Kapitel über die Polyvagal-Theorie und die Arzt-Patient-Kommunikation für das mit Deb Dana zusammen herausgegebene Buch zu schreiben. Deb Dana vermittelte dann den Kontakt zwischen Marilyn und George.

Im Laufe mehrerer Gespräche entdeckten wir, daß die Arbeit von Neonatologen bzw. Kinderärzten einerseits und Kinder- und Jugendpsychiatern andererseits mehr miteinander gemeinsam hat, als sie voneinander unterscheidet. Deshalb wandte sich Marilyn, als sie einen Co-Autor für das vorliegende Buch suchte, an George. Sein Inhalt spiegelt unser beider Leidenschaft für die Arbeit mit Kindern und ihren Familien. Diese Leidenschaft schließt sowohl unser Bemühen, »nicht noch mehr zu schaden«, als auch die Nutzung der Prinzipien der Polyvagal-Theorie mit dem Ziel der Entwicklung einzigartiger Partnerschaften mit den Säuglingen, Kindern und Familien, für die wir arbeiten, ein.

Durch die Publikation unseres Buches beim Verlag W. W. Norton geht ein beruflicher Traum, der uns miteinander verbindet, in Erfüllung. Deshalb danken wir ganz besonders der Herausgeberin Deborah Mahmud und der Lektorin Mariah Eppes, die dieses Buch vom ersten Exposé und dessen Annahme über das fertige Manuskript bis zum Abschluß der Produktion einfühlsam und zugleich mit verläßlicher Unterstützung begleitet haben.

Dank von Marilyn

Ich möchte George für seine Kompetenz als Psychiater, seine Geduld und Warmherzigkeit sowie seinen Humor danken. Wir wollten gemeinsam ein Buch verfassen, in dem wir die Polyvagal-Theorie für alle erklären, die als Ärzte, Psychiater und Psychologen mit Kindern arbeiten. Wir wollten diesen Gruppen und anderen Interessierten Möglichkeiten erläutern, die Erkenntnisse der Polyvagal-Theorie in ihrem Leben und im Rahmen ihrer Arbeit zu nutzen.

Noch viele andere Menschen in meinem Leben haben als Einzelne und gemeinsam zum erfolgreichen Abschluß unseres Vorhabens beigetragen – dabei handelt es sich um eine Anzahl von Mikrokulturen, deren Weisheit und Erfahrung unauslöschlich meinem Geist eingeprägt sind und die sich in meiner Arbeit niederschlagen.

Mein Dank gilt zunächst meiner persönlichen Mikrokultur im psychologisch-psychiatrischen Bereich, die Jeffrey Magnavita, Anne Shapiro, Lisa Namerow, Mary Himelstein, John Santopietro und Lori Calabrese umfaßt. Eure Weisheit und euer Rat haben mir und meiner Familie geholfen, einen Weg zu gehen, der durch das Erforschen neuer Möglichkeiten und durch die Freude an deren Fülle charakterisiert ist. Auch der 2015 verstorbenen Ann Halsell Appelbaum möchte ich an dieser Stelle danken: Sie hat mich in den 1970ern mit John Bowlby bekannt gemacht und mein Leben wie meinen beruflichen Werdegang dadurch dauerhaft beeinflußt.

Nichts von alldem wäre ohne die Mikrokultur meiner Freunde möglich, die durch ihre Kameradschaft, ihr Lachen und ihre Bereitschaft, Freude mit mir zu teilen, mein Leben bereichert haben – das gilt insbesondere für die schwierige Zeit der COVID-19-Pandemie. Auch Marge Julian, Karen O'Brien, Stephanie

McGuire und Barb Theurkauf danke ich von ganzem Herzen für alles, was sie tun, um meinen Alltag und die Welt, die uns umgibt, zu einem besseren Ort zu machen. Und Isabella Knox danke ich, weil sie die beste »beste Freundin aller Zeiten« ist, die eine Frau, Mutter und Ärztin jemals haben kann. 36 Jahre besteht unsere Freundschaft nun, und sie wird immer besser.

Meine tiefste Dankbarkeit gilt meinem Arbeitsplatz, dem Connecticut Children's Medical Center, dessen NICU (Neugeborenen-Intensivstation) der Ort ist, an dem ich Hochrisikosäuglinge und ihre Familien kennenlerne und wo ich mit einem unübertroffenen und sehr vielfältigen Kollegenteam zusammenarbeite. Besonderer Dank gebührt auch meinen beiden Vorgesetzten Jim Moore und Vic Herson. Beide haben mir zu der Flexibilität verholfen, die ich brauchte, um trotz des immer arbeitsreichen Klinikalltags dieses Buch schreiben zu können. Sie haben auch meine Bemühungen unterstützt, das Wohl der Babys und ihrer Familien durch Einbeziehung der Erkenntnisse über eine traumabewußte Pflege und die Polyvagal-Theorie in unsere Arbeit zu fördern.

Natürlich werde ich hier auch meine unauflösbare Verbundenheit mit meiner Ursprungsfamilie und meiner eigenen Familie nicht vergessen. Im Jahre 1921 machte sich meine Großmutter mit ihrer Familie von Polen aus auf den Weg nach Amerika, um ein besseres Leben als in ihrer Heimat führen zu können. Meine Großeltern waren für mich von der frühen Kindheit bis ins Erwachsenenalter eine verläßliche Instanz. Meine Mutter hat mir ihre Erwartung auf den Lebensweg mitgegeben, daß ich alles erreichen könnte, was ich mir ernsthaft vornähme, auch Ärztin zu werden. Sie förderte meine Liebe zu Büchern und zur Musik und hat am Leben meiner eigenen Kinder intensiv teilgenommen, obwohl sie weit von uns entfernt lebte. Von meinem Vater habe ich gelernt, daß Humor in einer schwierigen Situation sehr nützlich sein kann, und er hat mir den Wert einer soliden Arbeitsethik vermittelt, an den ich noch heute glaube. Ich bin gesegnet mit vier Geschwistern, den Zwillingen Paula und Shelly und unseren Brüdern Marvin und Michael; wir sind stets für einander da und stehen einander in allen Lebenslagen bei.

Und schließlich gilt mein Dank auch meiner eigenen Familie. Vor 36 Jahren lernte ich meinen Mann, Peter Adomeit, kennen. Mein Leben veränderte sich durch unsere Ehe von Anfang an sehr stark, denn zu unserer gemeinsamen Familie zählten Peters drei Kinder, damals schon Jugendliche und junge Erwachsene: Kristin, Hans und Paul. Für ihre Bereitschaft, mich als ihre Stiefmutter zu akzeptieren, bin ich ihnen sehr dankbar, denn dies ermöglichte mir, erstmals zu erleben, was es bedeutet, elterliche Aufgaben zu erfüllen. Im Jahre 1990 bekam ich mit Peter unser erstes gemeinsames Kind, Matthew, dem 1994 Ian und 1996 River folgten. Sie alle sind mittlerweile erwachsen und berufstätig, zwei als professionelle Musiker und einer als Ingenieur. Und sie alle sind zuvorkommend, fürsorglich und mitfühlend. Sie erfüllen mein Leben mit Freude und mit der Überzeugung, daß das Beste noch vor uns liegt.

Dank von George

Wenn Marilyn mich nicht eingeladen hätte, bei diesem Projekt mitzuwirken, hätte ich das Folgende nicht geschrieben. Marilyns medizinische Kompetenz, ihr Verständnis der Polyvagal-Theorie, ihre Fürsorglichkeit ihren Patienten und deren Familien gegenüber und ihre Warmherzigkeit machen sie zu einer idealen Ärztin, Lehrerin und Kollegin. Ich schätze mich aber auch glücklich, die Liebe, Unterstützung, Weisheit und Sachkenntnis anderer Menschen zu genießen.

Meiner Frau AnnMarie Glodich und unseren Kindern Seth und Tara Jampa bin ich zu Dank dafür verpflichtet, daß sie an mich und dieses Projekt geglaubt und mich dazu ermutigt haben, angesichts der noch sehr unansehnlichen ersten Entwürfe durchzuhalten. Sie lasen begeistert mehrere Vorläuferversionen des Manuskripts und waren sehr geduldig, wenn ich aufgrund meiner Schreibarbeit nur wenig Zeit für die Familie erübrigen konnte.

Meine Mutter, Patty Streater, war während der letzten fünfzig Jahre ein leuchtendes Beispiel unermüdlicher Beharrlichkeit, wenn es darum ging, alles Erforderliche zu tun, um Kindern in Notlagen zu helfen. Sie und ihr Mann Allen haben mir in Gesprächen über verschiedene Kapitel dieses Buches nützliches Feedback gegeben.

Mein Vater, George Thompson Senior, brachte mir bei, daß man am eigenen Arbeitsplatz einen heiligen Raum schaffen und das Antlitz Gottes in jedem Menschen, dem wir begegnen, sehen kann.

Auf den Bücherregalen meiner Eltern fand ich viele Schätze, doch durch Virginia M. Axlines Buch *Dibs – Die wundersame Entfaltung eines menschlichen Wesens* habe ich meine Lebensaufgabe gefunden: Menschen jene Macht, Anmut und Verbundenheit zu erschließen, zu der wir Zugang erhalten, wenn wir uns von ganzem Herzen unserer Menschlichkeit öffnen.

Ich schätze die treue Kameradschaft meiner Geschwister John und Teal, ebenso wie den Kontakt zu meiner erweiterten Familie, Kathy, Tim, Tam und Ted.

Stephen Porges und Deb Dana werde ich immer dafür dankbar sein, daß sie mich in der Polyvagal-Familie willkommen geheißen und meine Bemühungen, die Polyvagal-Theorie zu verstehen und anzuwenden, geduldig unterstützt haben. Ich hoffe, daß es mir gelingt, ihre grenzenlose Großzügigkeit zu würdigen, indem ich ihre Geschenke an andere Menschen weiterreiche.

Ich weiß nicht, wie es mir ohne die Unterstützung der Kollegen der *Dyadic Developmental Psychotherapy* (DDP) erginge. Dan Hughes war für mich ein wichtiger Mentor, Supervisor, Organisationsberater und treuer Verbündeter. Grey McKellar, ein anderer wichtiger Freund, hat mir geholfen, die Prinzipien der Polyvagal-Theorie und der DDP bei KidsTLC und in andere Zusammenhänge zu integrieren. Auch Kim Golding und Edwina Grant haben mir wichtige Tips bezüglich Sicherheit und Verbundenheit in Organisationen gegeben. Jon Baylin hat dafür gesorgt, daß bei unserer DDP-Arbeit Klarheit und Humor ihren Platz gefunden haben. Auch der Leitung des DDP-Instituts und den DDP-Praktikern, -Beratern und -Trainern, die auf der ganzen Welt tätig sind, möchte ich an dieser Stelle danken.

Weiterhin schätze ich die Leitung von KidsTLC, Inc., die unser kühnes Ziel unterstützt hat, eine von den Prinzipien der Polyvagal-Theorie geprägte Organisation aufzubauen. Mit Mark Siegmund und Brandon Mock verbindet mich eine tiefe Zuneigung; sie sind meine Kameraden in einer tollkühnen Bande von Unangepaßten, die sich vorgenommen hat, die Welt zu verändern. Besonderer Dank gebührt unseren Team-Kameraden Roy Rotz, Renee Azzouz, Cindy Whitney und Kelly English. Die KidsTLC-Lehrerinnen Sherrie Dupree und Kylie Larson haben mir wichtige Hinweise gegeben, indem sie mir erklärten, wie sie die Prinzipien der Polyvagal-Theorie bei ihrer Arbeit in den Klassen nutzen. Schließlich möchte ich noch dankend diejenigen erwähnen, die als erste DDP und die Polyvagal-Theorie miteinander zu verbinden versuchten, nämlich Jan Moore, Mitchell Cloud und Mary Stuck Eibes, die mich mit ihrer Warmherzigkeit und ihrem Enthusiasmus auf dieser Reise begleitet haben.

Auch Nikkia Young möchte ich danken; sie hat mir zu wertvollen Erkenntnissen bezüglich der ethnischen Gleichberechtigung verholfen. Ich wußte, daß sie mich bei der Optimierung des vorliegenden Buches unterstützen würde, aber ich kann mich glücklich schätzen, durch die Arbeit mit ihr auch zu einem besseren Menschen geworden zu sein. Nancy Michael bin ich dankbar für ihre Auseinandersetzung mit den neurobiologischen Grundlagen von impliziter Voreingenommenheit, Rassismus und generationenübergreifenden Traumata, die in einigen Teilen des vorliegenden Buches wichtige Rollen spielen. Caryn Mirriam-Goldberg hat einen besonderen Platz in meinem Herzen gefunden, weil sie mich gelehrt hat, die Geschichten zu erzählen, die dazu drängen, erzählt zu werden.

Khalil Gibran paraphrasierend, könnte ich sagen: Sie hat dazu beigetragen, daß das, was ich geschrieben habe, zu »sichtbar gemachter Liebe« geworden ist.

Ich habe von den Familien und Kindern, mit denen zu arbeiten ich die Ehre hatte, eine Menge gelernt. Rebecca und Jermey möchte ich dafür danken, daß sie mir beigebracht haben, was zum gewünschten Ergebnis führt, wenn man nach entsetzlichen Erlebnissen sichere Verbindungen zu schaffen versucht.

Abschließend möchte ich Harry Palmer und Avra Honey-Smith für die Liebe und Unterstützung danken, die sie mir seit mehr als zwanzig Jahren schenken. Jede Weiterentwicklung meiner Fähigkeit, mutig, mitfühlend und neugierig zu sein, ist ihrer Anleitung im Avatar Course zuzuschreiben, ebenso wie der scharfsichtigen Zuwendung meiner geschätzten Avatar-Teamkollegen.

Unser Weg zur Polyvagal-Theorie

Wir sind beide Ärzte mit jahrzehntelanger Erfahrung im Umgang mit Babys, Kindern, Jugendlichen und Familien in extremen Situationen. Marilyn Sanders arbeitet als Kinderärztin und Neonatologin und versorgt kranke und zu früh geborene Babys auf einer Neugeborenen-Intensivstation. Ihre Patienten werden geboren, bevor sie körperlich in der Lage sind, eigenständig in der Welt zu leben. Marilyns Team muß eine Umgebung schaffen, in der Körper und Gehirn der Frühgeborenen reifen und ihre Familien in die Elternrolle hineinwachsen können, obwohl ihre Erwartungen bezüglich einer normalen Schwangerschaft und Geburt und eines gesunden Babys enttäuscht wurden.

George Thompson leitet als Kinderpsychiater eine stationäre Einrichtung für Kinder, die schon früh unter Mißbrauch, Mißhandlung, Vernachlässigung und Beziehungsbrüchen gelitten haben. Seine Patienten sind zwar älter als die von Marilyn, aber auch sie sind nicht adäquat auf das Leben in der Welt vorbereitet, und oft versuchen sie, mit Hilfe von Wutausbrüchen, Manipulation und Kontrollversuchen ihr Überleben zu sichern. Auch Georges Team ist bemüht, eine sichere und nährende Umgebung zu schaffen, in der seine Patienten lernen können, den Bezugspersonen, die sich aktuell um sie kümmern, zu vertrauen.

Von zentraler Bedeutung für die Polyvagal-Theorie (PVT) ist die Beschreibung dessen, wie das unbewußte Sicherheits- oder Gefahrenempfinden des Gehirns unsere Emotionen und Verhaltensweisen beeinflußt. Wie alle Säugetierjungen können auch menschliche Säuglinge und Kleinkinder nur überleben, wenn erwachsene Artgenossen für sie sorgen. Schon kurz nach der Geburt suchen gesunde Babys und ihre Mütter Kontakt zueinander und übermitteln einander Signale für Sicherheit und Geborgenheit.

Als wir das erste Mal von der Polyvagal-Theorie* hörten, wurde uns ziemlich schnell klar, daß es sich dabei um ein sehr effizientes organisierendes Prinzip handelte, eine neue Art, Beziehungen zu verstehen, eine Bestätigung unserer eigenen Beobachtungen und eine Infragestellung von Sichtweisen, die wir bisher für gültig gehalten hatten oder die man uns früher einmal vermittelt hatte. Sind die Beziehungen von Kindern von einem Gefühl der Sicherheit geprägt, kann ihr Gehirn eine Bindung zu den erwachsenen primären Bezugspersonen entwickeln und aufrechterhalten, was zur Folge hat, daß diese Kinder im Laufe der Zeit zu vertrauen lernen und gedeihen. Sie sind dann in der Lage, auf Signale für Sicherheit oder Gefahr adäquat zu reagieren. Ihr Sicherheitsempfinden in Beziehungen hilft ihnen, mit Problemen fertig zu werden, und fungiert für sie, wenn sie gestreßt sind, als Puffer. Werden sie mit voraussehbaren Stressoren konfrontiert, sind sie anpassungsfähig, und in ihrer Fähigkeit, nach stärkeren Veränderungen das innere Gleichgewicht wiederzufinden, gelangt ihre Resilienz zum Ausdruck.

Wenn Kinder ohne sichere Beziehungen leben und wenn ihr Leben durch emotionale, medizinische oder körperliche Traumatisierungen geprägt ist, sind sie in ihrer Fähigkeit beeinträchtigt, andere Menschen zu lieben, ihnen zu vertrauen und selbst zu gedeihen. Bei Kindern, die zahlreiche Beeinträchtigungen ihrer für sicher gehaltenen Beziehungen erlebt haben und immer noch erleben, können körperliche, das Verhalten betreffende und psychische Probleme entstehen, die sie bis ins Erwachsenenalter verfolgen und die sowohl die Qualität ihres Lebens beeinträchtigen als auch ihre Lebenszeit schmälern.

Menschen prüfen unbewußt ständig, ob ihre Umgebung freundlich oder feindselig ist. Diese automatische Überprüfung findet im Hintergrund unseres Bewußtseins statt. Die Polyvagal-Theorie beschreibt drei Verhaltensreaktionen, die nacheinander initiiert werden, wenn ein im Unbewußten agierendes Alarmsystem innere oder äußere Veränderungen erkennt, die auf eine Gefahr oder eine lebensbedrohliche Situation hinweisen. Unter Freunden können wir uns entspannen und uns darauf vorbereiten, mit anderen zu arbeiten oder zu spielen. Schätzt das innere Alarmsystem eine Umgebung als gefährlich ein – beispielsweise eine dunkle Straße in der Nacht –, reagieren wir defensiv und bereiten uns auf Kampf oder Flucht vor. Werden wir in die Enge getrieben und empfinden die Gefahr, mit der wir uns konfrontiert sehen, als überwältigend, lebensbedrohlich und unabwendbar, verschließen wir uns und kollabieren möglicherweise sogar –

---

* Stephen W. Porges ist der Urheber der Polyvagal-Theorie. Er hat diese Theorie erstmals im Jahre 1994 in seiner Ansprache als Präsident der Society for Psychophysiological Research anläßlich der Jahresversammlung dieser Gesellschaft vorgestellt. Der Vortrag wurde später in der Zeitschrift der Gesellschaft, *Psychophysiology* (Porges 1995) veröffentlicht. In den folgenden Jahren hat er seine Theorie erweitert und dies in Fachartikeln, Büchern und Vorträgen dokumentiert. Seit ihrer Vorstellung wurde die Theorie in Tausenden von Fachartikeln erwähnt und fand Eingang in die klinische Arbeit zahlreicher Therapeuten auf der ganzen Welt.

was beinhalten kann, daß wir keine Emotionen mehr empfinden, dissoziieren oder in Ohnmacht fallen. In diesen Zuständen können unsere Aufmerksamkeit, unsere Art, die Vorgänge zu deuten, und unsere Reaktionen auf sie sehr unterschiedlich ausfallen.

Stephen Porges nennt diese unbewußte Verarbeitung sensorischer Informationen sowohl aus der Umgebung als auch aus unserem Körper *Neurozeption*, im Unterschied zur *Perzeption*, der herkömmlichen Wahrnehmung. Die Neurozeption resultiert aus dem unbewußten Gewahrsein, wohingegen bei der Perzeption die grauen Zellen des Gehirns, also die Teile, die sich dem Denken und Fühlen widmen, eine Rolle spielen.

Die Polyvagal-Theorie ist eine auf der Entwicklungsbiologie der Säugetiere basierende grundlegende Infrastruktur, die das »Warum?« der Ziele und Verhaltensweisen in einer Bindungsbeziehung definiert. Die Quintessenz der Polyvagal-Theorie ist simpel: Das Verhalten von Säugetieren wird durch Empfindungen von Sicherheit, Gefahr oder Lebensgefahr im Gehirn organisiert. Die Erwartung körperlicher und emotionaler Nähe zu einem sensiblen und fürsorglichen erwachsenen Artgenossen ist im Gehirn von Neugeborenen und Kleinkindern bereits fest verankert. Die soziale Verbundenheit mit der primären Bezugsperson führt mit der Zeit zu einer allgemeinen sozialen Verbundenheit, einer für das Überleben von Menschen unverzichtbaren Voraussetzung. Stephen Porges definiert soziale Verbundenheit als »Fähigkeit zu gegenseitiger (synchroner und reziproker) Regulation des physiologischen und behavioralen Zustandes« (Porges 2019).

Die Polyvagal-Theorie hat uns zu einer transformierend wirkenden Lektion verholfen: Erwachsene Bezugspersonen sollten sich über die Neurozeption der ihnen anvertrauten Säuglinge oder Kinder im klaren sein, weil sich ein Säugling oder Kind sehr unterschiedlich verhalten kann, wenn sein Nervensystem ihm Signale für Sicherheit, Gefahr oder Lebensgefahr übermittelt. In Reaktion auf diese Erkenntnisse gewöhnten wir uns ab, uns zu fragen, was mit einem Kind, das sich widerspenstig oder störend verhielt, nicht stimmte, und dachten stattdessen grundsätzlich: *Es geht nicht darum, was mit solchen Kindern nicht stimmt, sondern darum, welche Erlebnisse ihren aktuellen Zustand hervorgerufen haben.* Befassen wir uns nur mit dem Verhalten von Säuglingen und kleinen Kindern, ohne daß wir ihre Neurozeption verstehen, könnten wir uns aufgrund dessen für Maßnahmen entscheiden, die nicht optimal und schlimmstenfalls sogar schädlich sind. Nur wenn wir uns über den neurozeptiven Zustand solcher Kinder im klaren sind und wir ihn so verstehen, wie Stephen Porges ihn beschrieben hat, können wir als ärztliche Betreuer wirklich kompetent einschätzen, welche Maßnahmen wann sinnvoll sind.

Die Polyvagal-Theorie hat uns auch gelehrt, daß wir als Ärzte, Psychotherapeuten und Pfleger für die Neurozeption unserer Patienten und ihrer Familien eine wichtige Rolle spielen können. Nehmen wir beispielsweise an, Ärzte und Pfleger bereiten ein krankes Baby auf den Wechsel von einem Beatmungsgerät zu einer weniger invasiven Form von Atemunterstützung vor. Manchmal ist die Mutter eines Kindes in solch einer Situation sehr besorgt, weil das Behandlungsteam nach einem früheren Versuch der Extubation den Tubus wider Erwarten bald wieder einsetzen mußte. Die Neonatologin erkennt die Angst der Mutter vor einer erneuten Gefahr, bleibt selbst ruhig und versucht, die Mutter zu beruhigen, während das Team sich seiner Arbeit widmet. Die Ärztin schaut der Mutter direkt in die Augen und versichert ihr mit ruhiger Stimme, alles werde gut verlaufen. Das Gesicht der Ärztin ist entspannt, und sie lächelt. Während sie auf die Sorgen der Mutter und ihre Befürchtungen eingeht, nutzt sie ihre ruhige therapeutische Präsenz, um der Mutter zu helfen, ein Gefühl der Sicherheit und Vertrauen zum Behandlungsteam zu entwickeln.

In anderen Fällen geht es um ältere Kinder mit sozio-emotionalen Problemen, die leicht in einen Zustand der Dysregulation geraten. Erlebt solch ein Kind eine Neurozeption von Gefahr oder Lebensgefahr, so kann das ansteckend wirken. Zwar haben die Mitglieder des Behandlungsteams ein umfassendes Training zur Deeskalation und Verhaltensbeeinflussung absolviert, doch können auch bei ihnen eigene Ängste und Gefahrenempfindungen getriggert werden, wenn sie einem aufgebrachten Kind gemeinsam zu helfen versuchen. Strahlt der Leiter eines solchen Teams eine Atmosphäre der Ruhe und Selbstregulation aus, und geht diese auf das Team über, kann es dem Kind besser helfen, selbst wieder ein Gefühl von Sicherheit und Geborgenheit zu entwickeln.

Die Polyvagal-Theorie hat uns im Gesundheitswesen Tätigen klar gemacht, daß ein Gefühl der Sicherheit nicht nur eine angenehme Erfahrung ist, sondern für eine gesunde körperliche und emotionale Entwicklung und für die Heilung unverzichtbar. Wir haben nun die Möglichkeit, unsere Patienten, deren Familien, unsere Kollegen und unsere eigene Arbeit auf eine bisher nicht vorhandene Weise zu verstehen.

Teil I dieses Buches (Kapitel 1 bis 3) befaßt sich mit der sozio-emotionalen Entwicklung in der frühen Kindheit und mit der Bedeutung der Bindung und der dyadischen Regulation zwischen primären Bezugspersonen und den Kindern, die sie betreuen, als dem Fundament für spätere soziale Beziehungen. Wir beschreiben darin optimale Beziehungen zu Säuglingen und kleinen Kindern und erläutern die neuroanatomischen, neurobiologischen und neurophysiologischen Grundlagen der kindlichen Entwicklung. Beeinflußt wird unsere Sicht von der Evolutionsbiologie, von der sich die Polyvagal-Theorie herleitet.

Teil II (Kapitel 4 und 5) befaßt sich mit Beeinträchtigungen der sozialen Verbundenheit in der Kindheit und deren Auswirkungen auf das ganze weitere Leben. Dabei gehen wir auch auf Umgebungen ein, die primäre Bezugspersonen und Säuglinge körperlich voneinander trennen, beispielsweise in Zusammenhang mit der Migration in ein anderes Land oder weil die Eltern eine Gefängnisstrafe verbüßen. Außerdem befassen wir uns mit Situationen, in denen sich die primären Bezugspersonen zwar in physischer Nähe der Säuglinge oder Kleinkinder befinden, es aber an emotionalem Austausch zwischen beiden Seiten mangelt. Beispielsweise können Bezugspersonen aufgrund von Substanzmißbrauch selbst in Schwierigkeiten sein oder unter starken sozio-emotionalen Problemen leiden und deshalb auch dann, wenn sie ihren Kindern körperlich nahe sind, emotional für sie nicht erreichbar sein. Weiterhin wird in diesem Teil erörtert, warum es zu solchen Störungen kommt und welche visuellen, metabolischen, physiologischen und behavioralen Anzeichen unsere Aufmerksamkeit wecken sollten. Und schließlich beschäftigen wir uns mit den sowohl kurz- als auch langfristigen gesundheitlichen Folgen für die jeweiligen Kinder und Familien und für die Gemeinwesen, in denen sie leben.

In Teil III (Kapitel 6 bis 8) geht es um die Verhinderung und Heilung von Beziehungsbrüchen, weil diese die Gesundheit und das sozio-emotionale Wohl der betroffenen Kinder und Familien gefährden. Wir erläutern auch eine auf der Polyvagal-Theorie basierende Sicht der Selbstregulation, die professionellen Betreuern von Kindern und ihren Familien helfen soll, die Co-Regulation zu fördern. Wir beschreiben Beispiele für Exzellenz in der beziehungsorientierten Betreuung von Familien, welche die vom Autonomen Nervensystem gespeisten Verhaltensweisen entmystifizieren und die soziale Verbundenheit fördern. Außerdem befassen wir uns mit Möglichkeiten der Gestaltung von Organisationen im Sinne der Polyvagal-Theorie, um zu vermitteln, daß sich Patienten, Familien und Behandler in »guten Händen« befinden.

Teil IV (Kapitel 9 und 10) wendet die Polyvagal-Theorie auf umfassendere Bereiche des Lebens an. Während unserer Arbeit am vorliegenden Buch begann die COVID-19-Pandemie und intensivierte sich. Plötzlich wurde die Gegenwart anderer Menschen zur Gefahr, und die soziale Verbundenheit wurde durch *social distancing* und *Quarantäne* gefährdet. Plötzlich mußten wir mit unseren

Familien und Freunden, in unseren Gemeinwesen und im Beruf Tag für Tag neue Möglichkeiten entwickeln, emotionale Nähe und Resonanz zu spüren. Unsere Welt wurde völlig auf den Kopf gestellt, da wir uns nach Sicherheit und Geborgenheit sehnten und nach Ersatz für Präsenz suchten. Kapitel 9 untersucht die COVID-19-Pandemie aus Sicht der Polyvagal-Theorie.

So verstörend uns schon allein die Pandemie während unserer Arbeit an diesem Buch erschien, erschütterte auch noch eine weitere Katastrophe die Vereinigten Staaten und viele andere Länder, als Berichte über Morde an schwarzen Amerikanern durch die Medien bekannt wurden und vielerorts Proteste und heftige soziale Reaktionen hervorriefen. Diese Morde, die unser aller Aufmerksamkeit auf gegen schwarze Amerikaner gerichtete Gewalt und auf Rassismus lenkte, erfüllten uns mit Entsetzen. Auf diese Vorfälle reagierend, dachten wir über die dramatischen kulturellen Veränderungen nach, die wir miterlebten, und wir vergegenwärtigten uns die tief in unseren limbischen Systemen verankerten impliziten Vorurteile. Dadurch wurde uns klar, daß wir in unserem Buch aus der Perspektive einer an der Polyvagal-Theorie orientierten Neurobiologie auch auf die durch Rassismus verursachten Gefahren und Schäden eingehen müßten.

Im letzten Kapitel des Buches geht es um die Eigenschaften eines auf den Prinzipien der Polyvagal-Theorie basierenden globalen Gemeinwesens. So wie wir damit ringen, der COVID-19-Pandemie zu entkommen, hoffen wir auch, daß es uns gelingen wird, zu überwinden, was nur als Pandemie der Unterdrückung bezeichnet werden kann, und damit meinen wir sowohl explizite als auch unbewußte Unterdrückung. Mit Hilfe der Prinzipien der Polyvagal-Theorie unterdrückendes Verhalten zu unterbinden wird zwar sicher mehr Zeit kosten, als die gegenwärtige Pandemie zu beenden, aber wenn wir als Spezies Mensch überleben wollen, müssen wir auch in dieser Hinsicht dringend Fortschritte erzielen. Wir können Erkenntnisse und Praktiken entwickeln, die uns helfen, die tiefen Verletzungen zu heilen, die wir durch Kindheitstraumata, systemischen Rassismus und alles andere, was uns entzweit und schädigt, erlitten haben.

Wir schreiben dieses Buch als Kliniker, die Babys, Kinder, Jugendliche und ihre Familien behandeln, sowie als Eltern unserer eigenen Kinder, die mittlerweile Jugendliche und junge Erwachsene sind. Die Auseinandersetzung mit der Polyvagal-Theorie weckte in uns häufig Erinnerungen an Dinge in unserem Leben, die wir als positiv empfanden, sowie an andere eher negative. Wir empfehlen Ihnen, beim Lesen dieses vorliegenden Buches darüber nachzudenken, wie sich die Polyvagal-Theorie auf Ihre eigene klinische oder erzieherische Arbeit mit Kindern und Familien anwenden läßt. Denken Sie darüber nach, welche Rolle Sie für die Kinder anderer Menschen, für Ihre eigenen Kinder und für andere Mitglieder Ihrer Familie spielen. Reflektieren Sie über Ihre eigene Kindheit, indem Sie sich die Muster vergegenwärtigen, welche Ihnen die Natur und die Erlebnisse früherer Generationen mit auf den Weg gegeben haben. Außerdem empfehlen wir Ihnen, beim Lesen auf Ihren eigenen autonomen Zustand zu achten. Stellen Sie fest, wie Sie sich angesichts der Worte, Konzepte und Szenarien, mit denen Sie konfrontiert werden, fühlen. Machen diese Sie ein wenig nervös? Schweift Ihr Geist ab? Oder entspannen Sie sich plötzlich und atmen tief aus? Denken Sie auch über die neurobiologische Bedeutung nach, die Ihre Reaktionen haben könnten. Lassen Sie zu, daß die Polyvagal-Theorie Sie weiter über das, was Sie wissen und tun sollten, informiert.

Auf der Grundlage eines tieferen Verständnisses der neurobiologischen Grundlage von Sicherheit und Kooperation können wir am Aufbau einer sichereren, gütigeren und mit besseren Ressourcen ausgestatteten Welt arbeiten, die von den Prinzipien einer mitfühlenden Gerechtigkeit, der Gleichberechtigung und umsichtigen Investitionen in Kinder und ihre Familien geprägt ist.

Marilyn Sanders und George Thompson
Winter 2020

TEIL I

Ein gesundes Gehirn für die Zukunft schaffen

KAPITEL 1

Schwangerschaft, intrauterine Umgebung und Geburt

Gedeihen des sich entwickelnden Gehirns

Wir sind in Abhängigkeit von jemand anderem geboren worden. Wir sind aufgewachsen und haben bis zum Erwachsenenalter überlebt, weil andere für uns gesorgt haben.

— THUBTEN JINPA 2015

Säugetiere, und dies betrifft besonders Menschen, sind, soweit es um die Erfüllung ihrer Grundbedürfnisse geht, längere Zeit von ihren erwachsenen Betreuern abhängig. Als Babys können wir ohne engen Kontakt zu sensiblen und eingestimmten primären Bezugspersonen nicht überleben. In Gegenwart fürsorglicher Erwachsener sind wir offen, ruhig und beteiligen uns zunehmend an einem Tanz, der unserem Wohlgefühl in Gegenwart unserer wichtigsten Bezugsperson Ausdruck verleiht. Ohne die körperliche und emotionale Nähe eines aufgeschlossenen Betreuers geht es uns schlecht, und wir signalisieren, daß wir uns nach Zuwendung sehnen. Wecken wir dessen Aufmerksamkeit, kehren wir in den Zustand der Ruhe und Zufriedenheit zurück. Sind wir mit unseren Bemühungen mehrfach gescheitert, geben wir möglicherweise auf, ziehen uns ins Alleinsein zurück oder leben in einer gefährlichen Situation.

Die Evolutionsbiologie bildet die Grundlage

Die Wurzeln des Gefahrenempfindens menschlicher Säuglinge sind in der biologischen Entwicklungsgeschichte des Autonomen Nervensystems (ANS) zu suchen. Letztlich organisiert unser Empfinden von Sicherheit, Gefahr oder Lebensgefahr unsere Emotionen und Verhaltensweisen. Auf der Ebene des Unbewußten spüren wir, daß unsere Verbindungen zu anderen Menschen für unsere

Sicherheit sorgen und daß wir ohne sie in Gefahr sind. Und sind wir in Gefahr, bereitet unser Sympathisches Nervensystem uns auf Kampf oder Flucht vor. Ist die Gefahr so groß, daß wir ihr nicht entrinnen zu können und umzukommen glauben, fühlen wir uns wie lebendig begraben und empfinden Entsetzen.

Stephen Porges (2011/2010) bezeichnet das Spektrum unbewußter Wahrnehmungen, das vom Zustand der Sicherheit bis zu dem der Lebensgefahr reicht, als *Neurozeption*, im Unterschied zur Perzeption, die den bewußten, dem Denken gewidmeten Bereichen des Gehirns entspringt. Die Neurozeption beinhaltet eine laufende schnelle Einschätzung der aktuellen Situation auf Sicherheit oder Gefahr hin. Unsere Neurozeption entstammt dem limbischen System, einem phylogenetisch alten Teil des Gehirns. Das limbische System umfaßt die Amygdala (das zentrale Alarmsystem, das für die Aufmerksamkeits- und Emotionsverarbeitung sowie für die Verarbeitung sozialer Prozesse zuständig ist), den Hippocampus (der Lernen und Abspeichern von Erinnerungen ermöglicht), den Hypothalamus (der die endokrinen Prozesse reguliert und Pfade zu anderen Teilen des zentralen und peripheren Nervensystems einschließt) und den Thalamus (der als Durchgangsroute für sensorische Informationen fungiert).

Die entwicklungsgeschichtlich determinierte Verhaltenshierarchie

Das limbische Alarmsystem zeigt an, ob wir uns *sicher*, *gefährdet* oder ernstlich *bedroht* fühlen. Diese drei neurozeptiven Zustände (Abb. 1.1) bilden eine entwicklungsgeschichtlich determinierte Verhaltenshierarchie. Als Säugetiere reagieren wir auf Gefahr zunächst, indem wir uns durch Herstellung einer sozialen Verbindung zu unseren primären Bezugspersonen in Sicherheit zu bringen versuchen. Bleibt diese Strategie erfolglos, gehen wir entweder zum Kampf über oder fliehen, um der drohenden Gefahr (z. B. einem lauernden Raubtier) zu entkommen. Lassen uns sowohl die Aktivierung unseres Systems für soziale Verbundenheit als auch unsere Fähigkeit, zu kämpfen oder zu fliehen, im Stich, suchen wir Sicherheit, indem wir erstarren, verschwinden und hoffen, daß das Raubtier das Interesse an uns verliert und nach einer anderen Beute Ausschau hält.

Die mit diesen drei Zuständen verbundenen Verhaltensweisen spiegeln die parasympathischen und sympathischen Komponenten des Autonomen Nervensystems (ANS). Sind Parasympathisches (PNS) und Sympathisches Nerven-

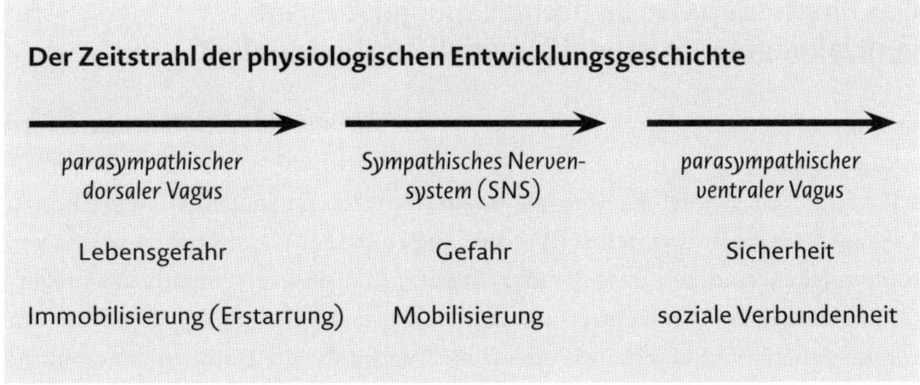

Abbildung 1.1 Die entwicklungsgeschichtlich determinierte Hierarchie der Verhaltensweisen. Aus: Deb Dana, *Die Polyvagal-Theorie in der Therapie*. Lichtenau: G.P. Probst Verlag. Copyright © 2018 by Deb Dana. Mit freundlicher Genehmigung von W.W. Norton & Company, Inc.

system (SNS) gut aufeinander abgestimmt, regulieren sie sowohl im Bereich des Zentralen Nervensystems (ZNS) als auch in der Peripherie gemeinsam unsere Körperfunktionen. Keiner dieser beiden Zweige ist gut oder schlecht, und um überleben und gedeihen zu können, brauchen wir beide. Das PNS wirkt über die vielen Verzweigungen des 10. Kranial- oder Hirnnervs, der *Vagus* oder *schweifender Nerv* genannt wird. Stephen Porges prägte den Begriff *Polyvagal-Theorie*, um die verschiedenen Rollen des Vagusnervs zu erfassen, dessen zwei Bestandteile der primitive oder dorsale Vagus und der kluge oder ventrale Vagus sind. Diese beiden Komponenten haben jeweils einen eigenen Ursprungsort im Hirnstamm.

Die Vagusfasern übermitteln wichtige sensorische Informationen aus dem Körper ins Gehirn, wo sie von der Neurozeption eingeschätzt werden und sich daraufhin als Empfinden von Sicherheit, Gefahr oder Lebensgefahr niederschlagen. Durch die Co-Lokation des Vagusnervs und der Innervation von Gesicht, Augen und Mund entsteht die *Gesicht-Herz-Verbindung*. Diese bewirkt, daß sich die neuronale Regulation des Herzens in der Mimik und im stimmlichen Ausdruck spiegelt. Fühlen wir uns beispielsweise sicher und geborgen, erzeugen die Muskeln im Bereich des Mundes und der Augen einen einladenden Ausdruck, der anderen Menschen unsere Bereitschaft signalisiert, eine *Annäherung* zuzulassen. Diese subtilen Körpersignale empfinden wir aufgrund der Neurozeption.

Das Empfinden von Sicherheit spiegelt sich im ventral-vagalen System für soziale Verbundenheit

Das für Säugetiere charakteristische System für soziale Verbundenheit wird vom erst relativ spät entstandenen ventralen Vagus und seinen Zweigen vermittelt (siehe Abb. 1.1). Ist der ventrale Vagus aktiv, finden Säugetiere Sicherheit in Gegenwart anderer und in ihrer Verbindung zu ihnen. Wir spüren dann den von fürsorglichen Anderen ausgehenden Schutz, und unsere sympathischen Reaktionen klingen ab. Wir werden ruhig und können anhaltende soziale Verbindungen genießen, die mit der Zeit zu sozialer Verbundenheit und zur Entstehung von Bindungsbeziehungen führen. Sind wir sozial verbunden, »regulieren wir (synchron und reziprok) den physiologischen und behavioralen Zustand unseres Gegenübers« (Porges 2019). Thubten Jinpa (2015, S. 3) stellt in dem von ihm stammenden Zitat am Anfang dieses Kapitels fest, daß wir bis zum Erwachsenenalter (und darüber hinaus) überleben, weil unser ANS sich durch ein warmherziges Lächeln oder eine sanfte Berührung sicher und in Gegenwart anderer getröstet fühlt.

Der Tonus des Vagus läßt sich entweder mit Hilfe der Respirativen Sinus-Arrhythmie (RSA) oder anhand der Herzratenvariabilität (HRV) messen. Nähere Einzelheiten hierzu erläutert Kapitel 2 dieses Buches. Beide Methoden messen den zum Herzen fließenden neuronalen Input, indem sie die Variabilität von Herzschlag zu Herzschlag quantifizieren. Die Variabilität des Abstandes zwischen zwei Herzschlägen gibt Aufschluß über die Flexibilität des Zentralen Nervensystems in Reaktion auf Streß. Ist ein Mensch neurologisch beeinträchtigt, und von ihm wird gesagt, er sei hirntot, ist die Variabilität zwischen seinen Herzschlägen gleich null, weil bei ihm zwischen Gehirn und Herz keine Kommunikation stattfindet. Der Betroffene gilt im juristischen Sinne als tot, obwohl sein Herz weiter schlägt.

Bei guter HRV kann das ZNS flexibel auf Streß und andere Herausforderungen reagieren. Nötigenfalls wird dann die Herzfrequenz erhöht, was die Herzleistung verstärkt, so daß mehr Energie für die Überwindung des Streß zur Verfügung steht. Ist die HRV eingeschränkt oder sehr schlecht, verfügt das Gehirn nur über geringe Reserven, weshalb es mit starkem Streß nicht gut fertig werden kann.

Bei Säugetieren steigt die Herzfrequenz beim Einatmen und sinkt beim Ausatmen. Die Respirative Sinusarrhythmie (RSA) (Porges 2011/2010) gibt Aufschluß über das »phasische Ansteigen und Absinken« (dt. S. 101) des Outputs des ventralen oder »klugen« Vagus zum Herzen. Je höher die Amplitude bei den Anstiegen steigt, um so flexibler ist das System in seinen Reaktionen auf Streß und Herausforderungen.

Bedrohung und Gefahr erfordern eine sympathische Mobilisierung

Im weiteren Verlauf der Evolution machte die zunehmende Komplexität der Spezies alternative Strategien der Reaktion auf Gefahren notwendig (siehe Abb. 1.1). Das Sympathische Nervensystem (SNS) und die Hypothalamus-Hypophysen-Nebennieren-Achse (HPA) wurden funktionsfähig. So wie ein Alarmsystem im Haus hatte das vehemente Alarmsignal des limbischen Systems eine Eskalation emotionaler Reaktionen und Verhaltensweisen zur Folge, die unter dem Namen *Kampf-oder-Flucht-Reaktion* bekannt ist. Das SNS nutzt über hormonelle Kanäle und durch die Freisetzung von Neurotransmittern Adrenalin und Kortisol, das Streßhormon, zur Förderung von Mobilisierung und Bewegung. Sympathische Reaktionen können in Form von Wut, Feindseligkeit, Panik oder Hypervigilanz und Zudringlichkeit auftreten. Gereiztheit oder starke Angst können zu Panik oder Rage werden, wenn das ANS durch ein Reset des Alarmknopfs der empfundenen Gefahr zu entkommen versucht (Delahooke 2019/2020).

Erstarren beim Empfinden von Lebensgefahr

Dem Bereich des Hirnstamms entspringt der primitive dorsale Vagus, der unser vegetatives System reguliert und die Körperorgane unterhalb des Zwerchfells einschließlich des Magen-Darm-Trakts und des Urogenital-Trakts innerviert. Wenn das limbische System das Alarmsystem des Körpers ist (Delahooke 2019/2020), ist der dorsale Vagus der Keller, wo die Versorgungsleitungen verlaufen, welche die Infrastruktur des Körpers mit Energie versorgen, damit im Haus Licht, Wärme und Wasser verfügbar sind. Ohne die durch Stoffwechsel und Verdauung bereitgestellte Energie und ohne Regelung des Wasserhaushalts durch Nieren und Blase stünde uns keine Energie für die höheren zerebralen Prozesse zur Verfügung.

Dorsal-vagale Reaktionen sind schon bei den Reptilien zu beobachten, den ersten Wirbeltieren, die an Land kamen. Hat ein Reptil das Gefühl, sein Leben sei in Gefahr, erstarrt es, weil es hofft, sich auf diese Weise in seiner Umgebung verstecken zu können und nicht entdeckt zu werden. Im klinischen Umfeld kann dies als emotionaler Shutdown, als vasovagale Synkope (Ohnmacht) oder in Extremfällen als klinische Dissoziation beobachtet werden (siehe hierzu Abbildung 1.1).

Das Autonome Nervensystem des Fötus im Mutterleib

Seit Beginn der Schwangerschaft ist der Fötus im Mutterleib untrennbar mit der Mutter verbunden. Die Lebenssituation einer Mutter, die mit der Empfängnis verbundenen Umstände und ihr Gefühl von Sicherheit, Gefahr oder Lebensgefahr wirken sich auf die Reaktion ihres ANS und folglich auf die Entwicklung des ANS beim Fötus aus.

Die gegenseitige Beeinflussung von Mutter und Fötus umfaßt eine große Vielfalt neuronaler, hormoneller und immunologischer Reaktionen, welche die interdependenten Systeme aus dem Bereich von Sicherheit, Gesundheit und Wohlbefinden in den Bereich massiver Herausforderungen verlagern können. Im Laufe der gesamten Schwangerschaft entwickelt das Gehirn des Fötus neuronale Strukturen und Kommunikationspfade, auf die sein frühes Erleben verändernd einwirkt. Struktur und Funktion des zentralen wie des peripheren Nervensystems unterliegen dem Einfluß von Veränderungen in der Umgebung, die sich auf nachgelagerte Strukturen auswirken können. Im ZNS findet ständig ein komplexer Tanz statt, dessen neurobiologische Choreographie vom Alarmsystem innerhalb des limbischen Systems aus gesteuert wird.

Die Grundlagen des fötalen ZNS

Nervenzellen (Neuronen) und andere Gehirnzellen verbinden sich zu Netzwerken, die einander wiederholt aktivieren und dadurch effizienter werden (Hebb 1949). Diese Gehirnzellen bilden markante Strukturen (z. B. den Kortex und das limbische System) und tauschen ständig Informationen aus, indem sie durch elektrische und hormonelle Aktivitäten bereitgestellte Energie nutzen. Während ein Neuron agiert, unterliegt es den Einflüssen zahlreicher Kräfte.

Etwa neun Wochen nach der Befruchtung bildet sich im Hirnstamm des Fötus der dorsal-vagale Nervenkörper heraus, womit das erste und primitivste autonome Reaktionssystem funktionsfähig wird. Zwischen der 16. und 20. Schwangerschaftswoche beginnen die Bewegungen des Fötus, und das Sympathische Nervensystem (SNS) ist dann in der Lage, auf intrauterine Belastungen zu reagieren. Die ersten Bewegungen des Fötus (im Englischen passenderweise *quickening* [»Beschleunigung«] genannt) sind an subtilen Anzeichen zu erkennen. Nach 23 Wochen setzt die Bildung einer Myelinschicht um die Neuronen des ventralen Vagus ein, und nach der 30. Schwangerschaftswoche beschleunigt sich diese Entwicklung stark (Porges & Furman 2011). Dadurch wird der Fötus darauf vorbereitet, Verhaltensweisen zu nutzen, welche die soziale Verbundenheit fördern, darunter den stimmlichen Ausdruck (Vokalisierung), die Mimik, das Saugen und das von den Eltern lange ersehnte Lächeln.

Die vielfältige sensorische Umgebung des Fötus

In dem an sensorischen Empfindungen reichen intrauterinen Ambiente erhält der Fötus permanent Feedback aus seinem unmittelbaren Umfeld sowie aus der äußeren Umgebung, der Uterus-Plazenta-Einheit und der Lebensumwelt der Mutter. Im dritten Schwangerschaftsdrittel (ab der 24. Woche) übermitteln sensorische Rezeptoren, die sich auf der Haut befinden, Signale zum Gehirn, die den Fötus im Falle einer Frühgeburt in die Lage versetzen, angenehme von unangenehmen Berührungen zu unterscheiden (Olausson et al. 2002). Wenn sich schließlich der achte Hirnnerv, der Hörnerv, herausbildet, entwickelt der Fötus eine Präferenz für bestimmte Geräusche, beispielsweise für den Herzschlag und die Stimme der Mutter (Weinstein 2016).

Diese sensorischen Fähigkeiten ermöglichen nach der Geburt die Entwicklung von Bindungsverhalten. Beispielsweise entwickeln Föten eine Vorliebe für Kinderlieder, die ihre eigene Mutter ihnen vorsingt, wohingegen sie entsprechende Lieder, die eine andere Person singt, weniger gerne hören (DeCasper, Lecanuet, Busnel, Granier-Deferre & Maugeais 1994). Nach Untersuchungen von Marlier, Schaal und Soussignan (1998) wenden sich Neugeborene eher dem Geruch des Fruchtwassers ihrer eigenen Mutter als dem einer anderen Frau zu. Ebenso bevorzugen sie den Geruch von Nahrungsmitteln, die ihre Mutter in der Schwangerschaft gegessen hat (Schaal 1998).

Die neuronale Regulation des Herzens beim Fötus

Schon am Anfang des ersten Schwangerschaftsdrittels beginnt das Herz des Fötus zu schlagen (Kirby 2007), und es wird sensibilisiert durch Neurotransmitter, die dem PNS (z. B. Acetylcholin) und dem SNS (z. B. Adrenalin) entstammen. Im weiteren Verlauf der Schwangerschaft überwachen Gynäkologen das Wohlbefinden des sich entwickelnden Kindes einerseits mit Hilfe des biophysikalischen Profils des Fötus und andererseits anhand seiner Herzfrequenz, denn beides gibt Aufschluß über die Intaktheit seines ANS. Bei gefährdeten oder schon in den Wehen befindlichen schwangeren Frauen sind die Herzfrequenz des Fötus und die Herzratenvariabilität (HRV) wichtige Indikatoren für Wohlbefinden (Robinson 2008).

Im optimalen Fall – wenn die Mutter gesund ist und der Fötus eine gute HRV hat – ruft das ANS des Fötus ein intrinsisches Empfinden von Sicherheit und Wohlbefinden hervor. Aus Sicht der Polyvagal-Theorie ist ein gesunder Fötus mit stabiler Herzfrequenz und guter HRV *autonom* sicher, resilient und in der Lage, sich an zunehmende Herausforderungen in der Mutter-Fötus-Welt anzupassen. Ist das Wohl des Fötus gefährdet, wird er sympathisch aktiviert, und seine Herzfrequenz steigt an. Beim Eintreten einer schwerwiegenden und potentiell tödlichen Bradykardie beim Fötus, die durch die üblichen Wiederbelebungsinterventionen nicht behoben werden kann, muß umgehend die Geburt eingeleitet werden. Das ANS des Fötus kehrt dann in den dorsal-vagalen Zustand zurück, um den Fötus zu schützen, indem es durch Ausschalten aller nicht unmittelbar überlebensrelevanten körperlichen Aktivitäten (etwa die der Verdauung) die Anforderungen an den Stoffwechsel minimiert.

Das biophysische Profil, anhand dessen nach 24 Schwangerschaftswochen das Wohlbefinden des Fötus eingeschätzt wird, verbindet die Messung der Herzfrequenz mit fünf Ultraschallmessungen (Manning, Morrison, Harman, Lange & Menticoglou 1987). Herzfrequenz und Atmung des Fötus, Bewegung des Zwerchfells, Körperbewegungen und Muskeltonus geben Aufschluß über die Integrität des fötalen ANS. Eine gute HRV ist ein Hinweis darauf, daß der Fötus mit der sich ständig verändernden Umgebung der Mutter fertig werden kann. Alle genannten Faktoren spiegeln die Resilienz des ANS.

Die hormonelle Regulation und die intrauterine Umgebung

Die wichtigsten hormonellen Regulatoren und Effektoren des Erlebens sowohl unmittelbar vor als auch nach der Geburt sind das System der HPA-Achse und das Oxytocin/Vasopressin-System. Der im Bereich des limbischen Systems liegende Hypothalamus spürt Störungen oder metabolische Belastungen und erzeugt das *Corticotropin-Releasing-Hormon* (CRH), das der vorderen Hirnanhangdrüse signalisiert, das *Adrenocorticotrope Hormon* (ACTH) zu produzieren und auszuschütten (siehe Abb. 1.2). Das ACTH macht sich dann auf den Weg zur Nebenniere und regt dort die Kortisolproduktion an. Ein Zuviel an Kortisol kann ein bereits strapaziertes limbisches System übermäßig stimulieren und dadurch Wut, Reizbarkeit und sogar Anfälle von Rage hervorrufen; eine zu geringe Menge an Kortisol hingegen signalisiert dem belasteten System in einer durch metabolischen Streß gekennzeichneten Situation eine lebensbedrohliche Gefahr.

Im Falle einer stabilen Situation schützen Blutkreislauf und Plazenta der Schwangeren den Fötus vor übermäßig starken Kortisolanstiegen. Die CRH-

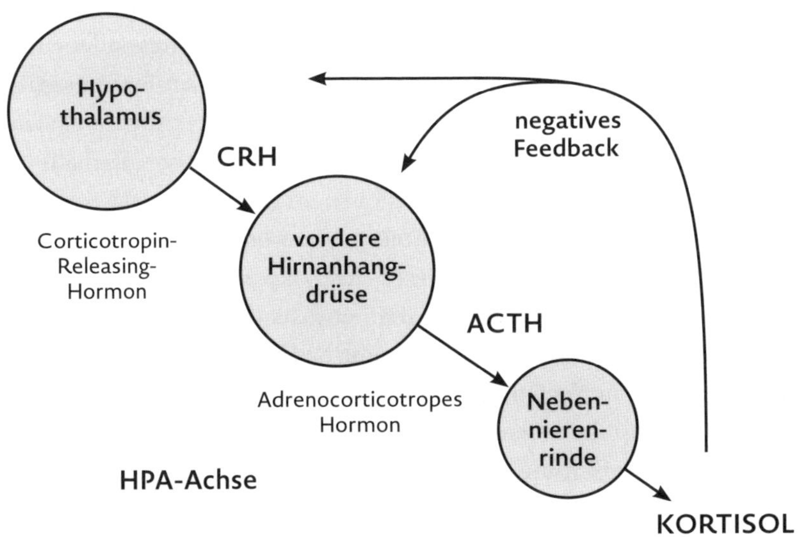

Abbildung 1.2 Die HPA-Achse

Benutzung der Abbildung auf der Rechtsgrundlage der Regelungen unter Creative Commons Attribution-Share Alike 3.0
https://commons.wikimedia.org/wiki/File:HPA_Axis_Diagram_(Brian_M_Sweis_2012).png

Spiegel im Blut der Mutter gleichen sich denjenigen an, die bei extern induziertem Streß entstehen. In der Regel unterdrückt die periphere Kortisolproduktion das CRH in einer negativen Feedbackschleife. In der Schwangerschaft stimuliert Kortisol die mütterliche CRH-Produktion. Kortisol kann über die Plazenta zum Fötus gelangen, doch 11β-Hydroxysteroid-Dehydrogenase Typ-2, ein Enzym in der Plazenta, deaktiviert das Kortisol und verwandelt es in seine inaktive Form, Kortison. Das HSD-11β ist während eines großen Teils der Schwangerschaft aktiv und schützt den Fötus vor einer Überlastung durch Kortisol, aber seine Wirkung läßt mit dem Näherrücken des Geburtstermins stark nach und ermöglicht so den diaplazentaren Übertritt des Kortisols der Mutter. Dieses Kortisol stimuliert Produktion und Ausschüttung von *Surfactant* (für SURFace ACTive AgeNT), eines Stoffs, der für die Entwicklung des Fötus hinsichtlich der Lungenreifung und der Vorbereitung des Fötus auf die Atmung eine Schlüsselrolle spielt (Sandman, Davis, Buss & Glynn 2011).

Auch die Hormone Oxytocin und Vasopressin entwickeln schon in der Schwangerschaft die Fähigkeit, ihre Aufgaben zu erfüllen. Beide sind Proteinmoleküle, die mit sicherheitsuchendem Verhalten assoziiert werden. Das zuerst entstandene Vasopressin spielt physiologisch eine wichtige Rolle, was die Anpassung des Stoffwechsels an eine belastende Umgebung angeht. Vasopressin kann sowohl die sympathische Aktivierung als auch Anpassungs- oder Immobilisierungsverhalten fördern, den Extremen des dorsal-vagalen Systems entsprechend. Das später entstandene Oxytocin, das umgangssprachlich auch *Liebeshormon* genannt wird, fördert soziale Verbundenheit, affiliatives Verhalten und die Paarbindung (Carter 2017).

Beide Hormone werden tief im Zentralen Nervensystem synthetisiert und gespeichert, nämlich in der Hypophyse in der Nähe des Hypothalamus. Das Oxytocin beim Fötus reagiert sehr sensibel auf die Mutter-Fötus-Umgebung und steht möglicherweise mit der transgenerationalen Weitergabe früher Streßerlebnisse der Mutter in Verbindung (Toepfer et al. 2017). Diese Erkenntnisse könnten gewaltige Implikationen haben, denn wir fangen gerade erst an zu begreifen, daß wir alle die Summe der Erlebnisse unserer Vorfahren sind.

Der Übergang in die erwartete Umgebung

Der Fötus wird geboren, fängt an zu atmen und wird so zum Säugling. Das Durchtrennen der Nabelschnur unterbricht die Versorgung des Kindes über die Plazenta, womit der Wechsel vom bisherigen fötalen Blutkreislauf, der die Lunge des Fötus umging, zum eigenständigen Blutkreislauf des Säuglings abgeschlossen ist. Beginnt das neugeborene Kind mit einem lauten Schrei zu atmen, fließt das Blut, das aus dem Körper zum Herzen zurückkehrt, zunächst zur Lunge, wo es mit Sauerstoff angereichert wird, anschließend zum linken Herzen, von wo es zum Gehirn und zu den übrigen lebenswichtigen Organen gepumpt wird. Nachdem das gesunde Neugeborene auf die Brust der Mutter gelegt worden ist, beginnt die Mutter-Kind-Dyade, den Tanz der sozialen Verbundenheit und der Einstimmung auf einander zu choreographieren. Während die Dyade mit ihrer Arbeit an der Entwicklung sozialer Verbundenheit fortfährt, die zur Entstehung von Sicherheit führt, beginnt das System, sich selbst zu verstärken.

In der ersten Stunde nach der Geburt übernehmen Körper und Brüste der Mutter die Funktion von Regulatoren – Aufgaben, die vorher Plazenta und Uterus erfüllt haben. Die entwicklungsgeschichtlich für gesunde Neugeborene vorgesehene Nische ist der Hautkontakt zur Mutter, die das Bedürfnis ihres Kindes nach Sinnesempfindungen erfüllt. Ihre Haut ermöglicht sensorischen Input und die Regulierung der Körpertemperatur; ihre Brüste versorgen das Kind mit Milch, befriedigenden Geschmacks- und Geruchsempfindungen und Nahrung; und ihre sanfte Stimme und Prosodie regen das auditive System des Säuglings an. Der Oxytocinspiegel der Mutter steigt, wenn sie Hautkontakt zu ihrem Kind hat. Ihr eigenes autonomes System und ihr Sicherheitsempfinden vermitteln Schutz. Das ANS des Säuglings resoniert mit der mütterlichen Ausstrahlung von Sicherheit, während sich beide nach der notwendigen sympathischen Aktivierung während der Wehen und der Geburt beruhigen und regulieren (Phillips 2013).

Nach Phillips (2013) sucht das gesunde Neugeborene auf der Haut seiner Mutter nach deren Brust und Brustwarze; dies folgt einer gut dokumentierten neunphasigen Sequenz, die mit dem Geburtsschrei des Kindes beginnt und sich über die erste Stunde seines Lebens erstreckt. Das Neugeborene fährt fort, sich auf die Brust der Mutter zu zu bewegen, wobei es immer wieder kurze Vorstöße auf die Brustwarzen zu unternimmt. Schließlich macht sich das Kind mit der Brustwarze vertraut und beginnt, an der Brust zu saugen (Widström et al. 1990).

Der Hautkontakt von Neugeborenen und ihren Müttern nach der Geburt wird sowohl mit kurzfristigen als auch mit langfristigen positiven Auswirkungen in Verbindung gebracht. Mütter, die ihre Babys auf ihren Körper legen, lassen schon auf der Geburtsstation ein höheres Maß an Zuversicht im Umgang mit ihren Kindern erkennen, und sie stillen diese auch länger. Dadurch entwickeln die Kinder im Alter von einem Jahr eine bessere Selbstregulation als Babys, die nach der Geburt von ihren Müttern getrennt wurden (Bystrova et al. 2009).

Während sich Mutter und Neugeborenes im Laufe der folgenden Tage miteinander vertraut machen, entwickelt sich die Fähigkeit des Neugeborenen zu sozialer Verbundenheit. In einer gut regulierten Dyade produziert die Mutter mit der Zeit mehr Milch, um den Flüssigkeits- und Nahrungsbedarf des Kindes befriedigen zu können. Die Mutter nutzt Informationen von allen ihren Sinnen für die Co-Regulation mit dem Baby, und die soziale Verbundenheit zwischen beiden wird allmählich stärker. So wird eine Bindungsbeziehung ermöglicht und dadurch die Grundlage für die Förderung von Gesundheit und Wohlbefinden im ganzen Leben geschaffen.

Störungen der erwarteten Umgebung

Die besten Babys sind diejenigen, denen nichts zustößt.
— anonymer Neonatologe, 2018

In den meisten Schwangerschaften entsteht Verbundenheit, während die Schwangere und ihr Fötus biologisch begründete Erwartungen hinsichtlich ihrer intrauterinen dyadischen Interaktionen entwickeln. Die Mutter macht sich allmählich mit dem Fötus vertraut, entwickelt ein mentales Modell von ihm, kennt sein Bewegungsmuster und fängt an, Verbundenheit zu empfinden. Spätestens wenn die Mutter Bewegungen des Fötus wahrzunehmen beginnt, was in der Regel in der 16. bis 20. Schwangerschaftswoche eintritt, entwickelt sie eine Bindungsbeziehung zu ihrem Fötus (Ammaniti & Gallese 2014).

Der Fötus, der später zum Baby wird, ist hinsichtlich Schutz und Ernährung von der Mutter abhängig, während in der Zeit unmittelbar nach der Geburt die soziale Verbundenheit aktiviert wird. Meist brauchen eine Mutter und ihr neugeborenes Baby nur einander. Allerdings benötigen einige Säuglinge zusätzliche Unterstützung – sei es aufgrund von Problemen, die während der Wehen und der Geburt aufgetreten sind, wegen des Wechsels in die Welt außerhalb des Uterus, wegen früher Probleme hinsichtlich der Organentwicklung oder wegen einer verfrühten Geburt. Für diese Mutter-Baby-Dyaden versagen die biologisch basierten Erwartungen hinsichtlich körperlicher und emotionaler Nähe von seiten einer sensiblen und eingestimmten Bezugsperson, mit der zusammen sie die fragile Choreographie von Verbundenheit und Responsivität entwickeln, ihren Dienst. Der erwartete Übergang der biologisch determinierten ökologischen

Nische vom Mutterleib zur Mutterbrust wird unterbrochen. Bei einigen dauert solch eine Unterbrechung nur wenige Stunden; bei anderen kommt der Prozeß tage-, wochen- oder sogar monatelang zum Stillstand.

Ein gesundes Neugeborenes reagiert auf jede Trennung von seiner Mutter wie auf eine Gefahr und wird dadurch in einen Zustand sympathischer Aktivierung versetzt, verbunden mit Weinen, einer Erhöhung der Herzfrequenz und genereller Unruhe. Die eingestimmte und sensible Mutter reagiert, wenn sie das Weinen ihres Babys hört, das sich in Gefahr fühlt und einsam ist, indem sie das Kind tröstet und beruhigt, bis es sich wieder sicher fühlt. Strahlt die Mutter jedoch aufgrund ihres eigenen Gesundheitszustandes selbst das Empfinden aus, daß eine Gefahr oder sogar Lebensgefahr besteht, weil sie aufgrund der Schwangerschaft, der Wehen oder der Geburt gestreßt ist oder weil sie selbst in ihrer Kindheit unter problematischen Umständen gelitten hat, kann sie auf das Weinen des Kindes möglicherweise nicht angemessen eingehen. Das Kind hört dann mit der Zeit eventuell auf zu weinen und versinkt in einen dorsal-vagal geprägten Zustand der Verzweiflung.

Eltern, die unerwartet von ihren Babys getrennt werden, hatten oft vorher Schwierigkeiten hinsichtlich der Zeugung und der Schwangerschaft, etwa in Form von Unfruchtbarkeit, Frühwehen oder Krankenhausaufenthalten wegen des Gesundheitszustandes der Mutter oder wegen vorbestehender Krankheiten. Müssen Babys in einem Krankenhaus behandelt werden, sehen sie sich häufig mit einer Neurozeption von Gefahr konfrontiert, weil sie, von ihren Eltern getrennt, von vielen verschiedenen Personen betreut werden und sich in einer Umgebung befinden, in der sie mit ungewohntem Licht, unbekannten Geräuschen, unangenehmen Berührungen oder Schmerz konfrontiert werden (Sanders & Hall 2018).

Einige Babys werden schon nach etwa sechs Monaten (nach 23 bis 24 Wochen) geboren, und die noch unausgereifte Architektur ihres Gehirns und Funktionsfähigkeit ihres Nervensystems bringen sie in Gefahr, mit kurz- und langfristigen Entwicklungsproblemen konfrontiert zu werden. Frühgeborene kommen oft in wichtigen Phasen der Entwicklung ihres Gehirns zur Welt, auf die Umgebungsfaktoren Einfluß haben können, beispielsweise der Aufenthalt auf einer Neugeborenen-Intensivstation – Faktoren, die für die Anpassungsfähigkeit des ANS eine gewaltige Herausforderung darstellen. Bei anderen Eltern-Kind-Dyaden schaffen Einwirkungen auf die intrauterine Umgebung, beispielsweise in Form von intrauteriner Opiatexposition, Voraussetzungen für spätere Störungen.

Frühgeborene

Frühgeborene sind keine unzulänglichen, aber vollständig entwickelten Organismen, sondern gut ausgestattete, kompetent adaptierte Organismen, die sich angesichts ihres Entwicklungsstandes in einer bestimmten Umgebung adäquat verhalten. Plötzlich befindet sich ein solcher Säugling dann in einer völlig anderen Art von Umgebung, und der Wechsel in diese hat bestimmte Subsysteme irreversibel aktiviert, in einer Umgebung, die den Erwartungen des Säuglings kaum gerecht wird.

— Heidelise Als 1982

In einem gut funktionierenden Eltern-Säugling-System genießen Eltern und Säugling ihr gemeinsames Erleben allmählich sich entwickelnder und komplexer werdender Interaktionen. Doch sehen sich Frühgeborene und ihre primären Bezugspersonen mit vielen Herausforderungen konfrontiert, weil die entwicklungsspezifischen Erwartungen beider Beteiligter enttäuscht werden. Die Entwicklungspsychologin Heidelise Als (1982), eine Pionierin auf ihrem Gebiet, hat sich mit den Schwächen und Stärken frühgeborener Kinder befaßt. In der Zeit, als Stephen Porges mit seinen Untersuchungen der HRV in einer NICU begann, formulierte Als die Theorie der Synaktivität, mit der sie Klinikern und Eltern helfen wollte, die neurologische Entwicklung frühgeborener Säuglinge besser zu verstehen. Vom Augenblick ihrer Geburt an halten Säuglinge nach ihren primären Bezugspersonen Ausschau, und wenn mit zunehmender Reife ihre Wachheit und Interaktionsfähigkeit zunimmt, treten sie zu ihrer Bezugsperson in Kontakt, und diese belohnt sie für ihr Bemühen um sozialen Kontakt mit einer Interaktion. In der Theorie der Synaktivität spielt ebenso wie in der Polyvagal-Theorie das ANS eine Schlüsselrolle und fungiert für andere Körpersysteme als Schlüsseldeterminante. Der Theorie der Synaktivität gemäß steht das ANS im Zentrum von vier integrierten Körpersystemen, zu denen das motorische System, die Zustandsorganisation und Aufmerksamkeit/Interaktion zählen. Diese interagierenden Subsysteme sind zu jeder Zeit in eine äußere Umgebung eingebettet, die den Bedürfnissen Frühgeborener nicht entspricht.

Beispielsweise entwickelt sich die Sensibilität der Haut schon früh während der Schwangerschaft, und zwar zunächst im Bereich von Mund und Gesicht, und weitet sich dann allmählich zu den Händen, Genitalien und Fußsohlen hin aus. Der Fötus empfängt ständig kutanes Feedback vom Fruchtwasser und von den Wänden des Mutterleibs. Dies spiegelt sich in der Größe des sensorischen Kortex, der mit den zuerst innervierten Hautregionen verbunden ist. Im Falle einer typischen Geburt kommt das Neugeborene direkt aus der mit vielfältigen Sinneswahrnehmungen gesättigten Umgebung der Gebärmutter an die Brust der Mutter. Doch obwohl die evolutionäre Bedeutung dieser Innervationsmuster klar ist, wechseln Frühgeborene in den meisten Fällen von Fruchtwasser und Gebärmutter in ein offenes Wärmebettchen, wo sie vom Pflegeteam stabilisiert werden, bevor sie in einem Inkubator auf die Intensivstation für Neugeborene gebracht werden. Dort verbringen sie viel Zeit im Inkubator. Im Idealfall wird ihnen in der Zeit, in der sie den Inkubator verlassen, Haut-zu-Haut-Kontakt (sogenannte Känguruh-Pflege) mit ihren Eltern ermöglicht. Dazu wird der Säugling direkt auf die Haut der Eltern gelegt, meist auf den Brustkorb, um autonome Regulation, Wärme und nährende Zuwendung zu übermitteln. Der Haut-zu-Haut-Kontakt wird als Känguruh-Pflege bezeichnet, weil der Säugling dabei dem Känguruh-Baby ähnelt, das aus den gleichen Gründen zum Beutel seiner Mutter krabbelt. Stunden vorher wurden die Frühgeborenen noch durch den Blutkreislauf der Mutter und ihre unmittelbare Umgebung im Mutterleib genährt und reguliert. Nun kümmert sich die Technik der Intensivstation für Säuglinge hinsichtlich Temperatur, Atmung, Ernährung und autonomer Regulation um ihre Bedürfnisse.

Die Nutzung der synaktiven Theorie auf modernen NICUs brachte Heidelise Als dazu, das *Newborn Individualized Developmental Care and Assessment Program* (NIDCAP) zu entwickeln. NIDCAP ist ein auf der synaktiven Theorie basierender Rahmen für die Betreuung auf einer modernen Säuglingsstation, der auf die biologischen Bedürfnisse hinsichtlich Pflege und sozialer Verbundenheit eingeht und gleichzeitig die Notwendigkeit technischer Unterstützung anerkennt. Auf einer modernen Intensivstation für Frühgeborene kann man das Überleben von Babys, die früher für nicht überlebensfähig gehalten wurden, heute zuverlässig sichern; allerdings hat das seinen Preis, und kurz- und langfristige Anfälligkeit für Erkrankungen und Entwicklungsstörungen ist ein weiterhin ungelöstes Problem.

Auf Neugeborenen-Intensivstationen, die den Prinzipien der NIDCAP folgen, ist die Pflege beziehungsbasiert und erkennt das Primat der Eltern-Kind-Dyade als der natürlichen ökologischen Nische für den Säugling an. NIDCAP ist eine »professionelle Allianz, die den Kontakt der Eltern zu ihrem Kind und die neurobiologisch begründeten Erwartungen des Kindes, von seiner Familie genährt zu werden, unterstützt« (Als & Gilkerson 1997, S. 178). NIDCAP versteht das Verhalten des Säuglings als dessen Sprache und empfiehlt Familien und professionellen Pflegekräften, permanent einzuschätzen, was das Baby durch sein

Verhalten mitzuteilen versucht, wo seine Stärken liegen, welche Schwächen es hat und welche Unterstützung es von den liebevollen Erwachsenen in seiner Umgebung braucht.

Das NIDCAP-Verhaltensbeurteilungswerkzeug dokumentiert Streß und auf Selbstregulation zielende Verhaltensweisen in der autonomen und motorischen Zustandsorganisation und den interaktions-/aufmerksamkeitsbezogenen Subsystemen. Die autonomen Zustände spiegeln ventral-vagale Sicherheit/Selbstregulation, sympathische Aktivierung und dorsal-vagale Immobilisierung/Streß. Ruht ein frühgeborener Säugling behaglich mit stabiler Atmung und gesunder Hautfarbe an der Brust der Mutter, ist er im Zustand ventral-vagaler Sicherheit co-reguliert. Wenn das Kind von der Mutterbrust genommen und in den Inkubator gelegt wird, kann es zur sympathischen Aktivierung kommen, eine Tachykardie kann eintreten, und gleichzeitig kann es zu einer Steigerung nicht zielgerichteter motorischer Aktivität kommen. Brauchen Säuglinge ihre sämtlichen Ressourcen, um mit der Trennung von ihrer Mutter fertig zu werden, kann das letztlich erschöpfend wirken, und sie können sich im Zustand dorsal-vagaler Immobilisierung verfangen. Die Polyvagal-Theorie trägt der Neurozeption von Gefahr/Lebensgefahr Rechnung. Eine individualisierte entwicklungskonforme Pflege bringt offensichtliches Verhalten mit dem ihm zugrundeliegenden autonomen neurozeptiven Zustand in Verbindung (Als 1982).

Neonatologen und andere an Pflege und Versorgung Neugeborener Beteiligte erkennen zunehmend an, daß die Beziehung zu den Eltern für Säuglinge auf einer Intensivstation für Neugeborene von primärer Bedeutung ist. Die konzeptionelle Umwandung der Neugeborenen-Intensivstation (NICU) in eine NIPU *(Newborn Intensive Parenting Unit)* macht die »Wiedervereinigung der Familie mit dem Baby zur obersten Priorität« (Hall et al. 2017, S. 1261). Das NIPU-Modell setzt im übrigen ein uneingeschränktes partnerschaftliches Engagement von Familie und Pflegepersonal voraus, wobei es darum geht, gemeinsam an der Heilung der medizinischen Probleme des Babys und an der Behebung grundlegender Beziehungsbrüche zu arbeiten, die entstehen, wenn Mutter und Säugling nach der Geburt voneinander getrennt werden (Hall et al. 2017). Indem solche Störungen der Verbundenheit als Traumata verstanden werden, wird das Fundament für die Integration einer Pflege im Sinne der Polyvagal-Theorie geschaffen, das die Beziehung zwischen Babys und ihren Familien würdigt (Sanders & Hall 2018; Sanders 2018).

Opiatgefährdete Neugeborene

Mütter, die Opioide konsumiert haben oder von diesen sogar abhängig sind, haben in ihrer frühen Kindheit dauerhafte Unterbrechungen der sozialen Verbundenheit erlebt. Aufgrund des Fehlens von ventral-vagaler Sicherheit haben sie, um zu überleben, dysfunktionale Bewältigungsstrategien entwickelt. Im Sinne der Neurozeption spiegelt die Opioidabhängigkeit ein ANS im Zustand permanenter sympathischer Aktivierung oder dorsal-vagaler Immobilisierung. Das ventral-vagale Behagen, das in der Regel im Zustand sozialer Verbundenheit erlebt wird, ist nicht vorhanden, und der Behagen verursachende steigende Dopaminspiegel infolge des Opioidkonsums fungiert als Ersatzlösung. Die Verschreibung von Opioidpräparaten an Schwangere hat sich zwischen 2005 und 2009 verdoppelt (Gomez-Pomar & Finnegan 2018). 68 Prozent der Säuglinge, deren Mütter ständig Opioide konsumierten, leiden unter dem Neonatalen Abstinenzsyndrom (NAS), jener Konstellation körperlicher und behavioraler Symptome, die für den Entzug nach der intrauterinen Opioidexposition charakteristisch sind (Gomez-Pomar & Finnegan 2018). Kinder, die dem Opioidkonsum ihrer Mütter ausgesetzt waren, sind oft besonders reizbar, sie weinen viel, schlafen schlecht, ihr Fütterverhalten ist dysfunktional, und sie leiden oft unter Durchfall und Erbrechen. Bei besonders stark betroffenen Neugeborenen können sogar Krampfanfälle auftreten.

Finnegan und Kollegen (1975) entwickelten das *Finnegan Neonatal Abstinence Scoring System*. Mit Hilfe der Finnegan-Scores fanden Gesundheitsdienstleister heraus, bei welchen opiatexponierten Säuglingen eine Behandlung mit Morphin erforderlich war. Oft wurden solche Säuglinge mit Morphin behandelt, um sie zunächst zu stabilisieren und dann ganz allmählich zu entwöhnen. Doch wenn ein Kind erst einmal mit dem Morphinkonsum begonnen hatte, gelang es gewöhnlich nicht, es davon zu entwöhnen. Der Aufenthalt in der Klinik wurde in solchen Fällen oft um mehrere Wochen verlängert. In dieser Zeit wurde der Säugling regelmäßig geweckt, um seinen Zustand zu kontrollieren und ihm eine Morphindosis zu verabreichen. Als primäre Bezugspersonen solcher Kinder fungierten in der Regel Mitarbeiter der Säuglingsstation. Die Kontakte der Kinder zu ihrer Mutter und ihrer Familie waren oft nur sporadisch und sehr kurz. Bei der klassischen Behandlung von Mutter-Säuglings-Dyaden unter dem Einfluß von Opiatkonsum übernahm das Morphin vielfach die Funktion der angeborenen Co-Regulationsfähigkeiten der Mutter.

Grossman und Kollegen (2017) haben »Essen, Schlafen, Trösten« als eine Intervention beschrieben, welche die Mutter oder eine andere primäre Bezugsperson als Medikament für das Baby darstellt, wobei die permanente elterliche oder familiäre Präsenz beim neugeborenen Kind gefördert wird. Unter Anleitung erfahrener Pfleger übernehmen die Familienmitglieder die gesamte Betreuung des Babys. Morphin wird nur sporadisch eingesetzt, wenn das Baby nicht essen oder schlafen kann oder wenn es durch nicht-pharmakologische Interventionen und Unterstützungen nicht getröstet werden kann. Die Eltern-Kind-Beziehung hat allem anderen gegenüber Vorrang. Das Pflegepersonal bleibt im Hintergrund, und die Eltern sind die Experten für die Versorgung des Babys. Grossman berichtete über Resultate der Behandlung von Mutter-Baby-Dyaden, die mit der Essen-Schlafen-Trösten-Intervention behandelt worden waren. Der Aufenthalt in der Klinik und die Verwendung von Morphin nahmen verglichen mit den zuvor üblichen Verfahrensweisen stark ab, und die Zahl der Babys, die von ihren Müttern gestillt wurden, stieg steil an (Grossman et al. 2017).

Wenn Kliniken die Essen-Schlafen-Trösten-Intervention einsetzen, unterstützt das Pflegepersonal die opioidsüchtigen Eltern als Sicherheit fördernde Bezugspersonen. Erkennt die Neurozeption der Opioidkonsumentin Respekt und Unterstützung, beruhigt sich ihr ANS. Und sobald sie ein ventral-vagales Gefühl von Sicherheit und Geborgenheit zu spüren beginnt, reagiert das ANS ihres neugeborenen Kindes entsprechend. Die Stärkung des Selbstwirksamkeitsgefühls der Mutter hat eine Erhöhung der Sensibilität und Eingestimmtheit auf ihr Neugeborenes zur Folge, dessen ANS aufgrund der Auswirkungen des Entzugs intrauteriner Opioide häufig sympathisch aktiviert wird.

In Kapitel 2 befassen wir uns mit dem ersten Lebensjahr nach der Geburt und damit, wie die elterliche Umgebung zu einer Art zweitem Mutterschoß wird, der das Neugeborene und den Säugling reguliert und Sicherheit und Geborgenheit, Verbundenheit und später auch eine sichere Bindung fördert.

KAPITEL 2

Sicher, ruhig und geborgen

Die elterliche Umgebung als zweite Gebärmutter

Der Mutterleib stellt die regelmäßige Versorgung mit Nahrung und Flüssigkeit sicher, sorgt für eine zuträgliche Temperatur und mäßigt das Einwirken von Streß auf den Fötus. Vom Zeitpunkt der Geburt bis in die frühe Kindheit ist die Atmosphäre fürsorglicher Zuwendung, welche die Eltern schaffen, der zweite Mutterleib, der die genannten regulierenden Aktivitäten übernimmt und so zu Beginn des Lebens Gesundheit und Wohlbefinden des Kindes fördert. Die Evolution bereitete Säugetiere auf den Übergang dieser regulierenden Funktion von der intrauterinen auf die extrauterine Umgebung vor, indem sie die Fähigkeiten, die zur Entwicklung sozialer Verbundenheit erforderlich sind, aktivierte.

Sichere Bindung: Die Basis von allem

Bowlby hat in seinem dreibändigen Grundlagenwerk *Attachment and Loss*, das im Jahre 1969 erstmals publiziert wurde, die Bindungsbeziehung der Mutter-Kind-Dyade sehr detailliert beschrieben. Er sah im nähesuchenden Verhalten des Säuglings oder Kinds ein instinktives Geschehen, ein »Produkt der [Interaktion von] genetischer Ausrüstung und Umwelt« (Bowlby 1969/1975, dt. S. 50). Dabei ist das Ziel »die Gewährleistung größtmöglicher Überlebenschancen«, was ein »gutes Gleichgewicht zwischen Stabilität und Labilität« voraussetzt (ebd. S. 56). Bowlby bettete die dyadische Mutter-Säugling-Beziehung in die »Umwelt der evolutionären Angepaßtheit des Menschen« (ebd. S. 67f.) ein, womit er ein psychologisches Konstrukt beschrieb, das biologische und physiologische Ereignisse einbezieht. Weiter stellt Bowlby fest: »[K]ein einziges morphologisches, physiologisches oder verhaltensmäßiges Merkmal einer Spezies [kann] verstanden oder überhaupt vernünftig erörtert werden [...], ohne daß auf die [Umgebung] der evolutionären Angepaßtheit der betreffenden Spezies Bezug genommen wird« (ebd. S. 72).

In dieser Umgebung widmen sich Mutter und Säugling verschiedenen instinktiven Verhaltensweisen mit dem Ziel, einander nahe zu sein und zu bleiben. Aufgrund dieser Interaktionen können sie Informationen über ihre Welt in Form vorhersehbarer Schemata oder Landkarten organisieren. Nach Bowlby umfassen diese sich selbst organisierenden Systeme die anatomischen und physiologischen Strukturen ebenso wie die Kontrollsysteme, die das Verhalten beider Beteiligter organisieren und steuern. Und schließlich gilt, daß »innerhalb der Adaptionsumgebung die Gesamtleistung in der Regel auf eine Weise wirksam wird, die der Erhaltung des Einzelnen bzw. der Art dient« (ebd. S. 59).

Bowlby (1969/1975) geht weiter auf das nähesuchende Verhalten ein, wobei er darauf hinweist, daß der Säugling die Reaktionen, die er wahrnimmt, verinnerlicht und diese auf der Grundlage seines durch die Erlebnisse mit seiner primären Bezugsperson entstandenen inneren Modells seine Psyche beeinflussen. Dostello (2013) bezeichnet das innere Modell als eine »Art Orientierungssystem, das uns darauf hinweist, was wir tun sollten und was wir erwarten können, wenn wir mit anderen Menschen kommunizieren. Es handelt sich um Skripte für die soziale Interaktion« (S. 85).

Allan Schore (1996), Neurowissenschaftler, Psychotherapeut und Analytiker, vertrat die Auffassung: »Die Selbstorganisation des sich entwickelnden Gehirns findet im Kontext eines anderen Selbst, eines anderen Gehirns statt« (S. 60). Außerdem ist dieser robuste Reifungsprozeß »erlebensabhängig« (Schore 2014, S. 1). Schore verweist auf die Wissenschaft der interpersonalen Neurobiologie, um die Rolle der Mutter-Säugling-Interaktionen in der »Umgebung der evolutionären Angepaßtheit« zu beschreiben, was die Manifestation der Selbstregulationsfähigkeit der rechten Hemisphäre entweder fördern oder hemmen kann. Im Gegensatz zur Situation bei anderen Organsystemen findet die Entwicklung und Reifung des Gehirns nur zu einem kleinen Teil im Uterus statt. Herz, Lunge und Nieren, die für die Überlebensfähigkeit des Säuglings außerhalb des Mutterleibs zwingend notwendigen inneren Organe, sind nach einer normal verlaufenden Schwangerschaft in der Regel ausreichend funktionsfähig. Dobbing (1973) stellte jedoch einen exponentiellen Zuwachs an Masse, Volumen, Organisation und Myelinisierung des Gehirns vom Zeitpunkt der Geburt bis zum 18.–24. Lebensmonat fest.

Anatomische ebenso wie strukturelle und funktionelle Neuroimaging-Untersuchungen bestätigen die Dominanz der rechten Hemisphäre im frühen Säuglings- und im Kleinkindalter, also des Bereichs, in dem das emotionale Gehirn, die Affektregulation und die Bindungsbeziehung beheimatet ist (Trevarthen 1996). Stephen Porges erkannte die dominierende Rolle der rechten Hemisphäre bei der emotionalen Verarbeitung und die dementsprechende Lateralisierung des ventral-vagalen Nucleus im *Nucleus ambiguus*, der Input von der rechten Amygdala erhält. Porges, Doussard-Roosevelt und Maiti (1994) untersuchten die rechtshemisphärischen Aktivitäten zur Regulation der Homöostase und zur Modulation des physiologischen Zustandes in Reaktion auf »inneres und äußeres (aus der Umgebung stammendes) Feedback, das die Entwicklung der Kontrolle anderer Funktionen in der linken Hemisphäre ermöglichen könnte« (S. 175). Sie wiesen darauf hin, daß diese Asymmetrie den besonderen Anforderungen entspricht, mit denen sich Säugetiere aufgrund der langen Abhängigkeit ihres Nachwuchses von einem erwachsenen Tier, das sie betreut, konfrontiert sehen.

Soziale Verbundenheit ist eine der Voraussetzungen für die Entstehung des Bindungssystems. Frühe Pioniere wie Bowlby und Robertson beschrieben und dokumentierten, was sie als typische und atypische Interaktionen ansahen. Die Psychologin Mary Ainsworth, Bowlbys Studentin, erweiterte Bowlbys Theorie, indem sie dem rein physische Nähe suchenden Verhalten das Streben nach emotionaler Nähe und Erreichbarkeit hinzufügte. Durch die daraus resultierende theoretische Verschiebung wurden die mütterlichen Verhaltens- und Kommunikationsmuster in der Mutter-Säugling-Dyade in den Vordergrund gestellt. Um diese Verhaltensweisen und die Reaktionen des Säuglings auf sie einschätzen zu können, entwickelte Ainsworth das *Strange-Situation*-Paradigma und validierte es. Mit Hilfe der *Strange Situation* werden Bindungsmuster (Nähe suchendes Verhalten) im Gegensatz zu exploratorischem Verhalten sowohl im Kontakt mit der Bindungsfigur als auch im Kontakt mit einer fremden Person evaluiert. Ainsworth (1978) entdeckte durch ihre Untersuchung zunächst drei vorherrschende Bindungsmuster, denen Main und Solomon (1990) später noch ein viertes hinzufügten. Die drei ursprünglichen Muster waren (1) die *sichere Bindung:* In diesem Fall sucht ein Säugling die Nähe der Bindungsfigur und läßt sich durch ihr Wiederauftauchen trösten; (2) die *vermeidende Bindung:* Hier läßt das Kind weder ein Bedürfnis nach Nähe erkennen, noch empfindet es das Wiedersehen der Bindungsfigur als tröstlich; und (3) die *unsicher-ambivalente Bindung:* In diesem Fall läßt ein Säugling anläßlich der Trennung von seiner primären Bezugsperson starke Emotionen erkennen und empfindet ihre Rückkehr nicht zwangsläufig als tröstlich.

Die Entwicklung der Videoaufnahmetechnik hat das Studium frühkindlichen Verhaltens stark verändert, weil an die Stelle rein empirischer Beobachtungen hypothesenbasierte wissenschaftliche Untersuchungen von direkten Interaktionen mit Säuglingen traten, die zu meßbaren Resultaten führen. Mit Hilfe von Videoanalysen gelang es Main, ein viertes Muster, das Muster der desorganisierten Bindung, zu identifizieren. Dabei handelt es sich um die inkohärente Kombination von sicheren, vermeidenden und widerständigen Strategien. Zwar zielte die Mustererkennung ursprünglich darauf, Schutz- oder Risikofaktoren zu identifizieren – also nicht auf die Definition diagnostischer Kategorien –, doch wurde das Muster der desorganisierten Bindung häufig mit der späteren Entstehung einer Psychopathologie in Verbindung gebracht (Beeney 2017).

Jenseits der Mutter-Kind-Interaktion

> *Den meisten Kindern, die Resilienz entwickeln, ist gemeinsam, daß sie mindestens eine stabile und engagierte Beziehung zu einem verläßlichen Elternteil, Betreuer oder anderen Erwachsenen haben. Solche Beziehungen verhelfen zu jener persönlichen Responsivität, der Vorbildfunktion und dem Schutz, die Kinder vor Störungen einer normalen Entwicklung schützen.*
>
> — Center on the Developing Child

Nach Angaben des Pew Research Center (2015) leben etwa zwei Drittel (69%) aller Kinder im Alter unter 18 Jahren mit beiden Eltern zusammen; ein Viertel lebt bei einem Elternteil, und eine kleine Zahl (5%) lebt ohne Eltern. Die Erhebungen des Pew Research Centers lassen als »Eltern« eine erwachsene Person gelten, die elterliche Aufgaben übernimmt, ganz gleich, ob es sich um biologische Eltern oder Adoptiveltern oder neue Partner biologischer Eltern handelt. Die Zahl der verheirateten Eltern nimmt ab. Bei afroamerikanischen Kindern und bei Kindern, deren Eltern eine schlechtere schulische Ausbildung haben, ist die Wahrscheinlichkeit, daß sie mit beiden Eltern zusammenleben, geringer.

Außerdem stellte das Pew Research Center (2015) fest, daß die Zahl der Kinder, die in einer traditionellen Kleinfamilie leben, in der die Eltern in erster Ehe verheiratet sind, abnimmt. In dem für dieses Buch gesteckten Rahmen ist es nicht möglich, sich ausgiebig mit Bindungsbeziehungen und dem allgemeinen Wohlbefinden in den vielen heute vorkommenden Familienkonstellationen zu beschäftigen. Zwar mögen die Beziehungen erwachsener Bezugspersonen hinsichtlich demographischer Faktoren wie Familienstand, Geschlecht, Alter, sexueller Orientierung, biologischer Beziehung zum Kind, Bildungsstand, ökonomischer Status und anderer Faktoren variieren, doch wird die Entwicklung und das Wohl des Kindes am stärksten durch die Stabilität und Qualität der Beziehung zur primären Bezugsperson beeinflußt (Center on the Developing Child, o. D.) Bisher wurde allgemein angenommen, das Aufwachsen bei den biologischen Eltern sei für Kinder in jedem Fall von Vorteil; doch Raby et al. (2017) haben berichtet, daß die bei Adoptiveltern entstehenden Bindungsrepräsentationen mit höherer Wahrscheinlichkeit »autonome (sichere) mentale Zustände« fördern. Drei Viertel (75%) der Eltern, die ein Kind aus dem In- oder Ausland adoptieren, werden dem Adult Attachment Interview zufolge als sicher gebunden klassifiziert, gegenüber 55–60 Prozent der Normalbevölkerung.

Braun und Champagne (2014) haben die Literatur über den spezifischen Einfluß der elterlichen Betreuung auf Gesundheit und Wohlbefinden des Nachwuchses gesichtet. In diesem Zusammenhang haben sie drei Mechanismen identifiziert, mit Hilfe derer die Betreuung durch den Vater die Entwicklung beeinflussen kann: (1) die direkte väterliche Beteiligung an der Betreuung; (2) epigenetische väterliche Einflüsse, die auf den Nachwuchs übergehen; und (3) den Einfluß des Vaters auf die Betreuung des Kindes durch die Mutter. Die erfaßten Daten stammen hauptsächlich von biparentalen Säugetierarten wie der Präriemaus. Abgesehen von der Laktation und dem Stillen haben Mütter und Väter im allgemeinen ein ähnliches Verhaltensrepertoire. Doch die interaktiven Verhaltensstile von Vätern lassen darauf schließen, daß ihr Verhalten im Umgang mit ihren Kindern energiegeladener und spielerischer ist als das der Mütter.

Ausgehend von bei biparentalen Spezies beobachteten Verhaltensvarianten stellt Verschueren (2020) fest: »Der dominierende Fokus auf Mütter als Bindungsfiguren [in der Forschungsliteratur] ist wahrscheinlich auf gesellschaftliche und kulturelle Faktoren zurückzuführen, die Bowlbys frühe Theoriebildung beeinflußt haben« (S. 105). Laut Verschueren (2020) besteht eine Möglichkeit, die Rolle des Vaters zu erforschen, in der Suche nach Aspekten, in denen sie sich von der Rolle der Mutter unterscheidet.

> Insbesondere die Funktion der Bindung als »sicherem Hafen« – womit gemeint ist, daß das Kind getröstet und bestätigt wird, wenn es gestreßt oder aufgebracht ist – kann bei Müttern stärker ausgeprägt sein. Hingegen könnte die Funktion der Bindung als »sicherer Basis« – die Unterstützung und Ermutigung des Kindes bei seinem Erkunden der weiteren sozialen und nichtsozialen Umgebung – typischer für Väter sein. (S. 107)

Verschueren (2020) nennt noch einen weiteren Grund, der nahelegt, sich auf die Funktionen des sicheren Hafens und der sicheren Basis zu konzentrieren. Nach ihrer Auffassung können wir durch die Verlagerung des Fokus von der unterschiedlichen Wirkung von Müttern und Vätern auf die kindliche Entwicklung zur Untersuchung der unterschiedlichen Wirkung der Funktionen des sicheren Hafens und der sicheren Basis über biologische und soziale geschlechtsspezifische Konstruktionen hinausgelangen und der Diversität heutiger Familienkonfigurationen besser gerecht werden. Zwar sprechen wir nach wie vor von einer *Mutter-Säugling-* und *Mutter-Kind-*Beziehung, aber die Beziehungsbeschreibungen in diesem Buch sind auch als Bezeichnungen für Beziehungen zwischen einem Kind und einer biologisch nicht mit ihm verwandten Elternperson sowie zwischen einem Kind und einer anderen wichtigen Bezugsperson zu verstehen.

Nach Porges (2015b/2021) fungiert »Spiel [...] als neuronale Übung, weil die Umgebungssignale, die eine Neurozeption hervorrufen, zwischen Hinweisen auf Gefahr und Sicherheit changieren« (Porges 2015b/2021, dt. S. 39). In diesem Zusammenhang weist er auf das Guck-guck-Spiel hin, bei dem die Mutter ihr Kind leicht verängstigt, indem sie zunächst verschwindet und dann plötzlich wieder auftaucht. »Die Sequenz des Guck-guck-Spiels endet, wenn die Mutter das erschrockene Kind mit normal modulierender Stimme und herzlicher Mimik beruhigt« (Porges a. a. O., S. 39). Porges erläutert, daß das abwechselnde Hervorrufen von Kampf-oder-Flucht-Reaktionen und das anschließende Beruhigen des Kindes durch wohlklingende sprachliche Äußerungen in Verbindung mit einem freundlichen Gesichtsausdruck seine Resilienz stärkt, weil das Kind so dazu angeleitet wird, den Wechsel zwischen zwei Zuständen zu üben und wiederholt in den ventral-vagalen Zustand einzutreten, um sympathische Kampf-oder-Flucht-Reaktionen zu regulieren.

Paquette (2004) faßt die Ergebnisse der in diesem Bereich vorliegenden wissenschaftlichen Untersuchungen wie folgt zusammen: »Männer scheinen die Neigung zu haben, Kinder zu begeistern, zu überraschen und kurzzeitig zu destabilisieren; außerdem regen sie Kinder dazu an, Risiken einzugehen und ihnen gleichzeitig klarzumachen, daß sie in Sicherheit sind. Dadurch erschließen sie den Kindern die Möglichkeit zu lernen, in ihnen nicht vertrauten Situationen tapferer zu sein und sich für ihre eigenen Interessen zu engagieren« (S. 193). Im Sinne der Bindungsbeziehung fungiert ein Vater, wenn er mit seinem Kind Guck-guck und ähnliche Spiele spielt, bei denen ein Wechsel zwischen einem Zustand der Furcht und anschließender Beruhigung stattfindet, als sichere Basis, von der aus das Kind die äußere Welt erforschen kann, ohne sich in Gefahr zu bringen. Verschueren erklärt, daß eine primäre Bezugsperson unabhängig von ihrem realen biologischen Geschlecht entweder die Rolle des sicheren Hafens oder die der sicheren Basis spielen kann.

Mismatch und Wiederherstellung der Beziehung in Mutter-Säugling-Interaktionen

Auf Beobachtungen von Brazelton und Kollegen aufbauend spezifizierte Tronick (2007) die Zielsetzung der Mutter-Säugling-Dyade, indem er sie als Reziprozität definierte. Er nutzte die Mikroanalyse von Videoaufnahmen, um Interaktionsmuster in natürlichen wie auch experimentellen Settings zu dokumentieren. Die experimentelle *Still-Face*-Intervention ähnelt Ainsworths *Strange Situation*, wird aber bei Säuglingen im Alter von drei bis vier Monaten durchgeführt. Beim Still Face sitzt die Mutter ihrem Säugling von Angesicht zu Angesicht gegenüber und interagiert in der Regel ca. zwei Minuten mit ihm. Dann wendet sie sich vom Kind ab, und wenn sie sich dem Säugling wieder zuwendet, wirkt ihr Gesicht völlig unbeweglich und maskenartig. Während der Still-Face-Exposition fühlt sich ein gut regulierter Säugling zunehmend unwohl, während er vergeblich versucht, die Aufmerksamkeit seiner Mutter auf sich zu lenken und bei ihr eine Reaktion hervorzurufen. Nach weiteren zwei Minuten kehrt die Mutter abrupt zu ihrem vorherigen Interaktionsverhalten zurück. Ein gesunder Säugling, der merkt, daß seine Mutter wieder »da« ist, fängt daraufhin erneut an, mit ihr zu interagieren, und beide kehren zu ihrem vorherigen Interaktionsstil zurück (Cohn 1987). Typische Mutter-Säugling-Interaktionen werden zwar häufig als für beide Beteiligte angenehm beschrieben, doch erfassen solche Phasen synchroner Interaktion nicht das gesamte Spektrum dyadischen Verhaltens. Tronick konzentriert sich auf Coping-Verhalten, durch das Säuglinge ihren primären Bezugspersonen ein *Mismatch*, eine Nichtübereinstimmung signalisieren und so die Möglichkeit erschließen, diesen Zustand zu beheben.

Dyadische Interaktionen zwischen Mutter und Säugling fanden bei typischen 3, 6 und 9 Monate alten Säuglingen nur in 28, 30 und 36 Prozent der Fälle im Einklang statt (Tronick 1989). Die Säuglinge beteiligen sich aktiv an der Wiederherstellung der Beziehung zu ihrer Bezugsperson; sie sind also keine passiven Teilnehmer eines solchen Wiederherstellungsprozesses. Während der Wiederherstellung widmen sie sich sowohl selbstgesteuerten regulierenden Verhaltensweisen (z. B. in Form von Daumenlutschen oder Wegschauen) als auch fremd gesteuerten regulierenden Verhaltensweisen (z. B. in Form von Affektausdruck, der signalisiert, daß der Säugling sein Ziel nicht erreicht). Das Coping-Verhalten eines Säuglings ist im Alter von sechs Monaten stabil funktionsfähig.

Mit Hilfe von Split-Screen-Video-Mikroanalysen hat die Psychologin Beatrice Beebe (2010) noch mehr Klarheit über die dyadische Kommunikation zwischen Mutter und Säugling geschaffen, indem sie die Interaktionsweisen von Müttern im Umgang mit vier Monate alten Säuglingen zu deren Bindungsmustern im Alter von zwölf Monaten in Relation setzte. Beebe entdeckte Verhaltensweisen der Mütter ihren vier Monate alten Kindern gegenüber, die Mustern entsprachen, welche schon auf eine spätere sichere oder unsichere Bindung der Kinder hindeuteten. Selbst gut regulierte Mütter verfolgten die Aktivitäten ihres Säuglings in Maßen *(Midrange-tracking)*. Beebe charakterisierte die prozedurale Erwartung aller Mütter, die zum *Midrange-tracking* neigen, wie folgt: »Wir verfolgen, worauf die andere Person ihre Aufmerksamkeit richtet, während wir ihr Gesicht anschauen und von ihm wegschauen« (S. 60). Das innere Modell des Säuglings könnte wie folgt zusammengefaßt werden: »Ich kenne die Rhythmen deines Mich-Anschauens und fühle mich von dir gesehen« (S. 60). Die Säuglinge von Müttern, die zum *Midrange-tracking* neigen, hatten im Alter von zwölf Monaten in der Regel eine sichere Bindung entwickelt. Hingegen war bei Müttern, die

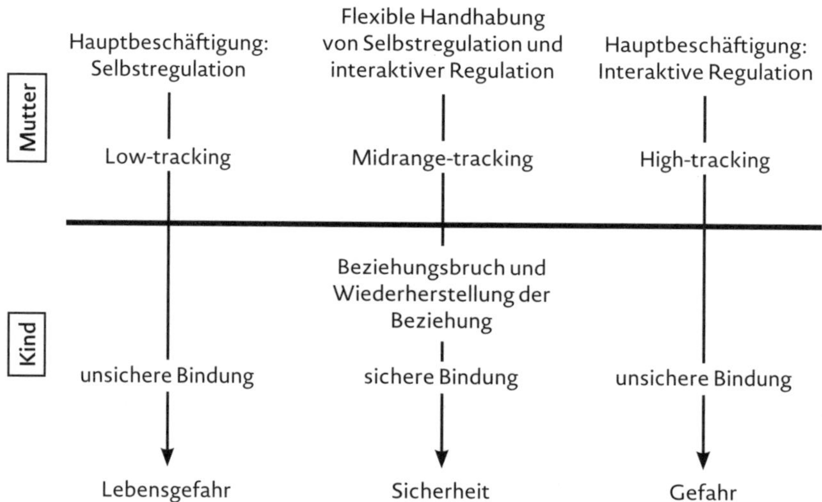

Abbildung 2.1 Midrange-Balance-Modell der Bindung, basierend auf Daten von Beebe, B., & Lachman, F. (2002).

zum *low tracking* neigten, ein desorganisierter Bindungsstil und bei Müttern, die zum *high tracking* neigten, ein intrusiver Bindungsstil vorherrschend. Zum *low tracking* neigende Mütter spüren manchmal selbst, daß es ihnen schwerfällt, auf ihre Säuglinge zu fokussieren. Der Säugling könnte seine prozedurale Erwartung in einem Satz zum Ausdruck bringen wie: »Ich weiß nicht, wann oder wie lange du mich anschauen wirst; ich kann mich nicht darauf verlassen, daß du es tust« (S. 64). Mütter können aber auch intrusive Kopfbewegungen ausführen und ihrem Säugling dadurch das Gefühl vermitteln, daß sie ihn verfolgen. Er empfindet dann möglicherweise etwas wie: »Ich kann nicht einfach wegschauen. Ich kann nicht wegsehen, wenn ich zur Ruhe kommen muß« (S. 64) (siehe Abb. 2.1).

Trennung gefährdet das Überleben des Säuglings

Im Sinne der Polyvagal-Theorie und der Neurozeption entwickelt jeder Säugling und jedes Kind, das älter als sechs Monate ist, die Erwartung, von einer Bezugsperson unterstützt zu werden. Er nimmt aktiv an einem sich zunehmend entwickelnden Spiel des Gebens und Nehmens ventral-vagalen Wohlgefühls teil, das bei den Beteiligten Sicherheit und Behagen fördert. Wenn der Säugling das Gefühl entwickelt, seine Mutter zu verlieren, wittert er Gefahr, wird sympathisch aktiviert und protestiert durch Weinen und mimischen Ausdruck von Unbehagen sowie durch hektische, chaotische Bewegungen. Er hat seine Stabilisierung verloren: die Person, die seine Bedürfnisse vorhersah, mit einem warmherzigen Lächeln begrüßte und so bestätigte, sie verstand und auf sie reagierte. Bleiben seine Proteste unbeachtet, verblaßt die Hoffnung auf die Rückkehr der Mutter. Der Säugling verzweifelt dann, wird still, sein Muskeltonus nimmt ab, und er zieht sich zurück. Er hat sein Reservoir an metabolischer Energie im Protest erschöpft. Wenn schließlich klar ist, daß es keinen Ausweg gibt, minimiert er den Verbrauch an Stoffwechselenergie, indem er in einem dorsal-vagalen Zustand der Verzweiflung und Distanzierung mit seiner Umgebung verschmilzt.

Bowlby (1969/1975) erörtert die Bindungsbeziehung basierend auf Beobachtungen des »Verlusts der Mutterfigur« (Bowlby 1973/1976, dt. S. 12) zwischen dem Alter von sechs Monaten und sechs Jahren. Aufgrund dieser Beobachtungen definierten Bowlby und James Robertson, ein Sozialarbeiter in der Psychiatrie und Psychoanalytiker, an der Tavistock Clinic in London voraussehbare Phasen der Reaktion des Säuglings auf Verlust. Die beobachteten Kinder befanden sich entweder in der Klinik oder in einer Institution, wo sie zu ihren Müttern nur sporadisch und oft unvorhersehbar Kontakt hatten. Die Kinder protestierten zunächst angesichts des Verlusts, was die Beobachter als Hinweis darauf deuteten, daß sie die Rückkehr der Mutter erwarteten. Ihrem Protest folgte eine Phase der Verzweiflung, was darauf hindeutete, daß ihre Hoffnung auf die Rückkehr ihrer Mutter nachließ. Und schließlich wurden sie völlig gleichgültig. Bowlby und Robertson wiesen darauf hin, daß dieser Zustand der Gleichgültigkeit zufälligen Beobachtern wie eine Genesung vom Zustand der Verzweiflung erscheinen kann. Der Säugling zeigt stärkeres Interesse an seiner Umgebung; aber aufgrund seiner Gleichgültigkeit läßt er möglicherweise wenig Interesse an seiner Mutter oder ganz generell an Kontakt mit anderen Menschen erkennen (Bowlby 1973/1976). Auf der Grundlage von weiteren Beobachtungen formulierten Robertson und Bowlby die Erwartung, daß Kinder mit einer guten Beziehung zu ihrer Mutter im Falle der Trennung von ihr stark protestieren würden. So kamen sie auf den Gedanken, daß das Ausbleiben von Protest in solch einer Trennungssituation Grund genug war, sich wegen der vorherigen Beziehung des Kindes zur Mutter zu sorgen.

Die Entwicklung der Neuroanatomie des Hirnstamms von Säugetieren

Auf dem vom Nucleus ambiguus (NA) ausgehenden Vaguszweig basiert die Vagusbremse, die Säugetiere blitzschnell lösen können, um zur Förderung von Kampf- und Fluchtverhalten den metabolischen Umsatz zu steigern. Der vom NA ausgehende Vaguszweig beinhaltet die motorischen Bahnen, mit deren Hilfe sich der Charakter stimmlicher Äußerungen (z. B. Muster des Schreiens oder Weinens) so verändern läßt, daß in einem sozialen Kontext der Ausdruck von Emotionen und Kommunikation innerer Zustände möglich werden.

— Porges 2011/2010, dt. S. 65

Stephen Porges (2011/2010) beschreibt die Struktur des Hirnstamms von Säugetieren, der klar lokalisierbare Ursprungsorte des ventralen Vaguskomplexes (den *Nucleus ambiguus*, NA) und des dorsalen motorischen Komplexes (den *dorsalen motorischen Nervenkern*, DMNX) beinhaltet. Bei Reptilien läßt sich die Grenze zwischen DMNX und NA nicht ausmachen; bei Säugetieren hingegen ist dies möglich. Die Existenz direkter neuronaler Verbindungen zwischen Amygdala und NA ist nachgewiesen.

Der primitivere dorsale Motonucleus oder DMNX wird mit aufrechterhaltenden Funktionen wie der Atmung, der Drüsensekretion und der Verdauung in Verbindung gebracht. Er wird oft *vegetativer Vagus* genannt, weil er für die Aufrechterhaltung der inneren Homöostase wichtig ist. Der später entstandene ventrale, myelinisierte Vagus, der auch *kluger Vagus* genannt wird, ist mit dem Herzen, dem Gaumensegel, dem Rachen, dem Kehlkopf, der Speiseröhre und den Bronchien verbunden. Er hat eine bidirektionale Funktion, da er sensorische Informationen aus den Organen empfängt und die motorischen Kerne innerviert. Die Co-Lokation des NA und der Kerne der Hirnnerven des Gesichts, des Mundes und der Kehle, die Herzfunktion und Gesicht miteinander verbinden, bezeichnet die Polyvagal-Theorie als Gesicht-Herz-Verbindung *(face-heart connection).* Diese dem Vagus zugerechneten Nervenverbindungen ermöglichen Verhaltensreaktionen wie Mimik, Prosodie und einen mit dem Emotionsausdruck assoziierten Tonfall. Die Herzfunktion wird vom NA im übrigen hauptsächlich mittels Input reguliert, dessen Ziel der Sinusknoten im rechten Herzen ist. Der Sinusknoten reguliert als Taktgeber die Frequenz des Vorhofs und kommuniziert mit dem AV-Knoten, der die Kammerfrequenz kontrolliert (Porges 2011/2010).

Messen des vagalen Tonus als Spiegelung des neurozeptiven Zustandes

Die einzigartige Gesicht-Herz-Verbindung ermöglicht die Messung des vagalen Einflusses oder Tonus und das Verständnis von Verhaltensreaktionen, die mit emotionalen Zuständen verbunden sind. Weil der Nucleus ambiguus (NA) den Sinusknoten – den wichtigsten Taktgeber des Herzens – reguliert, kann man den vagalen Tonus messen, indem man feststellt, in welchem Maße der Vagus den Sinusknoten beeinflußt. Die Messung des vagalen Tonus bezieht sowohl die Herzfrequenz als auch das Intervall zwischen den Herzschlägen in die Betrachtung ein. Er wird durch Messung der respiratorischen Sinusarrhythmie (RSA) oder der Herzratenvariabilität (HRV) erfaßt; es handelt sich dabei um das natürliche Phänomen, daß sich die Herzfrequenz während des Atemzyklus verändert. Wenn wir einatmen und dabei unseren Brustkorb und die Lunge dehnen, wird die Hemmung des Vagotonus und damit auch der Einfluß des Vagus geringer, und das Herz schlägt etwas schneller. Atmen wir anschließend aus, sinken der Brustkorb und die Lunge zusammen, der Vagotonus wird stärker, der vagale

Einfluß steigt, und das Herz schlägt langsamer. Porges hat mit Kollegen (1994) eine Methode entwickelt, die es ermöglicht, die RSA bei spontan atmenden Menschen festzustellen. Die Herzfrequenz entspricht einer Sinuswelle mit einer Amplitude und einer bestimmten Periodendauer, wobei die Amplitude der Wellenform ein Maß für den kardialen vagalen Tonus ist.

Veränderungen der Amplitude spiegeln den kardialen vagalen Tonus in Reaktion auf innere oder äußere Herausforderungen für das ANS. Wenn alles in Ordnung ist und sich der Säugling im Zustand ventral-vagaler Sicherheit befindet, unterstützt der Vagus die innere Homöostase sowie die Entwicklung und die Wiederherstellung der Bindungsbeziehung. Nehmen die Anforderungen aus der Umgebung oder aus dem Körperinneren jedoch zu, mobilisiert das ANS Stoffwechselenergie, indem es den Tonus des Vagus verringert und die sympathische Erregung verstärkt. Der myelinisierte Vagus von Säugetieren wirkt somit wie eine *Vagusbremse*, die den Einfluß des Vagus auf das Herz je nach aktuellem Empfinden von Sicherheit oder Gefahr verstärkt oder verringert. Ist die innere und äußere Umgebung ruhig und fördert Annäherungsverhalten, wobei die Anforderungen an den Stoffwechsel aufgrund des Ruhezustandes gering sind, ist der vagale Tonus stark und die Vagusbremse aktiv. Wird hingegen eine Gefahr gewittert, ist Vermeidungsverhalten notwendig, und die Vagusbremse wird gelöst, um zusätzliche Energie für die Mobilisierung bereitzustellen (Porges 1996).

Stephen Porges (1996) untersuchte den vagalen Tonus bei frühgeborenen Kindern auf einer NICU. Er maß die RSA vor, während und nach dem Füttern. Sowohl bei früher geborenen (<30 Wochen) als auch später geborenen (>30 Wochen) Kindern sank die RSA während des Fütterns, und die Herzfrequenz stieg; dies spiegelt einen Rückgang des vagalen Tonus, der notwendig ist, um Energie für Nahrungsaufnahme und Verdauung bereitzustellen. Bei den später geborenen Säuglingen jedoch wurden nach dem Füttern, verglichen mit den Werten, die vor dem Füttern gemessen wurden, erhöhte RSA-Werte festgestellt. Bei den früher geborenen Säuglingen blieb der RSA-Wert niedrig (d. h., der vagale Tonus war verringert). Porges äußerte die Auffassung, die Diskrepanz ließe sich mit der geringeren Myelinisierung des NA bei weniger reifen Neugeborenen erklären, die hinsichtlich des zum Herzen hin verlaufenden vagalen Inputs von den nicht myelinisierten Fasern des DMNX abhängig seien. Aus der Flexibilität der vom NA ausgehenden myelinisierten Fasern resultiert ein sehr differenziert reagierendes System, das einem erhöhten Bedarf an metabolischer Energie gerecht werden kann, ohne andere Systeme zu beeinträchtigen (Porges 2011/2010).

Hormonelle Einflüsse wirken sich auf Sicherheits- und Gefahrenverhalten aus

Veränderungen des vagalen Tonus sind nur eines der Subsysteme des umfassenderen neurobiologisch-neurophysiologischen Regulationssystems. Man kann sich nicht sinnvoll mit dem vagalen Tonus beschäftigen, wenn man nicht die wichtigen Hormone einbezieht, die den *empfundenen Zustand* der Mutter-Kind-Dyade beeinflussen. Die wichtigsten hormonellen Einflüsse sind die von Kortisol und Oxytocin. Die Ausschüttung von ACTH (Adrenocorticotropes Hormon) durch die vordere Hirnanhangdrüse veranlaßt die Nebennierenrinde, Kortisol zu produzieren. Kortisol ist für die Funktionsfähigkeit der inneren Organe entscheidend und unterstützt das Herz-Kreislauf-System. Ohne Kortisol können wir weder den Blutdruck noch die Herzleistung aufrechterhalten und körpereigene Energiequellen wie Glukose nicht nutzen. Werden Menschen mit irgendeiner Art von Streß konfrontiert, steigt ihr Kortisolspiegel, um die Bemühungen des Körpers, mit der Herausforderung fertig zu werden, zu unterstützen, ganz gleich, ob es sich dabei um die Konfrontation mit etwas Neuem oder mit einem Säbelzahntiger handelt. Da wir heutzutage nur selten mit Raubtieren konfrontiert werden, sind für Menschen in unserer Zeit die größten Herausforderungen oft soziale Interaktionen. Dies gilt für ältere Kinder und Erwachsene ebenso wie für Säuglinge und kleine Kinder. Für letztere besteht eine Herausforderung oft darin, daß sie sich nicht sicher sein können, ob ihre primäre Bindungsfigur für sie erreichbar ist und ob sie auf ihre Bedürfnisse eingehen wird. Kurze Beeinträchtigungen des Sicherheitsempfindens, die schnell neutralisiert werden können, führen zu vorübergehenden Erhöhungen des Kortisolspiegels. Chronische Beeinträchtigungen der Sicherheit hingegen können länger anhaltenden Streß erzeugen und damit den Kortisolspiegel längerfristig erhöhen. Wird eine solche Beeinträchtigung nicht behoben, wird die HPA-Achse durch Feedback über einen hohen Kortisolspiegel supprimiert. Der Säugling oder das kleine Kind erlebt dann unter Umständen, daß ein niedriger Kortisolspiegel mit einer Beeinträchtigung des körperlichen und sozio-emotionalen Wohlbefindens verbunden ist (Agorastos 2019).

Oxytocin wird im Hypothalamus produziert und in der hinteren Hirnanhangdrüse gespeichert, von wo das Hormon in den Blutstrom gelangt. Oxytocin ist für die Fortpflanzung von Bedeutung – was den Sexualverkehr, die Geburt, die mütterliche Babypflege und den Aufbau und die Aufrechterhaltung sozialer Beziehungen einschließt. Männer und Frauen produzieren Oxytocin, das beim

Geschlechtsverkehr in den Blutkreislauf gelangt (Neumann 2008). Während der Wehen und bei der Geburt verursacht Oxytocin Kontraktionen des Uterus und eine Erweiterung des Gebärmutterhalses (Carter 2017). Bei stillenden Müttern initiiert Oxytocin den Milchfluß (Carter 2017). Auch in sozialen Beziehungen spielt das Hormon eine Rolle, weil es Vertrauen stärkt und Feindseligkeit verringert (Kosfeld 2005). Ebenso wie Kortisol reagiert auch das Oxytocin-System äußerst sensibel auf unsere täglichen Erlebnisse. Beispielsweise entstehen bei Säuglingen, die lange von ihren Eltern getrennt waren (z. B. weil sie in einem Waisenhaus aufwuchsen), andere Muster der Oxytocin-Sekretion, als bei Kindern, die in ihrer biologischen Familie aufgewachsen sind (Fries 2005). Kortisol und Oxytocin werden außerdem durch unsere Neurobiologie synergistisch reguliert – durch die Aktivierung von Kortisol bei Streß kommt es zu einem Anstieg des Oxytocin-Spiegels, der uns dazu bringt, uns an Bindungsfiguren zu wenden, damit diese uns helfen, unseren Zustand zu regulieren (Onaka 2012). Mit generationenübergreifendem Streß und abnormen Kortisol- und Oxytocin-Reaktionen werden wir uns in den Kapiteln 4 und 5 eingehender befassen.

Die Co-Regulation zwischen Mutter und Säugling schafft die Voraussetzungen für die spätere Entwicklung einer Bindungsbeziehung

Bowlby (1969/1975) beschrieb in Zusammenhang mit der Bindungstheorie erstmals die große Bedeutung der primären Bindungsfigur, gewöhnlich der Mutter, und das »gesetzte Ziel« *(set goal)*, Nähe zwischen einer Mutter und ihrem Säugling (a. a. O. S. 76) herzustellen. Ainsworth (1978) betont die mütterliche Sensibilität und Kommunikation, wenn sie Bindungsmuster beschreibt, die entweder die typische Entwicklung schützen oder Risikofaktoren für die spätere Entstehung sozial-emotionaler Probleme sind. Tronick (1989) und Beebe (2010) lenkten die Aufmerksamkeit auf den entscheidend an der Mutter-Säugling-Dyade Beteiligten, den Säugling, der aktiv an der Formung und Choreographierung der Beziehung teilhat.

Wie aber regulieren die primäre Bezugsperson und der Säugling die physiologischen und behavioralen Zustände des anderen, so daß es ihnen gelingt, ihre anfängliche Verbindung zum Zeitpunkt der Geburt einige Monate später in soziale Verbundenheit umzuwandeln, aus der sich im Alter von etwa einem Jahr eine sichere Bindung entwickelt? Die Traumatherapeutin Deborah Korn (2015) bezieht Toleranzfenster und Bindungsmodelle in einen von der Polyvagal-Theorie geprägten Rahmen ein (siehe Abb. 2.2). Wie in einer Therapiesitzung befinden sich die primäre Bezugsperson und der Säugling permanent in einem Tanz, in dem beide die Signale des Gegenübers antizipieren und auf sie reagieren. Primäre Bezugspersonen können biologische Mütter und Väter, Adoptiveltern, Großeltern, Pflegeeltern und andere Verwandte sein.

Wenn sich primäre Bezugspersonen in einer Zone optimalen Arousals befinden und sich dem Midrange-Tracking ihrer Säuglinge widmen, erleben sowohl die Bezugsperson als auch das Baby eine Neurozeption von Sicherheit. Das ANS hat im ventral-vagalen Zustand der Verbundenheit die Möglichkeit, sich zu engagieren, was vom Wohlgefühl beider Beteiligter bis zur Unterbrechung und Wiederherstellung der Beziehung reichen kann. Die primäre Bezugsperson versteht, daß der Säugling manchmal für einen Moment seinen Blick abwenden muß, um sich zu regulieren. Die Bezugsperson ist offen für die kurze Unterbrechung des Kontakts, und ihre Neurozeption von Sicherheit bleibt bestehen, bis

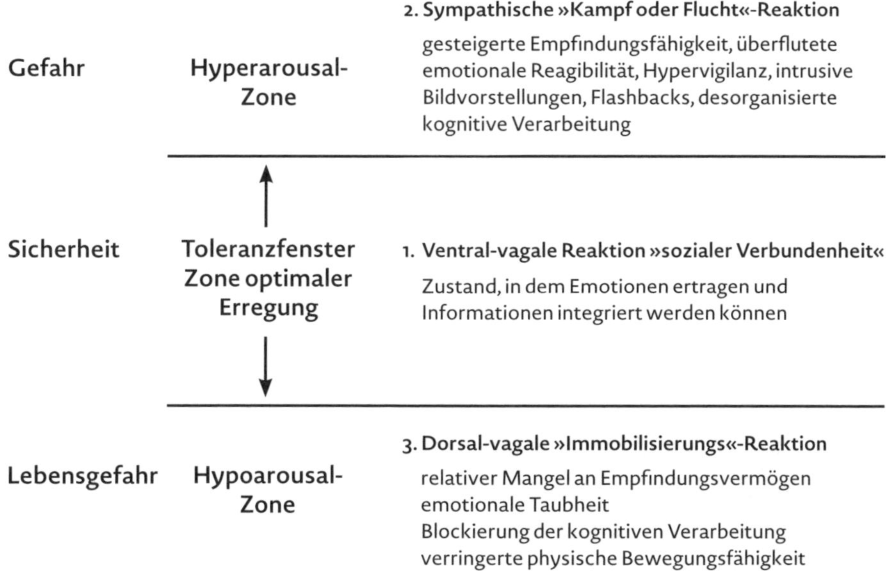

Abbildung 2.2 Arousal-Zonen, Tracking durch die Mutter und neurozeptive Zustände. Arousal-Zonen nach Ogden, Minton & Pain; aus: *Trauma and the Body* von Pat Ogden, Kekuni Minton und Clare Pain. Copyright © 2006 by Pat Ogden. Copyright © 2006 by W. W. Norton & Company, Inc. Mit freundlicher Genehmigung von W. W. Norton & Company, Inc. – mit Material von D. Korn (2015).

der Säugling wieder Kontakt aufnimmt. Beim Kind besteht eine Neurozeption von Sicherheit, weil ihm einerseits klar ist, daß es zum Elternteil zurückkehren kann, und andererseits auch, daß der Elternteil zu ihm zurückkehren wird. Wie Beebe et al. (2010) erläutern, fühlen sich eine Mutter und ihr Baby »vom jeweils anderen gesehen« (S. 60).

Im Gegensatz dazu ist ein Elternteil im Hyperarousal- oder High-Tracking-Zustand sympathisch aktiviert und befindet sich deshalb in einem sehr aufgewühlten emotionalen Zustand. Vielleicht befindet er sich anfangs im ventral-vagalen Zustand sozialer Verbundenheit; unterbricht der Säugling jedoch einen Augenblick lang den Blickkontakt, hat der Elternteil Schwierigkeiten, den Kontakt wiederherzustellen. Aufgrund seiner starken Angst ist er nicht in der Lage, den Säugling so zu sehen, wie Beebe et al. (2010, S. 64) es beschreiben, oder zu erkennen, daß das Kind sehr aufgebracht ist. Weil der Elternteil eine Neurozeption von Gefahr erlebt, hat das Baby nicht genügend Zeit für die Selbstregulation, und der Elternteil setzt das Kind durch intrusive Gesten, eine laute Stimme oder andere Signale unter Druck, um sich seine Aufmerksamkeit zu sichern. Wenn die starke Erregung des Elternteils auf den Säugling übergeht, erlebt er ebenfalls eine Neurozeption von Gefahr, weil es ihm nicht möglich ist, sich unsichtbar zu machen. Wie auch immer er sich zu schützen versucht, der Elternteil verfolgt ihn und läßt ihm keine Zeit zur Selbstregulation. Es kann sein, daß er sich in seiner Verzweiflung allmählich völlig verschließt, was einem dorsal-vagalen Zustand der Lebensgefahr entspricht. Er verfällt dann in eine Art Scheintod, ein dysfunktionaler Coping-Mechanismus, der gegen das Hyperarousal des Elternteils gerichtet ist.

Die primäre Bezugsperson im Hypoarousal-Zustand, die sich im dorsal-vagalen Shutdown befindet, hat wenig Energie für dyadische Interaktion. Ihre Neurozeption signalisiert Lebensgefahr, und ihr Fokus ist nach innen und auf das eigene Überleben gerichtet. Sie ist wie betäubt und läßt oft keinerlei Emotion erkennen. Ihr Säugling versucht möglicherweise, sie mit Hilfe aller ihm schon zur Verfügung stehenden Tricks zur Kontaktaufnahme zu bewegen. Zumindest kann er lächeln und auf etwas deuten, um die Aufmerksamkeit der Bezugsperson auf sich zu lenken. Schlagen diese Bemühungen fehl, wird er sympathisch aktiviert, weil er fürchtet, seine Bezugsperson zu verlieren. Manchmal brüllt er dann und bewegt sich, als wollte er sagen: »Schau mich an!«, »Sieh mich!« und »Spüre meine Präsenz!« Hat er auf diese Weise die verfügbare Stoffwechselenergie verbraucht, verfällt auch er in einen dorsal-vagalen Shutdown, um die verbliebene Energie für unverzichtbare vegetative Funktionen zu reservieren.

Primäre Bezugspersonen und Babys nehmen ihre Plätze auf der autonomen Leiter ein

Um einen ventral-vagalen Zustand aufrechterhalten zu können, müssen primäre Bezugspersonen in der Lage sein, ihre Vagusbremse zu regulieren, was dynamische Veränderungen ihrer Emotionen und Verhaltensweisen ermöglicht. Dazu brauchen sie ein ausreichendes Spektrum autonomer Reaktionsmöglichkeiten, denn sie müssen sich darauf einstellen können, ob das Kind auf ihre Präsenz und ihr Engagement reagiert oder nicht.

Eine primäre Bezugsperson, die sich in der Zone optimalen Arousals befindet, steht auf der obersten Sprosse der autonomen Leiter und befindet sich in einem entspannten ventral-vagalen Zustand (siehe Abb. 2.3). Sie sucht gewöhnlich Unterstützung, um die mit der Elternrolle verbundenen Veränderungen bewältigen zu können. Sie zeigt sich in der Kennenlernzeit flexibel und akzeptiert, daß sie mit den Verhaltensmustern und Bedürfnissen des Babys allmählich vertraut werden wird. Einer biologischen Mutter fällt es leicht, die Veränderungen, die in ihrem Körper vor sich gehen, zu akzeptieren. Eine primäre Bezugsperson, wer auch immer sie sein mag, begrüßt das Baby mit offenem Blick, einem sanften Lächeln und angenehmer Stimme. Haben primäre Bezugspersonen einen schweren Tag oder eine anstrengende Nacht hinter sich, nutzen sie ihre Stärken, um zurück in eine für sie angenehmere Situation zu gelangen. Damit sie auf der obersten Sprosse der autonomen Leiter bleiben können, werden sie angesichts dieser vielen Veränderungen und Störungen von Familienmitgliedern und Freunden unterstützt, die selbst auf der obersten Sprosse der autonomen Leiter gut verankert sind.

Wir schätzen unsere Position auf der autonomen Leiter aufgrund des Zusammenwirkens einer großen Zahl von Interaktionen und Begegnungen ein, beginnend mit unserer eigenen fötalen Entwicklung über das Säuglings- und Kleinkindalter zur Kindheit und darüber hinaus. Niemand befindet sich ununterbrochen auf der obersten Sprosse der autonomen Leiter. Unser Platz darauf hängt ab von der jeweiligen individuellen Interaktion und der Person oder dem anderen Säugetier, mit der oder dem wir interagieren. Wenn wir die von Winnicott (1960/1974) so genannte »genügend gute Mutterpflege« (dt. S. 71) erhalten (oder wenn wir eine ausreichend gute Therapie genossen haben), gelingt es uns bei der Erfüllung unserer elterlichen Aufgaben leichter, auf die oberste Sprosse der Leiter zu wechseln. Aber selbst bei Menschen, die positive frühe Erlebnisse hatten, können die konkreten Umstände während der Schwangerschaft, der Wehen und der Geburt das ANS beeinträchtigen und ein Reset erforderlich machen.

Selbst bei relativ normalem Verlauf von Zeugung, Schwangerschaft, Wehen, Entbindung und Geburt durchleben Frauen neurobiologische und physiologische Übergänge zum Status des Mutterseins, die dem Wechsel von Neugeborenen aus der fötal/aquatischen Umgebung zum Leben auf dem Trockenen, verbunden mit der Notwendigkeit, selbständig zu atmen, entsprechen. Vom Moment der Befruchtung an verändert sich der Körper der Frau ständig, weil Hormone ausgeschüttet werden, die für die Einnistung und das Überleben des

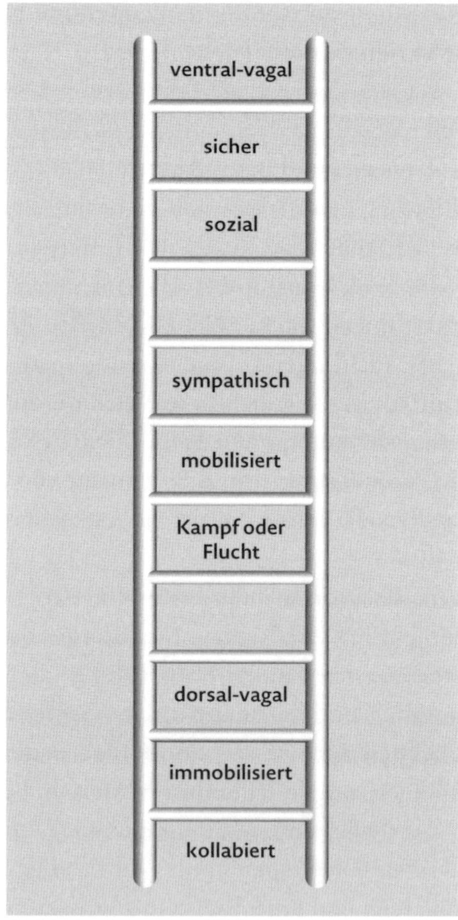

Abbildung 2.3 Die autonome Leiter. Aus *Die Polyvagal-Theorie in der Therapie* von Deb Dana (G. P. Probst Verlag). Copyright © 2018 by Deb Dana. Mit freundlicher Genehmigung von W. W. Norton & Company, Inc.

Embryos notwendig sind und die Kontraktion des Uterus verhindern. Zumindest leiden die Frauen unter Unbehagen, und hormonbedingte Veränderungen verursachen bei einigen von ihnen Probleme im Alltagsleben und bei Aktivitäten in Zusammenhang damit. Auch bei der Geburt selbst kommt es zu starken Hormonausschüttungen in Reaktion auf Verstärkungen der oxytocin-stimulierenden Uteruskontraktilität.

Eine 35-jährige Ärztin berichtete über ihre Situation während der Wehen und kurz vor der Geburt ihres ersten Kindes (eines Sohnes):

> Ich lag auf dem Rücken mit den Füßen auf den Stützen des Geburtsstuhls und erlebte das außergewöhnliche Gefühl, daß sich mein Leben nun verändern würde. In wenigen Minuten würde ich Mutter sein. Danach würde das Leben nie mehr so sein wie vorher.

Manche Mütter, bei denen die Schwangerschaft oder die Wehen kompliziert verlaufen sind, sowie primäre Bezugspersonen mit einer komplexen frühen Lebensgeschichte sind möglicherweise sympathisch aktiviert und befinden sich deshalb in der Mitte der autonomen Leiter (siehe Abb. 2.3). Sie sind oft übererregt oder hypervigilant. Erleben solche Menschen etwas Unvorhersehbares oder Ungewißheit, treten bei ihnen durch starke Adrenalin-/Epinephrin- oder Kortisolausschüttungen ausgelöste Symptome auf. Ihr Herz rast, sie atmen schnell, erleben zahlreiche ungewöhnliche Empfindungen wie Kribbeln und haben manchmal das Gefühl, ihre Haut bewege sich. Ein aktuelles Geschehen kann ihr autonomes Erleben getriggert haben (beispielsweise weil sie das Gefühl haben, ihr Baby reagiere nicht auf sie), oder eigene frühe Erlebnisse haben bei ihnen tief verankerte und enkodierte Signale hinterlassen, die ihre Neurozeption von Sicherheit in Beziehungen in Frage stellen. Solche Erlebnisse werden nicht bewußt im Vorderhirn verarbeitet, sondern sie basieren auf Signalen der limbischen Ebene, die primäre Bezugspersonen als Anzeichen für Unbehagen oder Gefahr erleben, als lauere in der Nähe ein Raubtier, das sie nicht sehen können. Solche Bezugspersonen wirken auf Unbeteiligte oft wie extrem sorgfältige und aufmerksame Eltern. Ihr Baby wirkt infolgedessen häufig überwältigt, gereizt oder untröstlich, weil seine Bemühungen, sich ein wenig Raum für ein Reset seines ANS zu verschaffen, von den Eltern oder Bezugspersonen, welche die Nähe des Kindes aus eigenen Gründen brauchen, als Gefahrensignal gedeutet werden.

Sympathisch aktivierte Eltern profitieren vom Einfluß ihrer eigenen Bezugspersonen, die sie auf die Widersprüchlichkeit und Unvorhersehbarkeit der Zeit unmittelbar nach der Geburt hinweisen, in der Eltern und Baby einander erst einmal kennenlernen müssen. Es gibt keinen unfehlbaren Weg zu Sicherheit und Geborgenheit. Ein agiles ANS, das durch eine Anzahl positiver Beziehungen und Erlebnisse gespeist wird, findet den Weg. Ein starres und weniger flexibles ANS hingegen befindet sich in einer Art Teufelskreis, in dem das auf früheren Erlebnissen basierende Feedback immer wieder verstärkt wird. Wird diese Feedbackschleife unterbrochen, kann das eine allmähliche Wiederherstellung der Beziehung ermöglichen, durch die ein Elternteil das Vertrauen in seine Fürsorgefähigkeit wiedererlangen und die Reaktionen seines ANS restrukturieren kann.

Anders als Babys in einem ventral-vagalen Zustand, die von der Rückkehr ihrer Eltern abhängig sind, sowie im Gegensatz zu sympathisch aktivierten Babys, die den Verlust der Eltern fürchten, weiß ein Baby im dorsal-vagalen Zustand, daß seine primäre Bezugsperson fortgegangen ist. Es kann diese weder sehen noch hören noch spüren und befindet sich in einem Zustand der Isolation, der lebensgefährlich werden kann. Weil das Kind sich im Shutdown befindet, weint es nur selten und fordert kaum jemals Aufmerksamkeit. Ironischerweise wirken solche Babys besonders »brav« oder »pflegeleicht«.

Primäre Bezugspersonen am unteren Ende der autonomen Leiter empfinden das Leben als gefährlich und fühlen sich manchmal sogar wie lebendig begraben (siehe Abb. 2.3). Sie sind isoliert und können entweder auf andere nicht zugehen oder tröstende Zuwendung anderer nicht annehmen. Ihre Welt wird allmählich immer kleiner. Sie sehen keinen belastbaren Grund für die Hoffnung, daß sich ihr Erleben verändern kann. Starke Kortisolausschüttungen sind bei ihnen eher unwahrscheinlich; ihre Kortisol-Responsivität erweckt eher den Eindruck, sie seien ausgebrannt. Sie befinden sich im dorsal-vagalen Shutdown, einem Zustand, der dem eines Reptils ähnelt, das sich in seiner Umgebung unsichtbar macht, um nicht bemerkt zu werden, wenn sich ein Raubtier in unmittelbarer Nähe befindet. Natürlich können Bezugspersonen im dorsal-vagalen Zustand ihre elterlichen Aufgaben nicht so erfüllen, wie sie es vielleicht gern täten.

Hughes und Baylin (2012) prägten den Begriff *blocked care* (»blockierte Zuwendung«), um zu beschreiben, wie »Streß die Fähigkeit eines wohlmeinenden Elternteils, seinem Kind gegenüber liebevolle Gefühle und Empathie aufrechtzuerhalten, gefährden kann« (S. 6). Sie unterschieden fünf zentrale elterliche Funktionen, die jeweils mit einem bestimmten System des Gehirns verbunden sind, darunter Schaltkreise, die es Eltern ermöglichen, ihrem Kind gegenüber Sicherheit und Offenheit zum Ausdruck zu bringen, sich auf die Emotionen und Erlebnisse ihres Kindes einzustimmen, ihre elterlichen Aufgaben zu genießen und zu verstehen und mit ihren eigenen Emotionen und der Eltern-Kind-Beziehung zurechtzukommen, was deren Wiederherstellung nach Beziehungsbrüchen einschließt.

Ein besonderes Merkmal des Modells von Hughes und Baylin ist, daß vier der fünf von ihnen identifizierten Systeme durch komplementäre Systeme und Funktionen beim Kind reziprok verstärkt werden. Beispielsweise empfindet es auch das Kind typischerweise als angenehm, wenn der Elternteil an seinem Kind Freude hat. Umgekehrt stärkt die Freude des Kindes beim Elternteil den Schaltkreis, in dem seine Freude zum Ausdruck kommt. Ist die Reaktion eines Kindes atypisch – etwa wenn es ein frühes Trauma erlebt hat oder autistisch ist –, reagiert es möglicherweise nicht mit eigener Freude auf die Freude des Elternteils, und diese Verstärkung entfällt. Das Fehlen freudiger positiver Verstärkung vom Kind macht diese Systeme schließlich funktionsunfähig. Baylin und Hughes (2016) schreiben:

> Beim Konzept der blockierten Zuwendung geht es um ein Szenario, in dem zuviel Streß die für fürsorgliche Zuwendung notwendigen höheren Hirnfunktionen unterdrückt, wodurch dem Kind gegenüber eine auf Selbstverteidigung zielende Haltung hervorgerufen wird. Im Zustand blockierter Zuwendung werden die nährenden Fähigkeiten des Elternteils unterdrückt und können deshalb zeitweise ihre Funktion nicht erfüllen. Die Fürsorgefähigkeit wird durch das System für soziale Verbundenheit unterstützt, nicht durch das Defensivsystem; defensive mentale Zustände hemmen diesen Prozeß. Ist ein Elternteil in einem defensiven mentalen Zustand gefangen, wirkt sich das auf die Eltern-Kind-Beziehung nachteilig aus, weil dann praktisch keine Fürsorglichkeit mehr präsent ist. (S. 77)

Nach Huges und Baylin (2012) braucht die primäre Bezugsperson im Falle einer Blockade ihrer Fürsorgefähigkeit ihre soziale Verbundenheit selbst, um das Gefühl zu erleben, in Sicherheit zu sein. Ihr Shutdown wird nur aufgelöst, wenn sie selbst genügend fürsorgliche Zuwendung, Verbundenheit und Rapport erlebt hat. Bleibt die Blockade der Zuwendungsfähigkeit bestehen, sind intensivere Interventionen und Unterstützungsangebote erforderlich, um den Wiederaufstieg auf der autonomen Leiter zu ermöglichen.

Auch Kinder, die sich ständig in einem dorsal-vagalen Zustand befinden, brauchen viel Unterstützung. Eltern müssen bei ihrem Baby selbst kleinste Momente von Responsivität erkennen können, um ihr Gefühl der eigenen Wirkkraft zu verstärken. Außerdem braucht das Baby auch die sprichwörtliche Dorfgemeinschaft warmherziger Menschen, um das Gefühl erleben zu können, in einer Fülle fürsorglicher Zuwendung und Wärme zu baden. Erfahrene Helfer, die ihre Aufgaben kennen, konzentrieren sich auf das, was im Geist und Körper von Eltern geschehen ist und weiterhin geschieht, nicht auf das, was die Eltern falsch machen.

Interessant ist, daß die Sprache der Polyvagal-Theorie im *Diagnostic and Statistical Manual of Mental Disorders* (DSM) und in der *International Statistical Classification of Diseases and Related Health Problems* (ICD) keinerlei Niederschlag findet. Der Nutzen des Benennens von Phänomenen und ihrer sprachlichen Beschreibung liegt darin, daß Eltern dadurch in die Lage versetzt werden, ihre neurozeptiven Zustände, die Emotionen, die sie hervorrufen, und die daraus resultierenden Verhaltensweisen zu erkennen. Und wenn Eltern ihren eigenen neurozeptiven Zustand identifizieren können, sind sie auch dazu fähig, diese Zustände bei ihrem Baby wiederzuerkennen.

KAPITEL 3

Die Vorbereitung kleiner Kinder auf das Leben in ihren Familien und in der Welt

Damit sich ein Kind normal entwickeln kann, braucht es allmählich komplexer werdende Aktivität mit einem oder mehreren Erwachsenen, die eine irrationale emotionale Beziehung zu dem Kind haben. Jemand muß in das Kind vernarrt sein. Das ist das Wichtigste. Zuerst, zuletzt und immer.

— Urie Bronfenbrenner 1991

Die Präsenz einer unterstützenden Bezugsperson vermittelt einem kleinen Kind die Fähigkeit, mit kurzfristigem und sogar mäßig starkem Streß fertig zu werden, wodurch die Entwicklung von Resilienz und Selbstvertrauen gefördert wird. Mit der Zeit wird diese explizite soziale Verbundenheit, verstärkt durch die physische Präsenz der primären Bezugsperson, zu tiefer Verbundenheit und einer sicheren Bindung. Sobald das Kind sicher gebunden ist, kann es sich in die Welt hinauswagen, dort Neuartiges erleben und Risiken eingehen. Eine zu große Herausforderung ist gefährlich, aber eine zu geringe kommt einer Vernachlässigung gleich. Werden Kinder mit ihrem Entwicklungsstand entsprechenden Herausforderungen konfrontiert und in ihrem Bemühen, diese zu bewältigen, unterstützt, wird dadurch ihre Unabhängigkeit gefördert.

Wie können wir als Eltern, Familienangehörige und professionelle Helfer in einem angemessenen Verhältnis Sicherheit vermitteln und mit Gefahr konfrontieren, um Säuglinge, Kleinkinder und ältere Kinder beim Erkunden der weiteren Umgebung zu unterstützen? Eine sichere Bindung ist eine wichtige Grundlage für Spiel und Forschungsdrang. Aber so notwendig eine sichere Bindung auch sein mag, sie allein reicht nicht aus. Säuglinge und kleine Kinder müssen Fertigkeiten entwickeln, Erfolg erleben und soviel Streß zu tolerieren lernen, daß sie ihre wachsenden Ziele erreichen können. Das implizite Ziel sehr kleiner Kinder ist, ihrer erwachsenen primären Bezugsperson nahe zu sein. Sobald das Kind motorische Fähigkeiten entwickelt und neugierig wird, verlagert sich sein Streben zur Entwicklung von Meisterschaft hin. War es zunächst mit dem sanften Lächeln seiner Eltern zufrieden, wenn es seine Aufmerksamkeit auf sie fokussiert, erwartet es nun eine manifestere Belohnung. Diese kann darin bestehen, daß es ein Spielzeug bekommt, das es selbst nicht erreichen kann, oder daß es das begeisterte Feedback eines Elternteils hört, wenn es sich zum ersten Mal nicht mehr an der sicheren Couch festhält und freihändig einen Schritt wagt.

Das Kind erforscht die Welt

Worin auch immer die Belohnung bestehen mag, wenn das Kind es wagt, über seine Grenzen hinauszugehen, um das Spielzeug zu erreichen, erlebt es ein gewisses Maß an Streß. Löst es die Vagusbremse und verringert dadurch den vagalen Tonus, wird es sympathisch aktiviert. Dadurch kommmt es zu einer Epinephrinausschüttung, die sowohl die Herzfrequenz steigen läßt als auch die vom Herzen gepumpte Blutmenge erhöht. Infolge der gesteigerten Herzleistung steht den lebenswichtigen Organen mehr Sauerstoff und metabolische Energie zur Verfügung, die das muskuloskelettale System unterstützt, während das Kind seinem Ziel – dem Spielzeug – zustrebt. Auch der Kortisolspiegel kann dabei steigen. Dies hat die Freisetzung von Glukose zur Folge, was die Bemühungen des Kindes zusätzlich unterstützt. Wenn es das Spielzeug erreicht und aufhebt, lächelt es und schaut die Bezugsperson an, die weiß, was dieser Sieg für das Kind bedeutet, und vermittelt ihm durch Mimik und stimmlichen Ausdruck nachdrücklich Beifall für seine Ausdauer, sein Bemühen und seine erworbene Fertigkeit. »Nun schaut euch das an! Du bist wirklich ein tüchtiges kleines Mädchen!« Dabei strahlt sie das Kind an. Während es im ventral-vagalen Beifall der Bezugsperson badet und sich über den Erfolg bei der Anwendung seiner neuen Fähigkeit freut, ebbt die kurzfristige Epinephrin- und Kortisolspitze ab, und Herzfrequenz und Herzleistung kehren zum Normalniveau zurück. Das Gleichgewicht innerhalb des Systems wird wiederhergestellt, und der vagale Tonus kehrt zum Basiswert zurück.

Man stelle sich jedoch ein anderes Szenario vor: Das Kind entdeckt das Spielzeug etwas weiter entfernt und nimmt sich fest vor, es zu erreichen. Die Vagusbremse wird gelöst; das Kind ist sympathisch aktiviert; es verdoppelt seine Bemühungen. Die sympathische Aktivierung nimmt zu; der Epinephrin- und Kortisolspiegel steigt. Das Kind ist nun frustriert und fängt an zu weinen. Seine

Bemühungen, das Spielzeug zu erreichen, gibt es auf. Die Mutter bemerkt die Frustration und spricht beruhigend mit dem Kind: »Alles gut. Ich bin hier, und ich helfe dir.« Weil sie spürt, daß die sympathische Aktivierung und Aufgebrachtheit weiter zunimmt, holt sie das Spielzeug und nimmt das frustriert jammernde Kind auf ihre Arme. Nun beruhigt sich das Kind und vergräbt seinen Kopf an der Schulter der Mutter, die es mittels Co-Regulation weiter beruhigt. In den Armen der Mutter fühlt es sich sicher und geborgen, beruhigt sich wieder und kehrt nach wenigen Minuten in einen ruhigen und wachen Zustand zurück. In diesem Fall hilft die Unterstützung der Mutter dem Kind, in einer schwierigen Phase leichten Streß zu ertragen.

In einem dritten Szenario wird das Kind, weil es das Spielzeug nicht erreichen kann, immer verzweifelter. Die Mutter ignoriert dies, wendet sich ab und scheint mit anderen Dingen beschäftigt zu sein. Das Kind weint immer lauter und versucht, sich der Mutter zu nähern, die es weiter ignoriert. Schließlich sagt sie wütend: »Wenn du glaubst, daß ich zu dir kommen und dir helfen werde, liegst du falsch.« Dann wendet sie dem Kind den Rücken zu, steht auf und verläßt den Raum. Das Kind weint noch einige Minuten; sein Weinen wird allmählich zu einem Wimmern; und schließlich bricht es auf dem Boden zusammen und starrt ausdruckslos vor sich hin. Die Mutter hat ihm die Unterstützung verweigert. Es muß seine Verzweiflung im dorsal-vagalen Shutdown allein durchleben. Mit der Zeit werden solche Erlebnisse für ein Kind unerträglich oder sogar toxisch belastend. Halten sie an oder werden sogar noch verstärkt, kann sich das negativ auf Gesundheit und Wohlbefinden auswirken, sofern das Kind keinen Kontakt und keine Bindungsbeziehung zu einer anderen Person aufbaut, die ihm die notwendige Unterstützung bietet.

Kinder motivieren, Neues zu entdecken

Wenn bei kleinen Kindern Mobilität und Neugier zunehmen, bringt das, was sie erleben, sie dazu, neuartige Objekte und Situationen zu *suchen* und sich ihnen zu *nähern* oder sie zu *vermeiden*. Auch hierbei steuert das Gefühl der eigenen Sicherheit oder Gefahr in ihrem Inneren und in der Umgebung ihre Reaktionen und Verhaltensweisen. Mit der Zeit müssen Säuglinge und kleine Kinder sowohl Annäherungs- als auch Vermeidungsverhalten entwickeln. Im Extremfall kann sowohl Hypervigilanz aufgrund einer wahrgenommenen Bedrohung als auch exzessives Risikoverhalten nicht wünschenswerte kurz- und langfristige

Folgen haben. Die Präsenz einer liebevollen und unterstützenden erwachsenen Bezugsperson schützt das Kind sowohl vor übertriebener Vorsicht als auch vor übertrieben riskantem Verhalten (Center on the Developing Child, o. D.).

Bei einem kleinen Kind führt die Erwartung einer Belohnung zu einem Anstieg des Dopaminspiegels, was signalisiert, daß ein angenehmes Erlebnis bevorsteht. Das Kind befindet sich auf der obersten Sprosse der autonomen Leiter, während es sein Ziel zu erreichen versucht. Die Botschaft, die an die tiefen Bereiche seines Gehirns – die Amygdala oder den Sitz der Emotionen und den Hippocampus, das für Gedächtnis und Lernen zuständige Zentrum – gerichtet ist, wirkt beruhigend. Das Ziel oder die Belohnung steht dem Kind klar vor Augen. Wenn die Bezugsperson das Kind anspornt und seine Bemühungen dadurch unterstützt, kann es sich zusätzlich positive Signale in Form von Mimik und stimmlichen Äußerungen der Bezugsperson sichern. Die Gesicht-Herz-Verbindung bringt die Neurobiologie des Kindes wieder ins Gleichgewicht, während der sensorische Input, den es durch die Wahrnehmung von Mimik und Stimme seiner Mutter erhält, sein Herz beruhigen. Erreicht es sein Ziel und gelangt in den Besitz des Spielzeugs oder läßt es die Couch los, um einen Schritt selbständig zu gehen, verstärken die erlebensbezogenen Bereiche seines Gehirns die Erinnerung an Behagen und Befriedigung. Beim nächsten Mal fällt es dem Kind dann leichter, diese oder eine andere Aufgabe zu bewältigen, weil das Vorhaben nicht mehr völlig neu ist (Berridge 2013).

Motivieren können kleine Kinder intrinsische, aus ihrem Inneren stammende, und extrinsische, aus der Umgebung stammende Faktoren. Sie sind neugierig und begierig, Neues kennenzulernen, wenn sie entsprechend unterstützt werden. Sie geben sich sowohl kurz- als auch langfristig große Mühe, einem Erwachsenen und insbesondere einer Bindungsfigur zu gefallen. Zwar können positive Verstärker wie Süßigkeiten so unterschiedliche Vorgänge wie die Reinlichkeitserziehung und die Verhaltenssteuerung günstig beeinflussen, doch wirken solche Belohnungen häufig nur kurzfristig, im Hinblick auf eine wichtige Veränderung also eher nicht (Deci 1999).

Manchmal motiviert kleine Kinder auch das Bedürfnis, ein bestimmtes Erlebnis zu vermeiden. Vielleicht hat ein früheres Erlebnis bei der Suche nach etwas Neuem zu einem unerwünschten Resultat, einer Bestrafung oder einer unerwarteten und unangenehmen Reaktion eines Elternteils oder einer anderen wichtigen Bezugsperson geführt. Bei solchen Kindern befindet sich die Amygdala bereits in einem Zustand erhöhter Wachsamkeit, weil der Hippocampus das frühere Erlebnis als nicht wünschenswert oder sogar als gefährlich enkodiert hat. Das Kind fängt aufgrund dessen an, sich auf der autonomen Leiter abwärts zu bewegen. Aufgrund des Anstiegs seines Kortisol- und Epinephrinspiegels wird es sympathisch aktiviert. Fängt eine erwachsene Person das Kind ab, wenn es stolpert, und fördert durch beruhigenden stimmlichen Ausdruck und freundliche Mimik eine Atmosphäre ventral-vagaler Sicherheit und Verbundenheit, wird die vorher unterbrochene Beziehung geheilt. Die erwachsene Person ermöglicht dem Kind so, wieder die oberste Sprosse der Leiter zu erreichen. Kleine Kinder, die permanent mit Chaos und Gefahr konfrontiert werden, können dadurch zum untersten Punkt der Leiter herabsinken und dann dort allein sitzen. Kapitel 4 beschäftigt sich mit der kurz- und langfristigen Wirkung von Beziehungsbrüchen infolge von toxischem Streß, wenn Kinder sich ständig auf der untersten Stufe der autonomen Leiter befinden.

Sozialisation als Vorbereitung auf Sicherheit und Gefahr

Wenn Bezugspersonen Kinder darin unterstützen, sich in die Welt hinauszuwagen, sich auf neuartige Erlebnisse einzulassen und vertretbare Risiken einzugehen, bringen sie ihren Schützlingen bei, sich in der Welt sicher zu bewegen. Allzu neugierige junge Menschen können sie auf diese Weise davon abbringen, sich gefährlichen Risiken auszusetzen, etwa indem sie diese davon abhalten, nach etwas zu Heißem oder zu Scharfem zu greifen. Dazu reichen manchmal schon subtile Hinweise, etwa ein kurzer Blickkontakt oder eine Bitte; in anderen Fällen jedoch eskaliert eine solche Einflußnahme zu einer besorgten oder auch verärgerten Zurechtweisung. Ein Kind kann erschrecken, wenn seine Großmutter brüllt: »Nein! Tu' das nicht!«, weil sie verhindern will, daß das Kind nach einem Messer greift. Ihm ist dann infolge einer einzigen lauten Aufforderung klar, daß Messer gefährlich sind. Nancy Michael (2020a) erklärt, daß die nonverbale Kommunikation die Sprache des Gefahrenerkennungssystems ist. Nonverbale Äußerungen primärer Bezugspersonen, ihre Beifallsbekundungen und ihre ängstlichen Schreie machen Kindern klar, was ihr Wohlbefinden fördert und was es bedroht.

Nancy Michael (2020a) erklärt weiter, daß diese nonverbale Kommunikation im Gehirn des Kindes enkodiert wird, ganz gleich, ob ein Stiefvater seinen Sohn liebevoll anschaut und dadurch zu erkennen gibt, daß für ihn alles in Ordnung ist, oder ob er dem Sohn einen besorgten Blick zuwirft und dadurch signalisiert, daß

Gefahr droht. Michael erinnert uns daran, daß wir das Lernen erst dann wirklich verstehen, wenn wir uns über seine neurobiologischen Grundlagen im klaren sind. Die Autorin verweist auf Donald Hebb, der sich in seinem 1949 erschienenen Buch *The Organization of Behavior: A Neuropsychological Theory* mit dem Lernen beschäftigt. Er schreibt: »Wenn ein Axon der Zelle A sich nahe genug an Zelle B befindet, um sie erregen zu können, und wenn erstere wiederholt oder permanent an der Befeuerung von B beteiligt ist, finden in einer der beiden Zellen oder in beiden Wachstumsprozesse oder metabolische Veränderungen statt, wodurch die Effizienz von Zelle A als eine der B befeuernden Zellen verstärkt wird« (S. 62). Neuronen, die einander wiederholt aktivieren, verstärken die Fähigkeit der jeweils aktivierten anderen, effizient zu kommunizieren.

Hebb folgend, prägte Shatz (1992) die poetische Formulierung *»Neurons that fire together wire together«* (S. 64), um die verstärkte Effizienz infolge koinzidenter neuronaler Kommunikation zu erfassen. Wenn Neuronen feuern, übermitteln sie über die Synapsenspalten Signale zu anderen, ihnen nachgeordneten Neuronen, die daraufhin selbst feuern. Erlebnisse bewirken, daß bestimmte Neuronen feuern, und je häufiger sich ein Erlebnis wiederholt, um so leichter fällt es den betreffenden Neuronen, solche Downstream-Reaktionen hervorzurufen. Diese Stärkung der Kommunikation zwischen Neuronen über Synapsenspalten hinweg wird Langzeitpotenzierung genannt. Shatz fand heraus, daß zum Zeitpunkt der Geburt von Säugetieren zwar eine grundlegende Neuronenarchitektur existiert, daß die Neuronen aber feuern müssen, um weitere, kleinere Anpassungen vornehmen zu können, die erforderlich sind, damit die Schaltkreise die ihnen zugedachten Aufgaben erfüllen können. Shatz schreibt: »In einem gewissen Maße kann das reifende Nervensystem durch das Erleben selbst modifiziert und feinabgestimmt werden, was ein gewisses Maß an Anpassung ermöglicht« (S. 67). Dies ist der neurobiologische Prozeß des Lernens. Wenn wir etwas wiederholen oder üben, wird es leichter für uns, diese Aktivität auszuführen. Haben wir eine Lektion gut gelernt, können sich die Nervensignale leicht an den bei der Lektion beanspruchten Schaltkreisen entlang bewegen.

Frühe Gefahreneinschätzungen führen zur Entstehung impliziter Neigungen

Schon junge Kinder schauen, ob ihre Eltern ihnen signalisieren, welche Situationen sicher sind und welche Interaktionen mit Gefahren verbunden sein könnten. Kleine Kinder beobachten die Mimik ihrer Eltern, ihre Prosodie und ihre Körpersprache, um herauszufinden, ob diese ihnen signalisieren, daß etwas oder jemand »sicher« ist, oder ob es besser ist, »vorsichtig zu sein und etwas zu vermeiden«. Wie Nancy Michael (2020a) erkannt und beschrieben hat, beinhaltet dies eine Form von sozialem Lernen. Zwar ist Bezugspersonen in der Regel nicht klar, daß sie das Gehirn ihres Kindes verändern, doch werden ihre beifälligen und mißbilligenden Blicke durch Langzeitpotenzierung in der neuronalen Architektur der Amygdala konsolidiert (siehe z. B. LeDoux 2007). Und wie wir wissen, ist die Amygdala der Teil des Gehirns, der vermittelt, was Porges (2011/2010) Neurozeption nennt: eine schnelle nonverbale Beurteilung dessen, ob eine Situation sicher oder gefährlich ist.

Nach Michael (2020a) schützen uns von der Neurozeption übermittelte Botschaften nicht nur vor einer tatsächlichen Gefahr, sondern sie übermitteln und enkodieren auch implizite Voreingenommenheiten, die unseren bewußten Werten nicht entsprechen. Signalisiert beispielsweise das Gesicht einer weißen Mutter Furcht, weil ihre Tochter sich einer schwarzen Familie nähert, registriert die Amygdala der Tochter eine Gefahr. Weil die Neurozeption außerhalb des Bewußtseins aktiv ist, nimmt weder die Mutter noch die Tochter bewußt wahr, daß eine Warnung übermittelt wurde. Nach Michael wird aber die Auffassung, daß Schwarze generell gefährlich sind, in der Amygdala des weißen Kindes ebenso verankert wie sie im Gehirn der Mutter verankert ist. Aufgrund dieser außerhalb des Bewußtseins stattfindenden Sozialisation bleiben inadäquate Ängste und damit einhergehende verletzende Verhaltensweisen in Gemeinwesen lange erhalten, so unzutreffend und schädlich sie auch sein mögen. Méndez-Bértolo und Kollegen (2016) konfrontierten Erwachsene mit Abbildungen von Beispielen mimischen Ausdrucks und demonstrierten so, daß die Amygdala der Probanden auf Gesichter mit verängstigtem Ausdruck innerhalb von ca. 70 Millisekunden reagierte. Gesichter, die weder glücklich noch neutral wirkten, lösten keine ähnlich schnelle Verarbeitung im visuellen Kortex aus. Interessanterweise fand nur dann eine sehr schnelle Verarbeitung statt, wenn die Probanden unscharfe Fotos von Gesichtern sahen, also wenn sie mit Ambivalenz konfrontiert wurden. Méndez-Bértolo und Kollegen (2016) entwickelten die Hypothese, daß wir Menschen, um überleben zu können, in der Lage sein müssen, sehr schnell auf kleinste Gefahrensignale unserer Mitmenschen zu reagieren. Innerhalb von Millisekunden reagiert unsere Amygdala, ohne daß Nachdenken oder ein klares Bild erforderlich ist. Nancy Michael (2020b) gelangt zu dem Schluß, daß schnelles Reagieren auf eine Gefahr entscheidend und Geschwindigkeit wichtiger ist als Genauigkeit. Doch diese dem Schutz dienende Reaktionsfähigkeit bereitet den Boden für das Ausagieren impliziter Neigungen.

Wir haben in diesem Teil des vorliegenden Buches die unbewußten und neurobiologischen Prozesse dargestellt, die sich darauf auswirken, wie Bezugspersonen Kindern beibringen, was sicher ist, wer sicher ist und wem sie vertrauen können. In Kapitel 6 beschäftigen wir uns ausführlicher damit, daß wir den Schaden, der durch das Ausagieren impliziter Voreingenommenheiten entstehen kann, nicht unterbinden können, solange wir nicht verstehen, wie nicht bewußte Mechanismen diesen Prozeß perpetuieren. Ganz einfach ausgedrückt, können und werden wir nichts verändern, das wir nicht sehen. Sobald wir die Neurozeption verstehen und ihr Wirken identifizieren können, erkennen wir auch, welche Bedeutung es hat, wie wir mit den massiven Auswirkungen impliziter Voreingenommenheiten umgehen. Danach werden wir mehr über die gesunde Entwicklung eines gut funktionierenden autonomen Systems lernen wollen. Der Wunsch, etwas über gesunde Entwicklung herauszufinden, ist der Grund für unseren jetzt anstehenden Wechsel von den schwierigen Themen, mit denen wir uns soeben beschäftigt haben, zum etwas leichteren, aber trotzdem wichtigen Thema der neurobiologischen Bedeutung kindlichen Spiels.

Spielen bedeutet, etwas über sich selbst und die Welt herauszufinden

Stephen Porges (2015b/2021) bezeichnet Spiel als neuronales Training. Der Neurowissenschaftler Jaak Panksepp (1994) identifizierte sieben bei Säugetieren existierende Emotionssysteme. Primäre Emotionssysteme, die er als positiv validierte, sind Suchen/Erwartung, Fürsorge/Nähren, Spiel/soziale Freude und Lust, wohingegen er die Emotionssysteme Rage/Wut, Furcht/Angst und Panik/Traurigkeit negativ validiert. Die primären Emotionssysteme wurden bei jungen Ratten beobachtet, deren Neokortex (Frontallappen – der zuletzt entstandene Teil des Gehirns) entfernt wurde. Nach Panksepp (2003) sind diese Systeme dem subkortikalen Bereich zuzurechnen und brauchen nicht erlernt zu werden. Tatsächlich könnte der entwicklungsbezogene Zweck sozialen Spiels darin bestehen, die Reifung höherer Gehirnareale einschließlich des Neokortex zu fördern. Durch Förderung der Entwicklung von Verhaltenshemmung und Selbstregulation könnte Spiel die Wahrscheinlichkeit von impulsiven gefährlichen Aktivitäten verringern.

Vergegenwärtigen Sie sich noch einmal das zuvor beschriebene Szenario des Kindes, das erfolglos nach einem Spielzeug greift. Was passiert, wenn der anwesende Elternteil auf diese Situation spielerisch reagiert? Vielleicht hat die Mutter das Spielzeug in der Hand und beginnt damit ein Guck-guck-Spiel. Guck-guck ist häufig das erste Reziprozität fördernde Spiel, das Mütter und Väter mit ihren Kindern spielen. Läßt ein Kind Unbehagen erkennen, weil es ihm nicht gelingt, das Spielzeug zu erreichen, kann die Mutter es hinter ihren Händen verbergen, während sie sich zu dem Kind herabbeugt, und das Objekt so kurzzeitig verschwinden lassen. Wo ist es denn nur geblieben? Und wird es wieder auftauchen? Ein paar Augenblicke später entfernt sie ihre Hände von dem Gegenstand, sagt sanft und verspielt »guck-guck« und bringt das Spielzeug zum Vorschein. Das Kind reagiert darauf zunächst ein wenig ängstlich und ist verwirrt. Die Mutter und das Spielzeug, das es verloren zu haben glaubte, sind plötzlich wieder da. Sobald die Mutter sieht, daß sich ihr Kind wieder beruhigt hat, verbirgt sie das Spielzeug erneut. Tauchen die Mutter und das Spielzeug dann das nächste Mal wieder auf, werden sie mit einem breiten Lächeln begrüßt. Nach einigen weiteren Wiederholungen lachen Mutter und Kind gemeinsam, weil dem Kind inzwischen klar geworden ist, daß es sich um ein Spiel handelt. Das Kind kann die Rückkehr der Mutter mit dem Spielzeug nun voraussehen. Seine Erwartungen werden erfüllt, und es zeigt durch Quieksen und Kichern, daß es sich sicher fühlt. Bei jeder Wiederholung des Spiels rückt die Mutter dem Baby ein wenig näher, wodurch das Spielzeug für das Kind allmählich in Reichweite rückt. Schließlich greift das Kind nach dem Spielzeug und reagiert erfreut darüber, daß es von der Mutter gelobt wird: »Du hast es ja geschafft! Du bist ein cleveres Kerlchen!«

Während das Kind das Spielzeug zu erreichen versuchte, befand sich sein ANS im Zustand sympathischer Aktivierung. Sein Ziel, das Spielzeug zu bekommen, erreichte es allerdings nicht. Seine HPA-Achse wurde aktiviert, und es kam zu einer Kortisolausschüttung. Während die Aktivierung des Kindes stärker wird, verändert die Mutter das Spiel. Sie selbst wird nun zur Belohnung, während das Spielzeug nur eine Art Zugabe ist. Anfangs ist das Kind verwirrt und bleibt leicht aktiviert. Bei der Wiederholung des Spiel wird seine Erwartung dann jedoch erfüllt, die Präsenz der Mutter und ihr Lächeln werden zur Belohnung, der Dopaminspiegel steigt, das Wohlbefinden des Kindes wird stärker, und es erlebt ventral-vagale Freude. Während das Spiel noch einige Male wiederholt wird, löst sich die Vagusbremse des Kindes ein wenig, und es generiert Energie, um mit seiner Begeisterung fertig zu werden. Der Zyklus wiederholt sich weiterhin, wobei die Präsenz des Elternteils und der Anblick des Spielzeugs als Belohnung fungieren. Der Säugling versteht mit der Zeit auf der autonomen Ebene, daß es sich um ein Spiel handelt – es besteht also nie die Gefahr eines realen Verlustes –, und er reagiert angemessen und freudig darauf.

Mutter und Säugling widmen sich hier Serve-and-Return-Interaktionen, wodurch ein Gefühl der Meisterung und Kompetenz sowie Belastungstoleranz entsteht. Das *Center on the Developing Child* (o. J.) listet fünf klar unterscheidbare Schritte von *Serve-and-Return*-Interaktionen auf, die entscheidend zur Entwicklung einer gesunden Hirnarchitektur beitragen.

1. Achten Sie auf den »*Serve*« (Aufschlag), und übernehmen Sie den Aufmerksamkeitsfokus des Kindes.
2. Reagieren Sie unterstützend und ermutigend auf den *Serve.*
3. Geben Sie dem, was geschieht, einen Namen.
4. Wechseln Sie einander ab, und warten Sie.
5. Üben Sie Abschlüsse und Anfänge.

Es gibt viele Gelegenheiten, *Serve-and-Return*-Interaktionen zu initiieren, zu erhalten und zu verstärken. Sieht ein Sozialarbeiter, daß eine Mutter und ihr Kind die Aufmerksamkeit auf das gleiche Ziel richten, kann er der Mutter unterstützendes Feedback geben: »Sehen Sie doch nur, es schaut dort hin, wo Sie hinschauen!« Reagiert das Kind auf den Serve der Mutter, kann der Sozialarbeiter sanft lächelnd sagen: »Sieh doch nur, wie du den Ball zu Mami zurückwirfst! Du spielst ja ein Spiel mit ihr!« Indem er seine Freude an der Rolle des Kindes in diesem Spiel und an der Responsivität der Mutter zum Ausdruck bringt, verstärkt er die Funktion der Dyade und bei beiden Beteiligten das Gefühl der Meisterung. Viele Mütter und ihre Kinder empfinden eine solche Verstärkung als angenehme Anerkennung ihres dyadischen Erfolgs. Bei anderen, denen es schwerfällt, ihre Aufmerksamkeit gemeinsam zu fokussieren und ein Spiel zu spielen, führt die Anerkennung ihrer entstehenden Fertigkeit zu einer wichtigen Veränderung in ihrem Leben. Ein aufmerksamer Helfer erkennt solche Augenblicke und nutzt sie, weil er weiß, daß keine positive Verbindung so gering ist, daß sie es nicht verdient, kommentiert und verstärkt zu werden.

Eine gemeinsame Ausrichtung der Aufmerksamkeit zu erkennen ist besonders wichtig, wenn man mit Eltern-Kind-Dyaden arbeitet, deren Entwicklung problematisch sein kann. Wird ein Säugling beispielsweise zu früh geboren und muß deshalb stationär behandelt werden, erleben seine Eltern die sensorischen und emotionalen Feedback-Signale nicht, die gesündere Kinder dazu veranlassen, deutlich erkennbar in Kontakt zu treten. Schaut ein Säugling seine Mutter zum ersten Mal an, kann das für sie ein wichtiger Augenblick sein. Die anerkennende Bemerkung einer Pflegerin verstärkt dann sowohl die Manifestation des Blickkontakts als auch dessen emotionale Bedeutung für die Mutter.

Welche wichtigen Erkenntnisse lassen sich aus diesem simplen Spiel ableiten? Der Säugling lernt dabei, daß er mit leichtem Streß fertig werden kann. Und er lernt, daß er eine Wirkung hervorrufen kann – daß er in der Lage ist, ein Ziel anzusteuern und zu erreichen. Er entwickelt ein inneres Modell von sich selbst, dem zufolge er validiert wird, wenn seine Mutter freudig auf seine Aktivität reagiert. Das Kind lernt auch, einem anderen Menschen zu vertrauen. Und die Mutter entwickelt das Gefühl, daß ihre Kompetenz als Mutter sich weiterentwickelt. Sie kennt die Bedürfnisse ihres Babys und erfüllt sie.

Ein Paradigmenwechsel hinsichtlich der Förderung einer gesunden Entwicklung

Vor den 1990er Jahren galt als Voraussetzung für eine gesunde menschliche Entwicklung ein Modell, in dem eine Beziehung zwischen einem Kind und einem Elternteil die entscheidende Rolle spielte. Seit Shonkoff und Phillips das Buch *From Neurons to Neighborhoods* (2000) veröffentlicht haben, erkennen Ärzte und Psychotherapeuten, die Kinder und Jugendliche betreuen, zunehmend weitere fördernde und schützende Faktoren sowie Risikofaktoren, die sich auf die Entwicklung einzelner Kinder und ganzer Populationen von Kindern auswirken. Dieses neue Paradigma versucht, der Bedeutung des Grundsatzes gerecht zu werden, dem zufolge »die Natur mit der Erziehung im Zeitverlauf tanzt« *(»nature dancing with nurture over time«)* (Shonkoff et al. 2012, S. e235), was schließlich zur Entstehung des so genannten *eco-bio-developmental*-Modells (EBD) führte. Dieses erkennt sowohl die biologischen und genetischen Prädispositionen als auch die ökologischen oder sozialen und physischen Umgebungen als Faktoren an, die auf die Gesundheit und Entwicklung von Kindern einwirken (Shonkoff et al. 2012).

Wir sind uns heute darüber im klaren, daß die biologische Beschaffenheit eines Kindes sowohl durch physiologische Belastungen und Anpassungen als auch durch Veränderungen des genetischen Codes über Generationen hinweg beeinflußt wird. Die Veränderungen betreffen nicht die DNS selbst, sondern die Genexpression. Diese wird durch Veränderungen der Proteine von Genen, die

Verhaltensweisen fördern oder hemmen, modifiziert. Solche Veränderungen des genetischen Codes werden epigenetische Veränderungen genannt. Mit epigenetischen Phänomenen werden wir uns in den Kapiteln 4 und 5 gründlicher beschäftigen.

Jedes Kind wird auch durch die soziale und physische Umgebung, in der es lebt, beeinflußt. Und es beeinflußt diese Umgebungen auch selbst mehr oder weniger stark. Das dynamische System, das die vielfältigen interaktiven Komponenten repräsentiert, spiegelt sich in Gesundheit und Entwicklung des Kindes. Von den unschätzbaren Beobachtungen von Bowlby, Robertson, Ainsworth und anderen ausgehend, können wir heute Daten von fMRI-Scans, molekularen Untersuchungen und anderen Meßverfahren kombinieren und so die Notwendigkeit erklären, Beziehungen aufrechtzuerhalten, um mit Streß fertig werden und das Gedeihen fördern zu können.

Seit 2012 haben die *Committees of the American Academy of Pediatrics* 16 Leitlinien für politische Entscheidungsprozesse und 21 klinische Berichte veröffentlicht, die die Bedeutung der Entwicklung von Resilienz für die typische Entwicklung, die Betreuung spezieller Populationen, die Begleitung schwieriger familiärer Situationen und das Einwirken von Streß aus der Umgebung und aus anderen toxischen Quellen betonen (www.aap.org, o. D.). Wenn die dyadische Beziehung eines Kindes und seiner primären Bezugsperson die Grundlage für Gesundheit und Wohlergehen in der Kindheit ist, so ist die Entwicklung von *Resilienz* das optimale Resultat.

Die Fähigkeit, mit normalen Störungen fertig zu werden, schafft die Grundlage für Resilienz

Neugier und das Bedürfnis, Neuartiges kennenzulernen, sind für kleine Kinder mit Streß verbunden. Um ihre Welt erweitern zu können, brauchen sie sowohl für die emotionalen als auch für die physischen Komponenten von Spiel zusätzliche Energie. Kleine Kinder sollten mit Streß in kleinen Portionen, mit denen sie fertig werden können, konfrontiert werden. Wird der Streß größer, kann die Unterstützung einer erwachsenen Bezugsperson seine Wirkung abmildern. Eine Kindheit völlig ohne Streß ist weder möglich noch wünschenswert. Parker und Kollegen (2006) schreiben: »Menschen, die auch nach belastenden Erlebnissen eine gesunde emotionale Funktionsfähigkeit aufrechterhalten, werden als resilient oder streßresistent bezeichnet« (S. 3000).

Es kommt ständig zu Störungen der Balance sowohl in der weiteren Umgebung als auch in der dyadischen Interaktion. In der frühen Kindheit können solche Störungen geringfügig sein, beispielsweise in Form eines kurzen Blicks in eine andere Richtung. Wächst und reift das Kind dann, entwickelt es unter dem wachsamen Blick einer Bezugsperson seine Fähigkeit, die Balance wiederherzustellen, weiter. Wenn seine motorische Aktivität und seine entsprechenden Fähigkeiten zunehmen, bringen die neu entwickelten Bewegungsfähigkeiten zusätzlichen Streß mit sich.

Ein ehemaliges Frühgeborenes kommt zu einer Routineuntersuchung in eine kinderneurologische Fachklinik. Als das Mädchen auf einer Bodenmatte untersucht werden soll, fällt es um. Der untersuchende Arzt versucht, das Kind aufzufangen, woraufhin seine Mutter erklärt: »Das ist kein Problem. Ich lasse sie manchmal ganz bewußt hinfallen, damit sie merkt, daß sie wieder aufstehen kann.« Der Arzt hatte Gefahrensignale wahrgenommen und sich deshalb darangemacht, das Kind zu »retten«. Die Mutter hingegen hatte mit Signalen für Sicherheit auf ihr Kind reagiert, indem sie ihm einerseits signalisiert hatte, daß sie in der Nähe war, und andererseits erkennen lassen hatte, daß sie auf die zunehmende Kompetenz ihrer Tochter im Umgang mit solchen Situationen vertraute. Fällt ein Säugling hin, rollt sich dann auf den Bauch und setzt sich aus dieser Position heraus wieder auf, entwickelt er die Erwartung, daß er eben dazu in der Lage ist. Aufgrund dieses minimalen Kompetenzerlebnisses (minimal für uns, groß für das Kind) hat das Mädchen die neuronale Erwartung entwickelt, daß es sich wieder aufrichten kann.

Die *Stellreflexe*, neurologische Prozesse, werden vom Gleichgewichtssystem des Körpers initiiert, wenn dieser sich nicht in der gewohnten aufrechten Position befindet. Bestandteile dieses Reflexes sind bei gesunden Säuglingen schon kurz nach der Geburt zu erkennen. Im Alter von 6–7 Wochen wendet das Kind den Hals dem Rumpf zu, wenn es zur Seite gekippt wird. Die Entwicklung des Reflexes hängt allerdings von der Präsenz einer unterstützenden primären Bezugsperson ab. Bei Säugetieren wird der Stellreflex durch die Trennung der Jungen von der Mutter beeinflußt. Bei neugeborenen Ratten, die täglich sechs Stunden von ihrer Mutter getrennt wurden, waren in den ersten beiden Wochen nach der Geburt Veränderungen hinsichtlich des Stellreflexes zu erkennen (Mesquita et al. 2007).

Die Kontaktunterbrechungen werden allmählich länger und kontinuierlicher. Vielleicht bekommen die Eltern erneut ein Kind, dem sie dann den größeren Teil ihrer Aufmerksamkeit widmen. Vielleicht verbringt das Kind Zeit mit anderen vertrauten Personen, etwa einem Großelternteil, während die Eltern arbeiten oder sich ihrer eigenen Beziehung widmen. Wird der Säugling zum Kleinkind und damit mobiler, läuft er vielleicht manchmal einem Ball hinterher und verliert die Eltern dadurch kurz aus den Augen. Hat das Kind zu Beginn seines Lebens im Beisein einer aufmerksamen und sensiblen primären Bezugsperson zahlreiche Geben-und-Nehmen-Interaktionen erlebt, kann es kurze Abwesenheiten seiner Eltern verkraften und dehnt im Rahmen seiner Bemühungen, Neues zu erleben und zu spielen, die Zeiten des Auf-sich-gestellt-Seins selbst aus.

Die Wissenschaft der Resilienz

Das *Center on the Developing Child*, das *Center for the Study of Social Policy*, die *American Academy of Pediatrics* und die *American Psychological Association* sehen alle gleichermaßen in der ständigen Präsenz einer aufmerksamen und unterstützenden Betreuungsperson das Fundament für eine gesunde Entwicklung. Die Bezugsperson dient dem Säugling und später dem kleinen Kind als Stütze, die dessen Reaktion auf Streß abpuffert. Um die Wirkung von Streß auf kleine Kinder zu beobachten, zu verstehen und zu untersuchen, hat das *Center on the Developing Child* (o. D.) eine Streßklassifizierung empfohlen, die drei charakteristische Reaktionen auf Streß unterscheidet:

1. **Positiver Streß:** »Streß als normaler und wichtiger Bestandteil einer gesunden Entwicklung, für den kurze Erhöhungen der Herzfrequenz und der Hormonspiegel charakteristisch sind.« Wird diese Art von Streß im Rahmen einer unterstützenden Beziehung erlebt, kann er entwicklungsfördernd wirken.
2. **Erträglicher Streß:** »Konfrontation mit nicht alltäglichen Erlebnissen, die mit stärkeren Widrigkeiten oder Gefahren verbunden sind.« Das Bestehen einer Streß abpuffernden Beziehung verringert die Wahrscheinlichkeit signifikanter langfristiger Folgen erheblich.
3. **Toxischer Streß:** »Starke, häufige oder längerfristige Aktivierung des körpereigenen Streßreaktionssystems bei fehlendem abpufferndem Schutz durch eine starke unterstützende Beziehung zu einem Erwachsenen.« (Center on the Developing Child, o. D.)

Was für das eine Kind positiver Streß ist, mit dem es fertig werden kann, ist für ein anderes möglicherweise erträglicher, aber negativer oder sogar toxischer

Streß. Entscheidend ist, was das Kind vorher erlebt hat und wie gut es unterstützt wurde und wird. Niemand wird resilient geboren. Wir alle sind im Uterus und in der ersten Zeit nach der Geburt anfällig. Wenn wir das Glück haben, »genügend gut« (Winnicott 1960/1974) von unterstützenden Bezugspersonen umsorgt zu werden, nur mäßigen Streß zu erleben und in einer sicheren Umgebung aufzuwachsen, sind wir in Streßsituationen wahrscheinlich resilient. Die Traumatherapeutin Deb Dana sagt: »Hinreichend gute ist besser als perfekte elterliche Zuwendung« (persönliche Mitteilung 2019).

Wenn Eltern von hinreichend guter elterlicher Zuwendung entweder in Hypervigilanz oder in abschätzige Reaktionen verfallen, bleibt Kindern wenig Raum, um zu lernen, mit alltäglichen Problemen, beispielsweise mit Bagatellverletzungen wie dem Aufschürfen eines Knies, dem Stolpern auf der Treppe oder mit Beschimpfungen fertig zu werden. Sicher zu sein, daß ein Pflaster und eine Umarmung ein Kind in die Lage versetzen, sich wieder sorglos in der Welt zu bewegen, schafft die Grundlage für die Bewältigung der vielfältigen Probleme, die das Leben für uns bereithält.

Angesichts des normalen Alltagsstresses, mit dem kleine Kinder konfrontiert werden, könnte man nach Panter-Brick (2013, S. 333) Resilienz definieren als »einen Prozeß, der Ressourcen nutzt, um das Wohlbefinden aufrecht zu erhalten.« Masten (2018) präsentiert einen transdiziplinären Rahmen für die »Entwicklung der Gesundheit im Laufe des Lebens« *(life course health development)*, die in der »entwicklungsorientierten Theorie mentaler Systeme« (S. 2) wurzelt. Diese sieht jedes Kind als Individuum in einem Rahmen, der resultiert aus »Myriaden von über Systemebenen hinwegreichenden Interaktionen, die auf vielfältigen Funktionsebenen von den molekularen Systemen bis hin zu den Makroebenen von Kultur, Gesellschaft und Ökologie« (2018, S. 2) reichen. Darüber hinaus gibt es in diesen miteinander verbundenen adaptiven Systemen Redundanzen, insofern die Beziehungen zu anderen in den Familien kleiner Kinder und in Gemeinschaften zur Geltung gelangen können, wenn die Beziehungen zu primären Bezugspersonen problematisch sind.

Zentrale resilienzfördernde Faktoren, die für kleine Kinder essentiell sind, so wie von Masten (2018, S. 6) dokumentiert, sind: (1) eine fürsorgliche Familie und ein sensibler Umgang mit dem Kind; (2) enge Beziehungen, emotionale Sicherheit, Zugehörigkeitsgefühl; (3) adäquate Erfüllung elterlicher Aufgaben; (4) Fähigkeit und Motivation zur Anpassung; (5) Problemlösungs- sowie Planungs- und Ausführungsfertigkeiten; (6) Fähigkeit zur Selbstregulation und zu emotionaler Regulation; (7) Selbstwirksamkeit, positive Selbstsicht oder Sicht der eigenen Identität; (8) Hoffnung, Zuversicht, Optimismus; (9) Routineaktivitäten und Rituale; (10) aktive Teilnahme an der Arbeit in einer geeigneten Schule; und (11) Verbindung zu funktionalen Gemeinschaften.

Beispiele für Streßimpfungstraining zur Bewältigung von Streßsituationen sowohl aus Untersuchungen an Tieren als auch aus Studien über die frühe Kindheit stützen den Wert einer abgestuften Konfrontation mit gewöhnlichem Streß in Anwesenheit sensibler Bezugspersonen mit dem Ziel, Anpassungsfähigkeit und Resilienz zu stärken. Bei Affen, die über einen kurzen Zeitraum (eine Stunde wöchentlich) von ihren Müttern getrennt wurden, wurden anders als bei Artgenossen, die keine solche Streßimpfung erlebt hatten, im Alter von neun Monaten verstärkte emotionale und psychosoziale Anzeichen für Resilienz beobachtet. Mit zweieinhalb Jahren waren die Affen, die eine Streßimpfung erhalten hatten, neugieriger und erkundungsfreudiger (Lyons & Parker 2007; Parker & Maestripieri 2011).

Reaktionen von Kindern und ihren Eltern auf Schutzimpfungen in der Kindheit, ein medizinisch notwendiger und allgegenwärtiger Stressor, lassen Aussagen über adaptive Reaktionen und kognitive Fortschritte zu. Die Coping-Reaktionen von Kindern und ihren Bezugspersonen wurden im Anschluß an eine Impfung im Alter von zwölf Monaten und eine in der Vorschulzeit untersucht. Eine Teilgruppe der untersuchten Kinder erlebte im Vorschulalter außerdem eine psychologische Beurteilung. Die Reaktionen der Säuglinge auf die Impfungen im Alter von zwölf Monaten ließen Voraussagen über ihre Reaktionen in der Vorschulzeit zu. Die Forscher gelangten zu dem Schluß, daß »das Verhalten der primären Bezugspersonen während der Impfungen nicht nur für die Fähigkeit des Kindes, mit Schmerzen fertig zu werden, sowie für die kurz- und langfristigen Folgen der Impfungen wichtig sind, sondern zu den umfassenderen kognitiven Fähigkeiten des jeweiligen Kindes in Beziehung stehen« (Campbell, Pillai Riddell, Gribbie, Garfield & Greenfield 2018).

Die einzige Konstante während unserer gesamten Entwicklungszeit war die Anwesenheit anderer Menschen. Wir wachsen, entwickeln uns und gedeihen in Gegenwart anderer. Wir sind dazu geschaffen, die Signale zu lesen, die andere Menschen aussenden, so daß wir die Gefahren und Schönheiten der Welt mit den Augen anderer zu sehen vermögen. Sichere Bindung, Eingestimmtheit und ein gemeinsames Narrativ vermitteln dem Kind, daß es in Sicherheit ist, gesehen wird und Teil der Erzählung ist. Auf der Grundlage dieser Botschaften kann es lernen, Initiative zu entwickeln, Dinge zu schaffen, um Hilfe zu bitten und zu kooperieren.

Immer mehr kleinen Kindern vermögen jedoch die frühen Beziehungen und die Umgebungen, in denen sie leben, nicht zu helfen, den Streß, den sie empfinden, zu bewältigen. Solche Diskrepanzen gibt es in sämtlichen sozioökonomischen, ethnischen und edukativen Bereichen der Betreuung Heranwachsender durch Erwachsene. Heutzutage nimmt die Streßbelastung sowohl bei Kindern als auch bei ihren Betreuern zu und gefährdet die Beziehung zwischen beiden. In den Kapiteln 4 und 5 untersuchen wir die kurz- und langfristige Wirkung von signifikantem Streß und früh erlebten Widrigkeiten auf Gesundheit und Wohl der Kind-Betreuer-Dyade.

TEIL II

Störungen sozialer Verbundenheit und deren Heilung

KAPITEL 4

Schwerwiegende Störungen in der Kindheit

Die Bedeutung traumatischer Trennungen für das kindliche Erleben

Ein Trauma ist eine chronische Unterbrechung der Verbundenheit.

— Stephen Porges 2014

Im Säuglingsalter und in der frühen Kindheit sind Eltern und ihr Nachwuchs im Idealfall in engem körperlichem und emotionalem Kontakt. Die soziale Ökologie der Umgebung umfaßt ein Netzwerk familiärer und kommunaler Unterstützung, das es der Eltern-Kind-Dyade ermöglicht, eine sichere Bindung zu entwickeln, die nur mit geringem Streß und kurzen Unterbrechungen der Verbundenheit fertig werden muß. Die physischen Ressourcen reichen aus – es bestehen nur unerhebliche oder keinerlei Sorgen hinsichtlich Unterbringung, Ernährung und Versorgung mit sauberem Wasser. Die Eltern-Kind-Dyade verfügt über die notwendigen finanziellen Mittel, um Unterbrechungen der Unterstützung oder Beeinträchtigungen der Erfüllung emotionaler oder körperlicher Bedürfnisse bewältigen zu können. Eltern und Kinder finden ausreichend Schlaf und verfügen über die inneren Ressourcen und eine äußere Umgebung, die sie unterstützen, wenn der Streß zu stark wird. Wenn die Kinder älter werden, nehmen die Störungen der Nähe zu den Eltern zu.

Im Jahre 2016 lebte über die Hälfte der Kinder unter sechs Jahren in einem Haushalt, in dem beide Eltern arbeiteten (Bureau of Labor Statistics). In solchen Fällen übernehmen andere Familienmitglieder oder andere Personen elterliche Aufgaben, und die Kinder werden entweder zu Hause oder in Kitas betreut. Die Eltern setzen dann darauf, daß andere Betreuer den Kindern Sicherheit und Forschungsdrang sowie Mitgefühl und Fürsorge vermitteln und ihnen mit Neugier begegnen. Wir bemühen uns sehr, unseren Kindern eine sichere Basis zu verschaffen, wenn sie die Welt zu erforschen beginnen. Und natürlich möchten wir, daß sich auch ihre anderen Betreuer und Erzieher so verhalten.

Bedauerlicherweise leidet weltweit ein beträchtlicher Anteil der Kinder im Säuglings- und Kleinkindalter unter moderatem bis schwerem bzw. erträglichem bis schädlichem Streß. Diesen Kindern droht, daß sie eine Neurozeption von Gefahr oder Lebensgefahr erleben. Einige reagieren mit sympathischer Aktivierung, Angst, Wut oder Impulsivität auf Streß. Andere, die ohne jede abpuffernde Unterstützung mit toxischem Streß fertig werden müssen, reagieren apathisch, depressiv oder dissoziieren sogar.

Die Möglichkeit, medizinische Betreuung in Anspruch zu nehmen, erklärt den Gesundheitszustand nicht vollständig

Trotz eines gewaltigen Budgets für die Gesundheitspflege belegen die USA verglichen mit anderen Industrieländern bezogen auf wichtige Indikatoren keine Spitzenpositionen, so etwa hinsichtlich Lebenserwartung und Kindersterblichkeit (United Health Foundation 2017). Die medizinische Forschung identifiziert immer mehr Faktoren, die abgesehen von der Teilhabe an einer ausreichenden medizinischen Versorgung den Gesundheitszustand von Menschen beeinflussen können. Beispielsweise ist auch innerhalb bestimmter ethnischer Gruppen der Gesundheitszustand von Menschen mit hochwertigerer Ausbildung in der Regel besser als der von jenen, die nur eine High-school oder nicht einmal diese besucht haben (Braveman & Gottleib 2018). Die Weltgesundheitsorganisation (WHO) bezeichnet soziale Determinanten der Gesundheit als »die Umstände, in die Menschen hineingeboren werden und unter denen sie aufwachsen, leben, arbeiten und altern« und die »fundamentalen Antriebe dieser Bedingungen« (WHO 2008). Catalyst, das New England Journal of Medicine (2017), zählt ausführlich soziale Determinanten auf: Einkommenshöhe, Ausbildungschancen, Beruf, berufliche Position und Jobsicherheit, Gleichstellung, ethnische Diskriminierung, Gefahr von Mangelernährung, mangelnde Verfügbarkeit qualitativ hochwertiger Nahrung, ungeeignete Wohnsituation und unzureichender Zugang zu Medien und Internet, Kindheitserlebnisse, soziale Unterstützung und kommunale Inklusion, Kriminalitätsrate im Lebensumfeld und Konfrontation mit Gewalttätigkeit, Zugang zu Transportmitteln, Situation in der Nachbarschaft und in der unmittelbaren physischen Umgebung, Zugang zu sauberem Trinkwasser, saubere Luft und eine von Schadstoffen freie Umwelt sowie Erholungs- und Freizeitgestaltungsmöglichkeiten.

Braveman und Gottleib (2018) beschäftigen sich mit dem Einfluß der sozialen Determinanten auf die Gesundheit. Beispielsweise erörtern die Autoren die Wirkung von Bildungsabschlüssen. Nach ihrer Auffassung gibt es Zusammenhänge zwischen Bildungsabschlüssen und dem Wissen um Gesundheit, Lese- und Schreibfähigkeit sowie Bewältigungs- und Problemlösungsfähigkeiten; der Arbeitsplatz konfrontiert mit unterschiedlichen Arbeits- und Umgebungsbedingungen und unterschiedlichen Einkommen; und all dies wirkt sich auf die soziale Stellung, die sozialen Netze und die Überzeugungen aus (2018, S. 26). Braveman und Gottleib beschreiben auch protektive Faktoren wie soziale Unterstützung, Selbstachtung und Selbstwirksamkeit, die auf die sozialen Determinanten lindernd wirken.

Untersuchungen über die Wirkung sozialer Determinanten sind schwierig, weil es dabei um die Grundbedingungen geht, unter denen Säuglinge, Kinder, Jugendliche und Erwachsene leben – eine Randomisierung ist nicht möglich, weil diese Faktoren auf jede einzelne Person oder Familie unterschiedlich wirken. Soziale Determinanten können – wie wir später in diesem Kapitel sehen werden – exponentiell zu *Gefahrenkarawanen (caravans of risk passage ways)* anwachsen, wenn verschiedene ungünstige Faktoren zusammentreffen. Sind Menschen mit Problemen oder Hürden konfrontiert, die eine einzige soziale Determinante betreffen, so kann schon das für sie schwierig sein. Müssen sie mit Komplikationen und Schwierigkeiten bezüglich mehrerer sozialer Determinanten fertig werden, kann toxischer Streß entstehen. Man stelle sich beispielsweise die Zwangslage eines Kindes vor, das kaum Aussicht auf eine gute akademische Ausbildung hat und dessen Familie in einem städtischen Milieu lebt, in der das Trinkwasser kontaminiert und Gewalttätigkeit an der Tagesordnung ist, Nahrung und Energie nur unzuverlässig verfügbar sind und es an sozialer Unterstützung mangelt. Erreicht die Anzahl der Probleme ein kritisches Niveau, geht das zulasten der Funktionsfähigkeit der Familie, so kompetent oder resilient ihre Mitglieder unter günstigeren Voraussetzungen auch sein könnten.

In der Kindheit erlebter toxischer Streß wirkt traumatisch

Ursprünglich wurden körperliche Verletzungen und Wunden als Trauma bezeichnet. Später führte ein umfassenderes Verständnis der Implikationen und Wirkungen negativer Kindheitserlebnisse zu einer erweiterten Definition des Begriffs. Das *National Child Traumatic Stress Network* (2021) beschreibt ein traumatisches Ereignis als »beängstigendes, gefährliches oder gewalttätiges Geschehen, das eine Gefahr für das Leben oder die körperliche Unversehrtheit eines Kindes darstellt. Auch das Miterleben eines für das Leben oder die körperliche Unversehrtheit eines geliebten Menschen bedrohlichen traumatischen Ereignisses kann traumatisierend wirken. Dies ist für kleine Kinder besonders wichtig, weil ihr Gefühl, in Sicherheit zu sein, von ihrer Wahrnehmung von Sicherheit bei ihren Bindungsfiguren abhängig ist.«

Die Traumata heutiger Kinder und Jugendlicher sind laut Porges (2014) häufig »chronische Störungen der Verbundenheit«. Traumaexpositionen dieser Art beeinträchtigen unsere Überlebensstrategie sozialer Verbundenheit mit erwachsenen Bezugspersonen. Es handelt sich um Störungen, die nicht heilen werden, die sympathisch aktivieren oder das Kind von seinen Betreuern isolieren, deren Aufgabe es ist, die Kinder vor Gefahr zu schützen und ihre Sicherheit, Geborgenheit und Verbundenheit zu gewährleisten.

Traumatische Verluste sind die häufigsten Traumaexpositionen, die Kinder erleben

Die Datenbank des *National Child Traumatic Stress Network* (NCTSN) legt die Epidemiologie der Kindheitstraumata dar und führt evidenzbasierte Ansätze der Arbeit mit traumatisierten Kindern auf. Die Datenbank des NCTSN, die mehr als 10 000 Kinder in einer Traumatherapie umfaßt (Pynoos et al. 2014), gibt Auskunft über die Art(en) der Traumaexposition und die durchschnittliche Dauer von Traumata. Die vier häufigsten Arten von Kindheitstraumata sind (1) traumatischer Verlust, Trauer oder Trennung, (2) häusliche Gewalt, (3) Defizite wichtiger Bezugspersonen und (4) emotionale Mißhandlung. Die durchschnittliche Dauer der genannten Traumaexpositionen beträgt vier bis sechs Jahre. Die in der NCTSN-Datenbank erfaßten Kinder hatten durchschnittlich vier Arten von Traumata erlebt. Mit jedem zusätzlichen traumatischen Erlebnis eines anderen Typs nimmt die Wahrscheinlichkeit gefährlichen Risikoverhaltens in der Adoleszenz (z. B. in Form von Substanzmißbrauch oder kriminellen Handlungen) oder der Verinnerlichung bestimmter Verhaltensweisen (z. B. in Form von Bindungsproblemen, Selbstschädigungstendenzen und Suizidalität) zu.

Pynoos et al. (2014) berichten über das Auftauchen neuer Formen von Traumatisierungen im Laufe des Reifungsprozesses. Die kleinsten Kinder (von der Geburt bis zum Alter von fünf Jahren) werden am häufigsten mit Defiziten wichtiger Bezugspersonen, häuslicher Gewalt und emotionalen Mißhandlungen konfrontiert. Bei Kindern im Schulalter (6–12 Jahre) kommt es hauptsächlich durch Kriege, Terrorismus oder politische Gewalt, Gewalt in der Schule, Naturkatastrophen und sexuellen Mißbrauch zu Traumatisierungen. Und bei Jugendlichen (13–18 Jahre) entstehen Traumata meist durch körperliche Angriffe und extreme interpersonale Gewalt.

Psychische Mißhandlungen (emotionaler Mißbrauch und emotionale Vernachlässigung) werden von Spinazzola und Kollegen (2014) *unseen wounds* (»unsichtbare Wunden«) genannt und kommen recht häufig vor. Von psychischen Mißhandlungen spricht man, wenn eine Reihe von Situationen im Rahmen ihrer Betreuung oder eine schwerwiegende einzelne Episode dem Kind das Gefühl vermittelt hat, nicht geliebt zu werden, wertlos zu sein oder nur dann von Wert zu sein, wenn es für eine andere Person etwas tun kann (oft für die Bezugsperson, die eigentlich selbst für das Kind da sein soll). Chamberland, Fallon, Black & Trocme (2011) berichten, daß 36 Prozent aller schlecht behandelten Kinder emotionalen Mißbrauch und 52 Prozent emotionale Vernachlässigung erlebt haben.

Kinder, die derartige schlechte Erfahrungen gemacht haben, haben ein Modell ihrer selbst verinnerlicht, nach dem sie die Liebe und Fürsorge anderer Menschen nicht verdienen. Stellen Sie sich vor, daß Kinder immer wieder hören, sie seien dumm, faul oder zu nichts gut oder sie hätten die mißliche Situation, in der sie leben, selbst verschuldet. Solche Kinder wissen nicht, wie es ist, wenn man sich auf der obersten Sprosse der autonomen Leiter in einer Atmosphäre von Sicherheit und Geborgenheit befindet. Ihre Neurozeption signalisiert die meiste Zeit über Gefahr oder Lebensgefahr. Sie sind hypervigilant und ständig auf der Hut davor, etwas noch Schlimmeres, als das, was sie bisher schon kennen, zu erleben. Sie werden sehr leicht getriggert. Schon wenn sie die Stimme einer Bezugsperson in der Ferne hören, kann sie das in einen Zustand höchster Wachsamkeit versetzen. Schon früh im Leben reagieren sie mit sympathischer Aktivierung. Ihre Amygdala signalisiert dem zentralen und peripheren Nervensystem, daß sie aktiv werden sollen. Der im Nebennierenmark produzierte Neurotransmitter Adrenalin gelangt in das Blut, Herzfrequenz und Blutdruck steigen. Wenn die Betroffenen in der Lage sind, laufen sie davon und verstecken sich. In der Folgezeit produziert ihr Hypothalamus CRF, die Hirnanhangdrüse ACTH und die Nebennierenrinde Kortisol (siehe Abb. 1.2).

Ein Kind mit sicherer Bindung erlebt Behagen und fürsorgliche Zuwendung, wodurch die soeben beschriebene Feedbackschleife unterbrochen wird.

Hingegen ist bei einem Kind, das aufgrund einer längeren Unterbrechung der sozialen Verbundenheit unter einem Trauma leidet, noch lange nach dem traumatischen Erlebnis der Epinephrin- und Kortisolspiegel erhöht, was zu chronischer Gereiztheit oder Angst und weiteren traumatischen Erlebnissen führen kann, wenn ein unaufmerksamer, selbst nicht gut regulierter Betreuer mit seiner eigenen sympathischen Aktivierung nicht fertig wird und deshalb mit dem gereizten, verängstigten oder zerstreuten Kind nicht adäquat umgehen kann. Ein hochgradig erregter Betreuer schlägt manchmal das Kind oder nimmt zu psychoaktiven Substanzen Zuflucht, was die mangelnde Verbundenheit mit dem Kind noch verstärkt.

Bei wiederholten psychischen Mißhandlungen kann die sympathische Aktivierung sich erschöpfen, und das Kind kann auf der untersten Sprosse der autonomen Leiter im Zustand dorsal-vagaler Verzweiflung landen. Es wirkt dann oft ohne Leben, teilnahmslos oder realitätsfern. Es hat seine Reserven aufgebraucht, und seine Kortisolvorräte sind erschöpft. Herzfrequenz und Blutdruck sind niedrig. Es kann sich nicht mobilisieren und nicht kämpfen, sondern nur darauf hoffen, unsichtbar zu sein.

Das *National Child Traumatic Stress Network* (2004) stellt fest: »Die Wahrnehmung des Kindes, nicht die Ursache des Todes einer wichtigen Person, spielt die entscheidende Rolle bei der Entwicklung von Symptomen. Nicht jedes Kind reagiert nach einem besonders dramatischen oder bedrohlich wirkenden Todesfall mit traumatischer Trauer. Andererseits erleben manche Kinder einen Todesfall, den die meisten von uns als zu erwartendes und normales Ereignis empfinden würden, als traumatisch« (S. 4).

Kinder sind unterschiedlich stark dem Einfluß von Gefahrenkarawanen ausgesetzt

Die soziale und physische Ökologie der weiteren Umgebung setzt traumatisierte Kinder sogenannten Gefahren- oder Risikokarawanen *(caravans of risk)* aus, wie sie vom *National Childhood Traumatic Stress Network* (Steinberg et al. 2014, S. S52) beschrieben werden. Der Begriff der Gefahrenkarawane basiert auf der Theorie der Ressourcenerhaltung (*conservation of resources theory* – COR), die persönliche, soziale und materielle Ressourcen beschreibt, welche sich parallel entwickeln, Kinder durch ihre Entwicklungszeit begleiten und Entwicklungsverläufe optimieren (Hobfoll, Stevens & Zalta et al. 2015). Layne (2014) hat den

Begriff *risk factor caravan passageway* vorgeschlagen, um die »oft benachteiligten, ressourcenarmen und gefahrenbelasteten sozioökonomischen Bedingungen zu beschreiben, die das gleichzeitige Auftauchen verschiedener Risikofaktoren begünstigen, welche sich im Laufe der Entwicklung akkumulieren und konstellieren« (S. S3). Diese Risikofaktoren, die wie in einer Karawane zusammen »reisen«, addieren sich oft, und ihre Wirkung kann im Laufe der Zeit sogar exponentiell ansteigen.

Man betrachte aus dieser Perspektive beispielsweise die Gefahrenkarawane, die für Julia entstand, ein weißes Kind, dessen Mutter wegen Substanzmißbrauchs zu einer Gefängnisstrafe verurteilt worden war. Nach der Entbindung sah sie Julia nicht mehr. Das Kind blieb 14 Tage im Krankenhaus und wurde dort auf das Neonatale Abstinenzsyndrom (NAS) hin behandelt und gleich anschließend in medizinisch betreute Pflege gegeben. In den vier Monaten, die Julia dort zubrachte, ließ ihre Reizbarkeit aufgrund der liebevollen und mitfühlenden Betreuung durch ihre Pflegeeltern allmählich nach. Unterdessen nahm das Jugendamt Kontakt zu einer Tante mütterlicherseits auf, die in einer anderen Stadt lebte. Die Tante zog eigene Kinder auf und war sofort bereit, auch für Julia zu sorgen. Daraufhin wurde Julia ohne jede Übergangszeit bei der Tante untergebracht. In der neuen Familie litt sie erneut unter Reizbarkeit und Schlafstörungen. Doch unter der Obhut ihrer Tante, einer sehr einfühlsamen Betreuerin, fühlte sich Julia allmählich wieder sicher und geborgen, und Gereiztheit und Weinanfälle ließen nach. In den nächsten vier Jahren wuchs Julia bei der Tante und anderen Mitgliedern ihrer erweiterten Familie auf. Das Jugendamt hatte vor, der Mutter das Sorgerecht für Julia endgültig zu entziehen, damit ihre Tante sie adoptieren könnte. Doch kurz vor dem Gerichtstermin kam die Tante bei einem Unfall auf einem Parkplatz um, nachdem sie Julia auf ihren Kindersitz gesetzt und die Tür geschlossen hatte. Die Polizei verständigte daraufhin das Jugendamt, und Julia kam in eine Notfallpflege. Sie hatte mittlerweile eine gute Bindung zu ihrer Tante entwickelt und sie als Mutterfigur akzeptiert, mußte aber nun erneut mit Pflegeeltern zurechtkommen, während das Amt nach einer Familie suchte, die für eine spätere Adoption in Frage kam. Auf diese Weise hatte Julia im Alter von vier Jahren mehrere traumatische Trennungen erlebt.

Die allostatische Last führt zu einer Abnutzung der Gehirn- und Körpersysteme

Die allostatische Last beschreibt das wiederholte kräftezehrende Einwirken zahlreicher, sich summierender toxischer Streßexpositionen ohne ausreichende Erholung. McEwen (2005) definiert die Allostase als »adaptive Prozesse, die durch die Produktion von Mediatoren wie Adrenalin, Kortisol und anderen chemischen Botenstoffen die Homöostase aufrechterhalten« (S. 315) sowie als »das übergeordnete System, mit dessen Hilfe Stabilität durch Veränderung erreicht wird« (S. 316). Szabo (2012) hat Hans Selyes allgemeines Anpassungssyndrom (AAS) in Form von drei Stufen von Streß beschrieben, welche die Reaktion des SNS veranschaulichen: (1) Alarmreaktion, verbunden mit der Ausschüttung von Adrenalin und Glukokortikoiden, was zur Wiederherstellung der Homöostase führt; (2) Verteidigung und Anpassung oder das klassische Kampf-oder-Flucht-Paradigma; und (3) Erschöpfung nach anhaltendem Streß ohne adaptive Reaktion. Kenner der Polyvagal-Theorie werden hier leicht die Zustände der sympathischen Aktivierung und des dorsal-vagalen Kollaps wiedererkennen. Doch fehlt der wichtigste Beitrag: die ventral-vagalen Zustände, der für Säugetiere charakteristische Versuch, soziale Verbundenheit zu nutzen, um sicher und geborgen zu bleiben, statt in gefährliche oder gar lebensbedrohliche Zustände abzugleiten.

Die Geschichte von Julias allostatischer Belastung

Julias Leben begann im Zustand sympathischer Aktivierung, weil die Nachwirkungen des Entzuges, den sie infolge des Opiatmißbrauchs ihrer Mutter erlebte, bei ihr rasche Erregbarkeit und Schlafstörungen verursachte. Als ihre Reizbarkeit nachließ, fühlte sie sich bei ihren medizinisch unterstützten Pflegeeltern in einem ventral-vagalen Zustand sicher und geborgen, wobei ihr System für soziale Verbundenheit von Nutzen war. Unglücklicherweise wurde Julia von diesen Pflegeeltern sehr abrupt wieder getrennt, als sie anfing, sich bei ihnen heimisch zu fühlen. Das fragile Gefühl von Sicherheit und Geborgenheit, das gerade erst entstanden war, wurde wieder zerstört, als sie zu ihrer Tante in Pflege kam. Erneut witterte Julias noch unreifes Nervensystem Gefahr, und ihre sympathische Aktivierung kehrte zurück. Glücklicherweise war ihre Tante, selbst eine erfahrene Mutter, darauf vorbereitet, zu ihr eine Bindungsbeziehung aufzubauen, die dann im Laufe der Zeit auch in der Dyade entstand. Nachdem Julia eine Bindung zu ihrer Tante/Mutter entwickelt hatte, wendete sie sich an die Bezugsperson, wenn sie Streß erlebte, und nahm allmählich in immer stärkerem Maße an einem kindlichen Mikrokosmos von Verabredungen zum Spielen mit Freunden und Ausflügen teil. Als sich Julias Welt immer stärker für neuartige Erlebnisse öffnete, die für das Mädchen jeweils mit kleinen Herausforderungen oder Streß verbunden waren – wobei sie von ihrer Tante allerdings gut unterstützt wurde –, kam diese für Julia so wichtige Bezugsperson um. Wie wird Julias Zukunft aussehen? Ihre frühe vorgeburtliche intrauterine Drogenexposition, die Trennungen, die sie erlebt hatte, und die Verlusterlebnisse waren die Grundlage für das, was weiter oben unter dem Begriff *Gefahrenkarawane* erläutert wurde. Wird sie statt dessen in einem neuen Zuhause eine *Ressourcenkarawane* erleben, betreut von sensiblen und gut auf sie eingestimmten Pflegeeltern, die ihre traumatischen Verluste berücksichtigen und sie in ihrer Trauer unterstützen? Oder bleibt Julias *Gefahrenkarawane* weiter bestehen, während sie von Pflegefamilie zu Pflegefamilie wandert?

McEwen (2010) hat den Begriff der *allostatischen Last* geprägt, um die Abnutzung und den »Verschleiß von Körper und Gehirn durch chronische Überaktivität oder Inaktivität physiologischer Systeme« zu beschreiben, »die normalerweise bemüht sind, eine Anpassung an Veränderungen in der Umgebung zu ermöglichen« (S. 194). Für Julias erste Zeit nach der Geburt war eine starke sympathische Aktivierung kennzeichnend. Im Laufe der Zeit war sie aber durch die liebevolle und aufmerksame Betreuung zunächst im Rahmen der medizinisch unterstützten Pflegeunterbringung und später durch ihre Tante mütterlicherseits unterstützt worden. Julias frühe allostatische Last war durch ihre soziale Verbundenheit mit ihrer Tante/Mami und ihre Bindung zu ihr abgepuffert worden. Durch den Tod der Tante wurde Julia mit dem schwersten traumatischen Verlust und mit einer einschneidenden Trennung konfrontiert. Sofern es dem Jugendamt gelingt, eine neue Pflegefamilie zu finden, die Julia während ihres Genesungsprozesses unterstützen kann, könnte sich ihre beträchtliche allostatische Last im Laufe der Zeit verringern. Gelingt dies nicht, bleibt sie möglicherweise dauerhaft sympathisch aktiviert und entwickelt problematische Verhaltensweisen oder versinkt in Inaktivität, verbunden mit Depression und Rückzug. Es ist zu hoffen, daß sie viele Gelegenheiten erhält, ihren problematischen Zustand zu verändern. Je früher sie Sicherheit und soziale Verbundenheit erlebt, um so weniger wird ihr gesamtes System strapaziert.

Im *Bucharest Early Intervention Project* beleuchten Zeanah et al. (2009) die Wirkung früher Trennungen auf Säuglinge, Krabbelkinder und Kleinkinder. Ein gewaltiges Bevölkerungswachstum in den 1960er und 1970er Jahren führte in Rumänien dazu, daß Eltern 170 000 Kinder im Stich ließen. Diese wurden in großen Waisenhäusern untergebracht. Die Lebensbedingungen in diesen Heimen, der beklagenswerte Gesundheitszustand der Kinder und ihre generell schlechte Verfassung wurden später bekannt. Zeanah et al. entwickelten die Hypothese, daß in qualitativ hochwertigen Pflegeheimen untergebrachte Kinder besser gedeihen würden als Kinder, die in den Waisenhäusern blieben. Um dies zu überprüfen, wurden die Kinder aus den Heimen nach dem Zufallsprinzip entweder für eine Unterbringung in qualitativ hochwertigen Pflegeeinrichtungen ausgewählt oder blieben in den ursprünglichen Waisenhäusern. Es stellte sich heraus, daß Kinder, die vor Erreichen des Alters von zwei Jahren in einer guten Pflegeeinrichtung untergebracht wurden, mit hoher Wahrscheinlichkeit später nicht unter psychischen Störungen litten, sicher gebunden waren und mit höherer Wahrscheinlichkeit keine desorganisierte Bindung entwickelten als die in den großen Waisenhäusern untergebrachten Kinder (Smyke, Zeanah, Fox, Nelson & Guthrie 2010; Zeanah et al. 2009). Zu den längerfristigen Auswirkungen zählen dosisabhängige Telomerverkürzungen, was eine Erklärung für das verfrühte Altern von Heimkindern in der mittleren Kindheit spiegelt (Drury et al. 2012).

Eine Gemeinsamkeit von Traumaexpositionen in der Kindheit ist sowohl bei sichtbaren als auch bei unsichtbaren Verletzungen der Verlust der physischen und emotionalen Nähe zu den Eltern. Solche Traumaexpositionen sind häufiger als körperliche und emotionale Mißhandlungen, deren ungünstige langfristige Folgen wohlbekannt sind. Ganz gleich, ob der Grund für traumatische Verluste – und die dadurch verursachte Trauer – erzwungene Trennungen, schulische oder kommunale Gewalt, Substanzmißbrauch, Krieg oder Genozid sind, in jedem Fall wird durch solche Erlebnisse die soziale Verbundenheit wiederholt unterbrochen, und oft ständig. Selbst wenn die Eltern physisch präsent bleiben, können sie aufgrund von konkurrierenden Prioritäten (beispielsweise aufgrund der Notwendigkeit, für eine sichere Unterkunft, angemessene Ernährung, Tagespflege usw. zu sorgen) emotional unerreichbar sein. Selbst wenn ein Elternteil physisch und emotional präsent ist, besteht im Hintergrund oft die Furcht vor unvorhersehbarer Gewalttätigkeit, die selbst die besten Beziehungen gefährdet.

Traumatische Verluste oder Trauer: Erzwungene Familientrennungen bei Migranten und der Umgang mit unbegleiteten Minderjährigen

Obwohl Einwanderer in den USA seit Jahrhunderten wichtige Beiträge zum Gemeinwohl leisten, wird ihre rechtliche Lage und die ihrer Kinder sowie die Aussicht auf eine Verbesserung ihrer Situation immer schlechter. Khullar und Chokshi (2019) haben zusammengefaßt, welche konkreten Entscheidungen die Einwanderungsmöglichkeiten eingeschränkt und die Gefahr einer Abschiebung vergrößert haben.

Im Jahre 2013 lebte eines von vier Kindern (ca. 18 Millionen) in den USA in einem Einwandererhaushalt mit mindestens einem nicht eingebürgerten Elternteil (Council on Community Pediatrics 2013). Im Jahre 2018, nach Beginn der von Trump verfolgten Null-Toleranz-Politik, wurden etwa 2400 Kinder im Alter unter zwölf Jahren in föderalen Gewahrsam genommen und in sogenannten »tender age«-Einrichtungen kaserniert. Elizabeth Frankel, Associate Director des Young Center for Children's Rights wird in der *New York Times* (Dickerson 2018) wie folgt zitiert: »Die Kinder glauben, ihre Eltern hätten sie im Stich gelassen oder ihnen sei etwas Schlimmes passiert. Sie befinden sich in einer traumatischen Situation, und sie weinen ständig. Wir haben Kinder gesehen, die Panikattacken hatten, nicht schlafen konnten und zu Bettnässern wurden. Sie regredieren in ihrer Entwicklung, und manche können plötzlich nicht mehr sprechen, obwohl sie dies schon lange gelernt haben.«

Abgesehen von diesen Zwangstrennungen von Kindern und Eltern werden unbegleitete minderjährige Flüchtlinge, die größtenteils vor der Gewalttätigkeit in ihren Herkunftsländern geflohen sind, inhaftiert. Zwischen Oktober 2017 und September 2018 wurden mehr als 50000 unbegleitete Minderjährige an den US-amerikanischen Grenzen abgefangen und interniert (U.S. Customs and Border Protection 2018). Im Jahre 2018 wurden diese unbegleiteten Kinder durchschnittlich über zwei Monate festgehalten, bevor sie an lokale Betreuer überstellt wurden (Office of Refugee Resettlement, U.S. Department of Health and Human Services 2018).

Die erzwungene Trennung von Kindern und Eltern ist ein schwerer Verstoß gegen die Menschenrechte. Solch eine Trennung steht im Widerspruch zur biologischen Notwendigkeit sozialer Verbundenheit. Erzwungene Trennungen bringen Kinder außerdem in die Gefahr körperlicher und emotionaler schlechter Behandlung und Vernachlässigung, von sexuellem Mißbrauch und Tod, wie Berichte über schlechte Behandlung und Todesfälle in entsprechenden Lagern zeigen (Pompa 2019).

Traumatische Verluste oder Trauer: Inhaftierung von Eltern

Wenn ein Elternteil inhaftiert wird, verbüßt in vielerlei Hinsicht die ganze Familie die Strafe.

— ELIZABETH BARNETT 2018

Die Inhaftierung von Vätern oder Müttern ist sowohl Auslöser einer *Gefahrenkarawane* als auch Resultat einer Gefahrenakkumulation. An jedem beliebigen Tag im Jahr befindet sich jeweils ein Elternteil von über 2,7 Millionen US-amerikanischen Kindern im Alter von unter 18 Jahren in Haft (Reilly 2013). Das *Sentencing Project* (Schirmer, Nellis & Mauer 2009) berichtet, daß zehn Millionen Kinder zwischen 1991 und 2007 die Inhaftierung eines Elternteils miterlebten. Hinsichtlich der Gefahr der Inhaftierung eines Elternteils gibt es je nach ethnischen Wurzeln dramatische Unterschiede. Im Jahre 2007 befand sich bei einem von 15 Kindern afroamerikanischer Familien, einem von 42 Kindern lateinamerikanischer Familien und einem von 111 Kindern europäischstämmiger Familien ein Elternteil in Haft (S. 7).

Die Epidemiologie elterlicher Inhaftierung hat sich dramatisch verändert. Männer bilden die überwältigende Mehrheit (92 Prozent) der Gefängnisinsassen. Doch die Zahl der Frauen in Gefängnissen ist zwischen 1980 und 2011 um 587 Prozent angestiegen – von ca. 15 000 auf ca. 111 000 weibliche Gefangene. Bezieht man die inhaftierten Frauen in lokalen Gefängnissen mit ein, handelt es sich um insgesamt ca. 200 000 inhaftierte Frauen (Mauer 2013). In den USA sind mehr als 120 000 Mütter und 1,1 Millionen Väter mit minderjährigen Kindern (im Alter von 0 bis 17 Jahren) inhaftiert (Glaze & Marischak 2010). Im Jahre 2010 wurden 93 Prozent der Häftlinge in Bundesgefängnissen und 47 Prozent der Häftlinge in Gefängnissen der Einzelstaaten wegen nicht gewalttätiger Verbrechen in Haft genommen. Die häufigsten Gründe für solche Haftstrafen waren Drogen-, Einwanderungs- und Eigentumsdelikte sowie Störungen der öffentlichen Ordnung (Carson & Sabol 2012). Fast zwei Drittel (62 Prozent) aller Frauen in staatlichen Gefängnissen befinden sich wegen nicht gewalttätiger Vergehen dort (Kajstura 2019).

Die kurz- und langfristigen Risiken für Kinder in Zusammenhang mit Haftstrafen ihrer Eltern sind: (1) Migräne, Asthma und eine allgemein schlechte körperliche Verfassung; (2) Angst, Posttraumatische Belastungsstörung, Aufmerksamkeitsdefizitstörung, Substanzmißbrauch und später infolgedessen schlechte psychische Verfassung; und (3) Obdachlosigkeit, Straffälligkeit, schulische Probleme, ökonomische Schwierigkeiten und deutliche erhöhte ACEs *(Adverse Childhood Experiences* – Morsy & Rothstein 2016; Murray, Farrington & Sekol 2012). Der Alltag von Kindern, deren Eltern inhaftiert sind, wird in einer qualitativen Analyse von Jugendlichen (13–18 Jahre alt) mit einem inhaftierten Elternteil erfaßt. Die Teilnehmer der Studie beschrieben detailliert die abrupten Störungen des familiären Zusammenlebens, die unvorhersehbaren Besuche ohne jeden körperlichen Kontakt, die Verzweiflung angesichts gebrochener Versprechen bezüglich elterlicher Anteilnahme und das Stigma, das mit der Inhaftierung des Elternteils verbunden war und eine Isolation des Kindes zur Folge hatte. Als junger Mann beschrieb Omar, der zum Zeitpunkt des Geschehens 15 Jahre alt gewesen war: »Sie sorgten dafür, daß ich sie [die Mutter] nicht berühren und ihr keinen Kuß auf die Wange geben konnte. Ich konnte zwar mit ihr reden, sie aber nicht anfassen« (Nosek, Stillman & Whelan 2019, S. 6).

Ist man sich über die Vielfalt sensorischen Erlebens im klaren, die im Idealfall unmittelbar nach der Geburt an der Brust der Mutter beginnt, springt einem die starke Wirkung und die Sehnsucht nach zärtlicher Berührung aus Omars Beschreibung förmlich entgegen. Er hatte nur die Wange der Mutter küssen wollen, um ein wenig körperlichen Kontakt zu der Frau zu haben, die ihn in sich getragen und aufgezogen hatte. Je nachdem, wie Kinder wie Omar ersatzweise betreut werden, kann deren Mangel an Körperkontakt bis zu sensorischer Deprivation führen. Ist die einzige Berührung, die ein Mensch erlebt, durch Härte oder Lieblosigkeit gekennzeichnet, kann man sich leicht vorstellen, wie schnell solches Erleben als Mangel an Vertrauen, als Gefühl, nicht geliebt zu werden, und als Gefühl der eigenen Wertlosigkeit verinnerlicht wird.

Traumatische Verluste oder Trauer: Psychische Probleme, die sich auf die emotionale Umgebung auswirken

Mehr als fünf Millionen US-amerikanische Kinder leben zur Zeit mit einem Elternteil zusammen, der unter einer schweren psychischen Krankheit leidet (Sherman & Hooker 2018). Für sie kann die Erkrankung der Eltern in einer

Gefahrenkarawane mit einem schlechten sozioökonomischen Status, schwacher sozialer Unterstützung und Obdachlosigkeit verbunden sein. Das *Center on the Developing Child* (o. D.) weist hin auf die Auswirkungen mäßiger bis schwerer mütterlicher Depression auf *Serve-and-Return*-Interaktionen, die Bühne für die reifende Gehirnarchitektur und die Konnektivität, die eine typische Entwicklung fördert oder hemmt. Weitere kritische Faktoren sind die Chronizität der psychischen Probleme und das Timing beeinträchtigter Fürsorge (*Center on the Developing Child* 2009).

Schätzungen hinsichtlich schwerwiegender elterlicher Gesundheitsprobleme fallen dann am höchsten aus, wenn die Indexpopulation entweder aus Kindern besteht, die wegen ihrer eigenen psychischen Probleme behandelt werden, oder wenn es sich um Populationen mit zahlreichen psychosozialen Risikofaktoren handelt, beispielsweise um Frauen, die soziale Unterstützungsdienste in Anspruch nehmen. Unter stationär psychiatrisch behandelten Kindern bestand bei 48 Prozent der Eltern ebenfalls eine diagnostizierte psychische Störung. Und bei mehr als 60 Prozent der Kinder mit unter Depressionen leidenden Eltern entwickelt sich in der Kindheit oder Jugend eine psychische Erkrankung. Auch über Substanzmißbrauch wurde bei 20 Prozent dieser Eltern berichtet. Im Bevölkerungsdurchschnitt hingegen sind nur 4,5 Prozent der Eltern von Substanzmißbrauch betroffen (Mattejat & Remschmidt 2008).

Postpartale Depression kann Mütter wie Väter betreffen; eine von vier (23,8 Prozent) Müttern und einer von zehn (10,4 Prozent) Vätern leiden darunter. Am höchsten ist die Zahl der betroffenen Mütter und Väter in der 3–6 Monate dauernden postpartalen Periode (Paulson & Bazemore 2010). In einer Geburtskohorte mit einer Überrepräsentation von Müttern mit einer Depression, die mehr als zehn Jahre begleitet wurde, bestand bei den depressiven Müttern ein höherer abendlicher Kortisol- und sIgA-Spiegel. Bei letzterem handelt es sich um einen Entzündungsmarker, der mit chronischem Streß in Verbindung gebracht wird. Depressive Mütter verhielten sich generell negativer, feindseliger und intrusiver. Bei ihren Kindern war der sIgA-Spiegel am Abend erhöht, sie litten häufiger unter psychischen Störungen, und sie externalisierten und internalisierten öfter Symptome (Ulmer-Yaniv, Djalovski, Priel, Zagoory-Sharon & Feldman 2018).

Abgesehen von neurobiologischen Korrelaten gibt es auch signifikante neurophysiologische Indizes für die psychische Funktionsfähigkeit kleiner Kinder, die durch psychische Erkrankungen ihrer Eltern beeinträchtigt werden kann. Die meisten wissenschaftlichen Untersuchungen berichten über Resultate, die sich auf die biologische Mutter und ihr Kind als Dyade beziehen. Hingegen gibt es kaum Untersuchungen über die Beziehung zwischen nicht gebärenden Partnern unter Einschluß der Väter und deren Einfluß auf die Säuglinge. Das Fehlen solcher Daten wirft Licht auf die Notwendigkeit, sämtliche Interaktionen zwischen erwachsenen Betreuern und Kindern genauer zu untersuchen.

Die Unreife des Parasympathischen Nervensystems infolge der noch nicht abgeschlossenen Myelinisierung des Vagus macht Neugeborene und Kleinkinder besonders anfällig für Auswirkungen elterlicher Depression. Der Gipfelpunkt einer perinatalen Depression wird 3–6 Monate nach der Geburt erreicht (Mattejat & Remschmidt 2008), und die stärkste Zunahme an der Myelinisierung von Vagusfasern findet im letzten Drittel der Schwangerschaft bis neun Monate nach der Geburt statt (Pereya, Zhang, Schmidt & Becker 1992), womit sich diese Zeitspanne mit dem Gipfelpunkt der Depression 3–6 Monate nach der Geburt überschneidet. Diese Konvergenz könnte eine weitere allostatische Last in der *Gefahrenkarawane* sein. Mütter mit einer postpartalen Depression konnen mit Problemen aufgrund der verringerten Responsivität der Säuglinge infolge ihrer entwicklungsphasengesteuerten Myelinisierung des Vagusnervs konfrontiert werden. Bei Säuglingen depressiver biologischer Mütter bestand mit höherer Wahrscheinlichkeit eine niedrigere Baseline-RSA, was den verringerten vagalen Tonus und die verringerte autonome Flexibilität widerspiegelt. Außerdem war bei ihnen nicht die typische starke Zunahme der Myelinisierung des Vagus zu erkennen, die bei 3–6 Monate alten Säuglingen zu erwarten ist (Field 2008).

Untersuchungen über die Einflüsse elterlicher Depression auf die HPA-Achse, das Immunsystem und die RSA deuten darauf hin, daß dieses Störungsbild sehr stark auf die Kinder einwirken kann. Weiterhin verstärken Veränderungen neurobiologischer und neurophysiologischer Prozesse die Verletzlichkeit und führen zu mittel- und langfristig möglicherweise unzureichenden sozio-emotionalen und kognitiven Entwicklungen.

Veränderungen des körpereigenen Streßsystems, der HPA-Achse, stehen möglicherweise in einer Beziehung zur Depression und zur intergenerationellen Übertragung der Anfälligkeit für eine Depression. Veränderungen sowohl hinsichtlich des morgendlichen Kortisolspiegels als auch hinsichtlich der *cortisol awakening response* (CAR) werden bei Menschen mit akuten und früheren depressiven Episoden beobachtet. In Beobachtungen an städtischen Eltern-Vorschulkind-Dyaden über einen Zeitraum von drei Jahren war eine starke adrenokortikale Einstimmung hinsichtlich des morgendlichen Kortisolspiegels sowohl bei den Eltern mit Depressionsvorgeschichte als auch bei denjenigen ohne zu erkennen. Bei Eltern mit einer Depression und ihren Kindern war eine höhere adrenokortikale Einstimmung ein Hinweis auf verstärkte elterliche Feindseligkeit, beeinträchtigte soziale Funktionsfähigkeit des Kindes und verstärkte depressive kindliche Symptome (Merwin, Barrios, Smith, Lemay & Dougherty 2018).

Das Zusammenleben mit psychisch schwer erkrankten Eltern bringt für kleine Kinder, Kinder im Schulalter und Jugendliche viele Probleme mit sich. Der Psychiater Alan Cooklin (2006) erklärt: »Kinder mit einem psychisch kranken Elternteil fallen häufig durch alle Raster, und niemand fühlt sich für sie verantwortlich. Nichts wird ihnen erklärt, und oft erhalten sie keinerlei Hilfe. ... Diese Kinder müssen gesehen und gehört werden.«

Yamamoto und Keogh (2018) haben in ihrer systematischen Auswertung qualitativer Untersuchungen der Erlebnisse von Kindern, die mit einem psychisch kranken Elternteil zusammenleben, vier Themen herausgestellt: (1) Das Verständnis der psychischen Krankheit durch die Kinder, (2) ihre Beziehung zu ihren Eltern, (3) ihre Bewältigungsstrategien und (4) ihre sozialen Verbindungen. Kinder stellen sich oft grundlegende Fragen über das Verhalten ihrer Eltern, und es ist für sie schwierig, sich über die Krankheit ihrer Eltern zu informieren. Weil sie die beobachteten Vorgänge nicht verstehen, beschreiben sie häufig einfach das, was sie sehen. Manchmal berichten Kinder auch, daß sie sich vom medizinischen Personal respektlos behandelt fühlen. Viele bringen ihre Furcht zum Ausdruck, die stationäre Behandlung des kranken Elternteils könnte zum Verlust von Nähe führen und die Betreuung durch Verwandte oder eine Pflegefamilie könnte bei ihnen selbst eine Störung hervorrufen. Betroffene Kinder erlebten Traurigkeit und Isolation und fühlten sich für ihre Eltern verantwortlich. Oft beschrieben sie sehr präzise sowohl ihre Sorgen bezüglich des erkrankten Elternteils als auch, daß sie es als Last empfänden, zusätzliche Verantwortung übernehmen zu müssen. Um ihre Eltern zu schützen, versuchten die Kinder, ihre eigenen negativen Emotionen zu verbergen.

Die Coping-Strategien der Kinder waren sehr unterschiedlich. Sowohl Spiel und Sport als auch Austausch wurden von den Probanden als geeignete Regenerationsmöglichkeiten genannt. Jüngere Kinder mit geringerem Verständnis verließen häufig den Raum oder spielten mit Stofftieren. Soziale Verbindungen herzustellen war für sie schwierig, weil mit der psychischen Erkrankung in ihren Augen eine Stigmatisierung verbunden war oder weil sie sich sorgten, ihre Freunde könnten mit anderen über ihre Situation sprechen. Trotzdem schätzten die Kinder Freundschaften und hielten ungeachtet dessen, ob sie etwas über ihre Eltern berichten wollten, nach Menschen Ausschau, denen sie vertrauen konnten (Gladstone, Boydell, Seeman & McKeever 2011; Murphy, Peters, Wilkes & Jackson 2018; Yamamoto & Keogh 2018).

Unzureichende Fürsorgefähigkeit: Substanzmißbrauch

> *Ein Körper nimmt Drogen nicht in einem sozialen Vakuum auf: Dies kann aufgrund einer physischen gesetzlichen Intervention geschehen, wegen einer zwingend erforderlichen medizinischen Maßnahme, aufgrund einer reduktionistischen psychiatrischen Klassifikation, auf Basis einer interventionsorientierten Kategorisierung des öffentlichen Gesundheitssystems, infolge des mißbilligenden Blicks moralisierenden Denkens, aufgrund von Einschränkungen räumlicher Planung … Der Körper kann sich plötzlich für »riskant«, »schmutzig«, »verseucht« oder »kriminell« halten.*
>
> — Peta Malins 2004

Gefahrenkarawanen kommen vielfach im Erleben von Kindern zum Ausdruck, deren Eltern sich in den Substanzmißbrauch flüchten. Solche Kinder sind oft gleichzeitig von Armut, schlechter sozialer Unterstützung, geringer schulischer Bildung, Gewalt in der Kommune, der Betreuung von nur einem Elternteil und belastenden psychischen Problemen betroffen. Darüber hinaus haben sie oft Erfahrungen mit der Kinder- und Jugendhilfe gemacht oder machen diese aktuell. Lipari und van Horn (2017) berichten, daß ungefähr eines von acht US-amerikanischen Kindern im Alter bis 17 Jahren (bei einer Gesamtzahl von 8,7 Millionen) bei einem Elternteil mit Substanzmißbrauch lebt. Berücksichtigt wurden in dieser Studie Alkohol, Marihuana, Kokain, Heroin, Halluzinogene, Inhalationsstoffe und nicht medizinisch verordneter Konsum von Psychopharmaka. Bei den meisten dieser Kinder, 7,5 Millionen, litt ein Elternteil an Akoholismus. 2,1 Millionen Kinder im Alter bis 17 Jahren lebten zudem mit einem Elternteil zusammen, der illegale Drogen konsumierte. Kinder im Alter unter fünf Jahren, die sich in entscheidenden Phasen der Reziprozitäts- und Gehirnentwicklung befanden, lebten mit ebenso hoher Wahrscheinlichkeit bei einem Elternteil mit Substanzmißbrauch wie ältere Kinder. Nur eine Minderheit, nämlich 7,6 Prozent der Eltern mit Substanzmißbrauch, hatten im vorherigen Jahr wegen ihrer Probleme eine Behandlung erhalten (siehe Abb. 4.1).

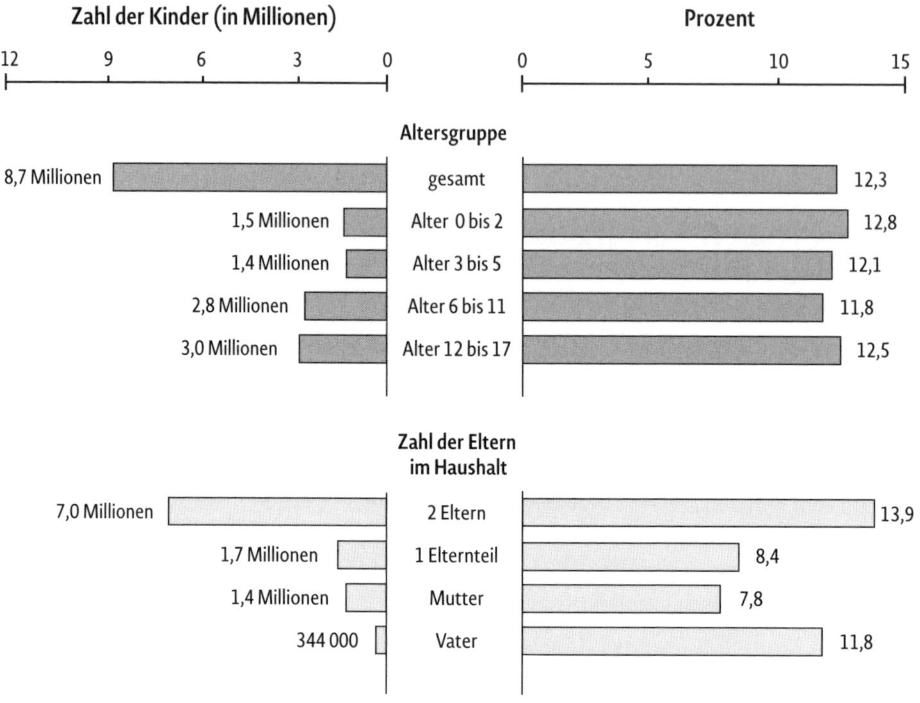

Abbildung 4.1 Anzahl und Prozentsatz der Kinder im Alter bis 17 Jahren, die bei mindestens einem Elternteil mit Substanzmißbrauch im vergangenen Jahr leben, gegliedert nach Altersgruppen und Haushaltsstruktur: Jahresmittel 2009 bis 2014.
Quelle: SAMHSA, Center for Behavioral Health Statistics and Quality, National Surveys on Drug Use und Health (NSDUHs), 2009 bis 2014.

Substanzmißbrauch in der Schwangerschaft beeinflußt die Gehirnentwicklung

Der Substanzkonsum von Eltern kann sich auf Kinder generell dramatisch auswirken. In der Schwangerschaft und unmittelbar vor der Geburt sind die Auswirkungen des Konsums von Alkohol und illegalen Drogen auf die Gehirnentwicklung besonders schwerwiegend. Weil die gleichzeitige Einnahme mehrerer Medikamente zunimmt, sehen sich Forscher und behandelnde Ärzte heute gezwungen, sich mit den Auswirkungen solcher Verordnungen auf die Entwicklung des Fötus zu beschäftigen. Es folgt eine kurze Zusammenfassung der Folgen des perinatalen Konsums von Alkohol und illegalen Drogen.

Weil das Zentrale Nervensystem in der gesamten Schwangerschaft für aus der Umwelt stammende und teratogene Einwirkungen anfällig ist, kann von einer Alkoholmenge, die man während einer Schwangerschaft gefahrlos konsumieren könnte, grundsätzlich nicht die Rede sein. Alkoholkonsum im ersten Drittel der Schwangerschaft kann zu Anomalien des Gehirns, des Gesichts, des Herzens und der Gliedmaßen führen. Babys, die dem Alkoholkonsum ihrer Mütter ausgesetzt waren, werden oft mit Untergewicht und Mikrozephalie geboren, was mit einer Unterentwicklung des Gehirns verbunden ist. Kinder, die im Uterus dem Alkoholkonsum ihrer Mutter ausgesetzt sind, entwickeln im Verlaufe kognitive und behaviorale Probleme. Frühe Interventionen können die negativen Auswirkungen mütterlichen Alkoholkonsums auf die spätere Entwicklung abmildern (Williams, Smith & the Committee on Substance Abuse 2015).

Substanzkonsum von Müttern vor der Geburt hat nachweislich kurz- und langfristige Auswirkungen auf den Säugling und das Kind. Nikotin, Alkohol und Kokain schränken das Wachstum des Fötus ein, verursachen Entzugserscheinungen und beeinflussen das Verhalten von Neugeborenen und die kognitiven Fähigkeiten älterer Kinder. Zwar ist bekannt, daß Opiate bei Neugeborenen Entzugserscheinungen und Verhaltensänderungen verursachen, doch ist die längerfristige Wirkung von Opiaten auf die Entwicklung nicht gründlich erforscht. Welche Auswirkungen der Konsum von Marihuana und Methamphetamin auf Föten hat, ist auch nicht geklärt (Behnke, Smith & the Committee on Substance Abuse & Committee on Fetus and Newborn 2013). Diese Verbindungen werden oft durch Polysubstanzkonsum, widersprüchliche Daten und rasche Veränderungen des Forschungsstandes verworren. Beispielsweise haben Short und Kollegen (2019) eine mögliche Verbindung zwischen dem Opioidkonsum von Müttern und dem Vorkommen von Gastroschisis entdeckt, einer schweren angeborenen Anomalie, bei welcher der Darm des Fötus außerhalb der Bauchdekke liegt. Epidemiologische Daten haben ergeben, daß die Prävalenz der Gastroschisis, einer eigentlich seltenen Anomalie, in US-amerikanischen Regionen mit besonders hohen Opioidverschreibungen um das 1,6fache über dem zu erwartenden Wert lag. Am höchsten war die Prävalenz bei Müttern unter zwanzig Jahren. Eine Beziehung zwischen jungen Müttern und Gastroschisis ist seit langem bekannt. Short et al. berichten, daß diese potentielle Verbindung zu Opioiden aufgrund zahlreicher Störfaktoren einschließlich der bekannten Beziehung zwischen Gastroschisis und jungen Müttern nur schwer einzuordnen ist.

Die Auswirkungen, die Substanzkonsum auf Mütter, ihre Kinder und ihre Familie hat, lassen sich als Beeinträchtigungen der Fürsorgebeziehung auf vielen

Ebenen zusammenfassen. Insbesondere die explosionsartige Zunahme des Opioidkonsums in den USA in den vergangenen zwanzig Jahren führte zu einem dramatischen Anstieg der Behandlung von Babys wegen des neonatalen Abstinenzsyndroms (NAS) durch den Entzug nach vorgeburtlicher bzw. perinataler Opiatexposition. Zwischen 2008 und 2012 erhielt in den USA ein Drittel der Frauen im gebärfähigen Alter eine Opioidverschreibung (Ailes et al. 2015). Eine kürzlich publizierte große epidemiologische Studie ergab, daß 28 Prozent aller Schwangeren während ihrer Schwangerschaft mindestens einmal ein opioidbasiertes Schmerzmittel erhielten (Patrick et al. 2015). Im Jahre 2014 wurde in den USA alle 15 Minuten ein Baby geboren, bei dem aufgrund des Opioidkonsums der Mutter ein neonatales Abstinenzsyndrom (NAS) diagnostiziert wurde (Honein et al. 2019). Babys mit NAS müssen im Krankenhaus verbleiben; bei ihnen können klinische Symptome auftreten, die auf sympathischer Aktivierung beruhen, zu der es durch das Fehlen von Opioiden kommt; aufgrund dessen bleiben ihnen in den meisten Fällen der Hautkontakt zur Mutter, die mütterliche Fürsorge, längere familiäre Präsenz und das Stillen vorenthalten, also all das, was für Babys, die nicht dem Einfluß von Opioiden ausgesetzt waren, Normalität ist. Geburtskliniken versuchen mittlerweile, die Familien von opiatexponierten Neugeborenen dazu zu bringen, die »Eat, Sleep, Console«-Methode anzuwenden. Diese nutzt nicht-pharmakologische Interventionen wie ständige Anwesenheit der Mutter, Ruheräume, Hautkontakt, Wickeln, Schlafförderung und gute Ernährung, statt das Kind mit Opiaten zu behandeln. Allerdings könnte die Komplexität des Lebens vielen Müttern mit einer Opioidkonsumstörung sowohl die körperliche als auch die emotionale Nähe zu ihrem Baby erschweren (Grossman et al. 2017; Jansson et al. 2007).

Betrachtet man den Substanzkonsum von Müttern durch eine biopsychosoziale Linse, so ermöglicht dies den Gesundheitsdienstleistern und den Müttern, die Faktoren, die Charakteristika elterlichen Verhaltens beeinflussen, besser zu verstehen. Besonders wichtig sind in diesem Zusammenhang veränderte Belohnungs- und Motivationssysteme, die bei von Substanzkonsum betroffenen Müttern die Fürsorge ihren Kindern gegenüber beeinflussen. Beispielsweise wirkt sich die verringerte Stillfrequenz von zum Substanzkonsum neigenden Müttern auf die Oxytocinausschüttung beim Stillen aus, die für die Entstehung von Bindungsverhalten und generell von sozialen Bindungen entscheidend ist. Oxytocin kann sich auch auf die Drogensuche und das Rückfallverhalten auswirken (Cataldo, Azhari, Coppola, Bornstein & Esposito 2019; Williams & Johns 2014). Substanzabhängige und nichtsubstanzabhängige Mütter reagierten fMRI-Aufnahmen zufolge 1–3 Monate nach der Entbindung unterschiedlich auf das Gesicht ihres Säuglings und auf auditive Stimuli. Bei nichtsubstanzkonsumierenden Müttern war die Aktivierung in Gehirnbereichen, die bei der visuellen und auditiven Verarbeitung eine Rolle spielen, stärker, und ebenso verhielt es sich in Bereichen, die für emotionale Verarbeitung, Gedächtnis und Empathie von Bedeutung sind (Laudi et al. 2011).

Die längerfristigen Auswirkungen des Zusammenlebens mit einem unter einer Substanzkonsumstörung leidenden Elternteil betreffen die körperliche Gesundheit, das sozio-emotionale Wohlbefinden, die schulische Erziehung und den gesamten Verlauf des Lebens. Beispielsweise verpassen 25 Prozent der Säuglinge und Kleinkinder (< 2 Jahre), deren Eltern regelmäßig schädliche Substanzen konsumieren, die empfohlenen Gesundheitschecks (Callaghan, Crimmins & Schweither 2011). Kinder von Eltern, die Alkohol oder illegale Drogen konsumieren, werden drei- bis viermal häufiger physisch oder emotional vernachlässigt, mißhandelt oder sexuell mißbraucht (McGlade, Ware & Crawford 2009).

Kinder sind latent gefährdet, unter schulischen Problemen zu leiden, die auf die kognitiven und behavioralen Auswirkungen vorgeburtlichen Konsums schädlicher Substanzen oder auf andere Faktoren der Gefahrenkarawane zurückzuführen sind. Sie fehlen häufig in der Schule, ihre Aufmerksamkeit ist beeinträchtigt, und ihre Verhaltensprobleme bringen sie ständig in Gefahr, von Disziplinarmaßnahmen betroffen zu sein (Torvik et al. 2011). Kinder mit einem unter einer Substanzkonsumstörung einschließlich Alkoholismus leidenden Elternteil sind deutlich stärker gefährdet, selbst eine Substanzkonsumstörung zu entwickeln (Sørensen et al. 2011; Yule, Wilens, Martelon, Rosenthal & Biederman 2013).

In diesem Kapitel wurden Konzepte bezüglich der Wirkung von toxischem Streß und der Allostase auf Geist und Körper in der Kindheit vorgestellt, so wie sie durch wiederholtes Erleben von starkem Streß ohne den mildernden Einfluß eines unterstützenden Erwachsenen entstehen. Zwar werden Naturkatastrophen, Kriege, interpersonale Gewalt und Massenmorde als Formen der Traumaexposition allgemein anerkannt, doch die häufigsten Traumata sind die, mit denen unsere Kinder Tag für Tag konfrontiert werden, nämlich mit traumatischen Trennungen mangels körperlicher oder emotionaler Nähe zu der für sie wichtigsten Bezugsperson. Bei Kindern, die in der Gefahrenkarawane festsitzen, wirkt zusätzlicher Streß exponentiell. Solche Kinder werden auf ihrer Reise durchs Leben mit mehr Belastungen bei gleichzeitig geringerer Verfügbarkeit von Ressourcen konfrontiert, die Gefahren verringern würden.

Allerdings gibt es Grund zum Optimismus, wenn es uns gelingt, unsere soziale Verbundenheit zu nutzen, um Traumatisierten individuell und kollektiv zu ermöglichen, auch in katastrophalen Situationen Episoden und Augenblicke von Sicherheit zu erleben. Man vergegenwärtige sich einmal die individuellen und kollektiven Reaktionen von Familien und völlig Fremden auf die Terrorangriffe am 11. September 2001. Sicher gibt es in diesem Zusammenhang viele Beispiele für individuelles Heldentum; doch die kollektive Reaktion der Stadt Gander in Neufundland veranschaulicht die Macht sozialer Verbundenheit. Innerhalb weniger Minuten nach der Sperrung des US-amerikanischen Luftraums landeten 38 Flugzeuge mit 6 500 Passagieren in dieser isolierten Stadt mit 10 000 Einwohnern. DeFede (2003) beschrieb die lokale Reaktion wie folgt: »Im weiteren Verlauf der Woche unterbrachen fast alle Männer, Frauen und Kinder in Gander und den umliegenden kleineren Städten ihre normalen Aktivitäten, um zu helfen. Sie unterbrachen ihr Alltagsleben für eine Gruppe Fremder und forderten für ihre Hilfe keinerlei Gegenleistung« (S. 7). Ohne viel Aufhebens zu machen, wandte sich die Bevölkerung mit vorurteilsfreiem Gesichtsausdruck, Lächeln, Berührung und anderen Signalen für Sicherheit den traumatisierten Passagieren zu und nahm sie in ihrer Stadt und ihrem Privatbereich auf. Die Bevölkerung von Gander erdete die gestrandeten Passagiere mit ihrer ventralvagalen Energie und bot ihnen den sicheren Hafen, den sie so dringend brauchten, bis der Luftraum wieder freigegeben wurde. Ein Zeugnis für die anhaltende Wirkung sozialer Verbundenheit, die während dieses kurzen Zusammenseins entstand, sind während der Tragödie entstandene Freundschaften, die heute, zwanzig Jahre später, immer noch bestehen.

In Kapitel 5 untersuchen wir die Wirkung von frühem toxischem Streß auf Gesundheit und Leben von Erwachsenen sowohl aus individueller als auch aus kommunaler gesundheitlicher Perspektive. Außerdem beschäftigen wir uns mit der lebenslangen Wirkung individueller, institutioneller und sozialer struktureller Stigmatisierung sowie mit systemischem Rassismus. Dies schließt eine Erörterung der genetischen und epigenetischen Einflüsse ein, die das Risiko modifizieren könnten.

KAPITEL 5

Chronische Unterbrechungen der Verbundenheit

Das Kind ist der Vater des Menschen.
— William Wordsworth 1802

Die fötale Programmierung und die Ursprünge von Gesundheit und Krankheit in der Entwicklung

Die von D. J. P. Barker (2007) beschriebene Health-and-Disease-Hypothese (DOHaD) beinhaltet, daß Ernährung und Umgebung des Fötus erheblichen Einfluß auf vorzeitige Mortalität und chronische Erkrankungen im Erwachsenenalter haben. Bevor Barker seine revolutionäre Hypothese formulierte, schrieben Mediziner nur Aspekten der Lebensweise im Erwachsenenalter wie Rauchen, Fettleibigkeit und fettreicher Ernährung einen Einfluß auf die Entstehung von Herz-Kreislauf-Erkrankungen zu.

Auf epidemiologische Studien an Populationen in Großbritannien gestützt, die auf eine Beziehung zwischen einem geringen Geburtsgewicht und Herz-Kreislauf-Erkrankungen hinwiesen, entwickelte Barker (2007) die Theorie, daß chronische Mangelernährung des Fötus und ein niedriger Ponderal-Index ([Körpergewicht in Gramm mal 100]/[Körpergröße in cm^3]) zu einer fötalen Programmierung von Organen führe, wodurch Struktur, Funktionsweise und Metabolismus des Körpers mit nachteiligen Auswirkungen auf die Gesundheit dauerhaft verändert werden. Die biologischen Grundlagen von DOHaD belegen kritische Zeitabschnitte in der Entwicklung eines Organsystems, in denen dieses (z. B. das kardiovaskuläre System) plastisch ist und Einflüssen der Umgebung unterliegt, wohingegen es nach dieser Zeitspanne eine unveränderbare funktionelle Kapazität entwickelt hat. Barker entwickelte die *thrifty-phenotype*-Hypothese (»Hypothese des sparsamen Phänotyps«), die eine erhöhte Gefahr der Entstehung von Diabetes mellitus einer unzulänglichen Entwicklung des Fötus und Säuglings zuschreibt. Stehen dem Fötus im Mutterleib keine ausreichenden

Kalorien zur Verfügung, paßt sich sein Stoffwechsel an den Kalorienmangel an. Sind Föten beispielsweise mangelernährt, entwickeln sie weniger Insulin produzierende (Beta-)Zellen in der Bauchspeicheldrüse. Insulin ist für den Transport von Glukose in die Zellen und für die Aufrechterhaltung eines normalen Blutzuckerspiegels erforderlich. Diese Strategie mag im Uterus adaptiv sein, aber sobald dem Säugling nach der Geburt genügend Kalorien zur Verfügung stehen, wird diese frühe Anpassung dysfunktional. Die zuvor mangelernährten Föten wachsen im Säuglingsalter und in der Kindheit schnell, produzieren aufgrund der geringeren Zahl an Beta-Zellen weniger Insulin und entwickeln deshalb eine Insulinresistenz. Auch Zanetti und Kollegen (2018) haben demonstriert, daß ein geringes Geburtsgewicht, das auf Mangelernährung und einer unzureichenden Entwicklung des Fötus beruht, die Gefahr der Entstehung einer nichtinsulinabhängigen Diabetes mit sich bringt.

Barker und Kollegen (1989) haben nachgewiesen, daß in den Gebieten in England und Wales, wo die Zahl von Babys mit geringem Geburtsgewicht und die Mortalität von Neugeborenen am höchsten ist, auch die Herz-Kreislauf-Erkrankungen besonders zahlreich sind. Weitere Korrelationen zwischen einem geringen Geburtsgewicht und chronischen Erkrankungen betreffen Bluthochdruck und psychische Probleme (Schmidt, Burack & Van 2016; Skogen & Øwerland 2012). Umfassende epidemiologische Studien haben weltweit Verbindungen zwischen einem geringen Geburtsgewicht und chronischen Erkrankungen bestätigt (Simmons 2009).

Epigenetik und genetisch bedingte Anfälligkeit

Das Gen ist die Hardware des Computers; die Epigenetik ist seine Software.
Gene laden die Waffe; die Epigenetik drückt den Auslöser.

— BARRY LESTER 2016

Die vollständige Sequenzierung des menschlichen Genoms hat 99 Prozent der menschlichen DNS erfaßt. Bei 99,9 Prozent der DNS gibt es zwischen zwei beliebigen Menschen wenig Unterschiede. Unsere individuellen Besonderheiten und bestimmte Krankheitszustände schlagen sich in nur 0,1 Prozent unserer DNS nieder (National Human Genome Research Institute, o. D.). Viele in der Kindheit diagnostizierte genetische Syndrome und chronische Krankheiten werden auf bestimmte Genmutationen zurückgeführt. Die klassische Mutation, die nur ein Gen betrifft, ist die Sichelzellenanämie; sie wird durch eine DNS-

Veränderung verursacht, die zur Entstehung einer abnormen Hämoglobin-Protein-Kette führt (Bunn 1997). Die heute auf der ganzen Welt verfügbaren genetischen Testverfahren können sich mit einzelnen Genen befassen und viele bislang unbekannte Erkrankungen diagnostizieren. Aber nach wie vor ist uns immer noch unklar, wie die Variabilität zwischen zwei Menschen mit der gleichen Erkrankung zustande kommt.

Wenn sich die Epigenetik weiterentwickelt, werden wir vielleicht einmal besser verstehen, wie Ihr Genotyp – Ihr genetisches Muster – zu Ihrem Phänotyp wird – zu der Person, die Sie erleben und die die Welt sieht. Der Begriff *Epigenetik* wurde nach Deans und Maggert (2015, S. 888) von Waddington geprägt. Er bezeichnete die Epigenetik als »den Zweig der Biologie, der die kausalen Interaktionen zwischen Genen und deren Produkte untersucht, welche den Phänotyp zum Leben erwecken.« Lester und Kollegen (2016) definierten die Epigenetik als »Prozesse und Mechanismen, die physisch der DNS überlagert sind und deren Aktivität beeinflussen, die DNS selbst aber nicht verändern« (S. 29). Äußere Einflüsse, die epigenetische Veränderungen hervorrufen können, sind unter anderem die Ernährung, infektiöse Krankheitserreger, Medikamente oder Teratogene (äußere Faktoren, die Fehlbildungen verursachen können), Veränderungen des Streßmanagements und bisher unbekannte Kräfte, die auf die HPA-Achse und die Kortisolproduktion einwirken. Diese Faktoren regulieren die Proteinproduktion der Gene, die unseren Phänotyp verändern, also unsere äußere Erscheinung und unser Verhalten, ohne unsere grundlegende genetische Beschaffenheit zu modifizieren.

Die am besten erforschte Sequenz epigenetischer Veränderungen, die ein Verhalten beeinflussen, ist der Effekt des postnatalen mütterlichen Umgangs von Ratten mit ihrem Nachwuchs auf dessen Verhalten (Champagne 2013). Diesbezüglich gibt es natürliche Variationen hinsichtlich der Muster der Ernährung durch die Muttertiere, die in Form der Intensität des Leck- und Putzverhaltens (*licking and grooming* – LG) zum Ausdruck kommen. Es gibt Rattenmütter mit schwachem Leck-und-Putz-Verhalten (LLG) und andere mit starkem Leck-und-Putz-Verhalten (HLG). Männliche Rattenbabys, die von einer Mutter mit LLG-Verhalten aufgezogen werden, haben weniger Rezeptoren, die Kortisol zu binden vermögen, und ihr Kortisolspiegel sinkt nach Streßerlebnissen langsamer als der von Rattenbabys, die von HLG-Rattenmüttern aufgezogen werden. Und wenn von LLG-Müttern geborene männliche Rattenbabys von einer HLG-Rattenmutter aufgezogen werden, ähnelt ihr Verhalten dem Nachwuchs von HLG-Rattenmüttern (Meaney et al. 2000; Meaney & Szyf 2005). Das Verhalten der männlichen Babys von LLG-Rattenmüttern basiert auf einer epigenetischen Veränderung des Gens, das die Kortisolbindung an der Zelloberfläche kontrolliert. Liu und Kollegen (1997) gelangten zu der Auffassung, daß die Art der frühen Ernährung durch die Rattenmutter das Verhalten von Rattenbabys aufgrund von epigenetischen Modifikationen beeinflußt.

Regelmäßiges Stillen entspricht bei menschlichen Mutter-Säugling-Dyaden möglicherweise dem Einfluß der HLG-Rattenmutter. Wurden die Kinder länger als vier Monate gestillt, verfügten sie über mehr Kortisolrezeptoren, wodurch der Kortisolspiegel im Blut schneller sank und die Kortisol-Reaktivität verglichen mit Kindern, die von ihren Müttern weniger als vier Monate lang gestillt worden waren, geringer war (Lester et al. 2018). Die Tatsache, daß bei Rattenbabys und bei menschlichen Säuglingen, die eine ähnlich starke mütterliche Zuwendung erhalten hatten, ähnliche epigenetische Resultate vorgefunden wurden, deutet darauf hin, daß es möglich sein könnte, den Einfluß einer suboptimalen intrauterinen Situation später zu korrigieren. Beispielsweise haben Nelson, Zeanah und Fox (2019) in der Bucharest Early Intervention Study demonstriert, daß eine qualitativ hochwertige Pflegebetreuung gefährdeter Säuglinge und Kleinkinder frühere traumatische Beeinträchtigungen durch die damalige Pflege beheben kann.

Wie sich väterliche Zuwendung auf die Entwicklung von Säuglingen auswirkt, ist noch weitgehend unerforscht. Curley, Mashoodh und Champagne (2011) haben detailliert beschrieben, wie umweltbedingte epigenetische Veränderungen die väterlichen Spermatozoen beeinflussen können. Die Ernährung des Vaters, das Einwirken giftiger Substanzen auf seinen Körper und sein Alter, sie alle können epigenetische Veränderungen hinsichtlich der Spermienproduktion verursachen. Außerdem gibt es Hinweise darauf, daß zu den väterlichen Einflüssen auch vom Vater verursachte, aber bei der Mutter ausgelöste Wirkungen zählen, darunter die Partnerwahl der Mutter, ihr Verhalten vor der Geburt und dem Nachwuchs geschuldete Veränderungen in der Pflege des Kindes.

Bei Präriemäusen, monogam lebenden Säugetieren, teilen Mütter und Väter sich die Sorge für den Nachwuchs. Rogers, Rhemtulla, Ferrer und Balse (2018) berichten über ein Muster kompensatorischen väterlichen Engagements, wobei sich anfangs die Mütter besonders intensiv für die Pflege und Versorgung der Babys einsetzen, was in nachfolgenden Würfen abnimmt. Väter hingegen, die sich zunächst nur wenig an der Versorgung des Nachwuchses beteiligt haben, verstärken ihr Engagement, wenn das Engagement der Mütter bei nachfolgenden Würfen abnimmt.

Die Einflüsse früherer Generationen

Der Fötus ist in seiner Entwicklung ein Produkt seines eigenen Genotyps, des Erlebens früherer Generationen, die sich auf seine Eltern und deren Vorfahren ausgewirkt haben, und der Umgebung, in der er heranwächst, was die Gesundheit der Mutter und der im Mutterleib verfügbaren Nahrung einschließt. Auch die Beiträge des DOHaD und der Epigenetik spielen eine Rolle. Nehmen wir an, eine schwangere weiße Frau, Melissa, hatte selbst ein geringes Geburtsgewicht, möglicherweise aufgrund von psychosozialem Streß, den ihre Mutter erlebt und der bei ihr zu Obdachlosigkeit, psychischen Problemen, Inhaftierung und Zigarettenrauchen geführt hatte. Melissa wurde in der frühen Kindheit übergewichtig. Als sie schwanger wird, hat sie einen High-School-Abschluß und arbeitet für Minimumlohn. Sie ist stark übergewichtig und leidet an einem nichtinsulinpflichtigen Diabetes mellitus, erhöhten Blutfettwerten und Bluthochdruck, Symptome, die als klassisches Metabolisches Syndrom bezeichnet werden. Die Entwicklung ihres Gesundheitszustandes entspricht dem DOHaD-Rahmen.

Wie geht es Melissas Fötus? Er ist für die Wirkung von DOHaD anfällig, weil bei ihm wegen Melissas hohem Blutzuckerspiegel die Gefahr eines dysharmonischen übermäßigen Wachstums *(fetal overgrowth)* besteht. Der hohe Glukosespiegel regt seine Bauchspeicheldrüse zur Insulinproduktion an. Und aufgrund des hohen Insulinspiegels wird Melissas Baby für sein Schwangerschaftsalter zu groß geboren. Sowohl epidemiologische Modelle als auch Tiermodelle deuten darauf hin, daß Babys mit dieser Charakteristik, die von Müttern mit nichtinsulinpflichtigem Diabetes geboren werden, auch selbst Gefahr laufen, früh eine Insulinresistenz und später einen nichtinsulinpflichtigen Diabetes zu entwickeln. Exzessive Nahrungsaufnahme in der Zeit unmittelbar nach der Geburt verstärkt diese Gefahr, wohingegen Stillen vor Fettleibigkeit schützt.

Frühkindlicher toxischer Streß und belastende Kindheitserlebnisse (ACE)

Im Zusammenhang von fetaler Programmierung und epigenetischen Veränderungen sind viele Säuglinge und kleine Kinder belastenden Kindheitserlebnissen (ACEs) ausgesetzt. Damit ist jede Art von toxischem Streß in der frühen Kindheit gemeint: »starke, häufige oder längerfristige Aktivierung des körpereigenen Streßreaktionssystems in Abwesenheit des abmildernden Schutzes einer starken, unterstützenden Beziehung zu einem Erwachsenen« (Shonkoff et al. 2012, S. E236). Um die Häufigkeit von toxischem Streß in der frühen Kindheit präziser beschreiben zu können, haben Felitti und Kollegen (1998) eine Studie mit bei einer Health Maintenance Organisation (HMO) versicherten Erwachsenen durchgeführt. Die zehn im Rahmen dieser Studie gestellten Fragen beschäftigen sich mit emotionalen, körperlichen oder sexuellen Mißhandlungen oder Mißbrauchserlebnissen in der Kindheit, Mangel an Liebe und Nähe in der Ursprungsfamilie, Alkohol- oder anderweitigem Substanzmißbrauch der Eltern, Trennung oder Scheidung der Eltern, häuslicher Gewalt, psychischen Erkrankungen oder Inhaftierung der Eltern und der Existenz von Schußwaffen im Haushalt.

In dieser Gruppe von Mitgliedern einer Krankenversicherung wurde nur bei einem Drittel (35 Prozent) der beteiligten Erwachsenen im Alter von 19 oder mehr Jahren festgestellt, daß sie nicht unter ACEs litten. Mehr als einer von zehn der untersuchten (10,9 Prozent) Erwachsenen im Alter von 19–35 Jahren identifizierten bei sich mindestens 4 ACEs (Felitti et al. 1998). Außerdem war bei den Teilnehmern, die das Bestehen von mindestens 4 ACEs angegeben hatten, die Gefahr von Gesundheitsrisiken wie Rauchen, starkem Übergewicht, körperlicher Inaktivität, depressiver Stimmung und Suizidversuchen stark erhöht. Beispielsweise bestand bei denjenigen, die mindestens 4 ACEs angegeben hatten, ein 12,2fach höheres Risiko von Suizidversuchen als bei denjenigen, die nicht über ACEs berichtet hatten (Felitti et al. 1998). Für Teilnehmer mit ACE-Scores höher als 4 berichten Anda und Kollegen (2006) außerdem über eine signifikant erhöhte Gefahr von Panikreaktionen (2,5fach erhöht), depressivem Affekt (3,6fach erhöht), Angst (2,4fach erhöht), Halluzinationen (2,7fach erhöht) und Beeinträchtigungen der Erinnerung an die eigene Kindheit (4,4fach erhöht).

Sonu und Kollegen (2019) replizierten die ACE-Studie mit 87 000 Teilnehmern aus neun Staaten. Fast einer unter fünf Teilnehmern (19,1 Prozent) der jüngsten Gruppe im Alter von 18–34 Jahren und 18,3 Prozent derjenigen im Alter von 35–54 Jahren hatten einen ACE-Score von mindestens 4. Bei etwa einem unter zehn (8,9 Prozent) derjenigen im Alter von 55 Jahren oder älter bestanden mindestens 4 ACEs. Der höchste disproportionale Anstieg hinsichtlich auf ACEs zurückführbarer chronischer Gesundheitsprobleme und der höchste Anteil von Teilnehmern, die sich in den letzten 30 Tagen in einer auf ACEs zurückzuführenden schlechten psychischen Verfassung befanden, wurde in der Altersgruppe zwischen 18 und 34 Jahren gefunden. Die lebenslange Wirkung hoher ACE-Scores, die disproportional stark unter den jüngsten Erwachsenen vorgefunden wurden, gibt Anlaß zu großen Sorgen hinsichtlich des allgemeinen Gesundheitszustandes der heutigen und zukünftiger Generationen.

Wenn wir uns nun wieder Melissa zuwenden, einer schwangeren jungen Erwachsenen, so stellen wir fest, daß ihr ACE-Score konservativ geschätzt bei 5 liegt. Wahrscheinlich fühlte sie sich als Kind nicht geliebt, bekam nicht genug zu essen oder keine ausreichende Kleidung, wurde von ihrer Mutter verlassen und hatte einen Elternteil mit einer schweren psychischen Störung, der zu allem Überfluß auch noch inhaftiert wurde. Als junge Erwachsene litt Melissa schon unter starker Fettleibigkeit, unter einem nichtinsulinpflichtigen Diabetes, unter Bluthochdruck, und alle diese chronischen Beschwerden erhöhten die Gefahr einer Herzkreislauferkrankung und des vorzeitigen Todes.

Während die *Gefahrenkarawane* häufig mit einem niedrigen sozioökonomischen Status, einer schlechten Schulbildung und einer gestörten Beziehung zu den eigenen Eltern verbunden ist, sind ACEs in allen Populationen verbreitet. Ein anderer Fall liegt bei James vor, einem Schwarzen, der nach zehnjährigem Polizeidienst ein Jurastudium begann. Mit 44 Jahren ist James im Besitz aller äußeren Anzeichen für Erfolg. Allerdings wissen seine Kollegen nicht, daß er damit ringt, seinen Alkoholkonsum unter Kontrolle zu halten; außerdem hat er ein Reizdarm-Syndrom (IBS) und leidet unter starken Ängsten. Kürzlich hat er angefangen, Marihuana zu konsumieren, um mit seiner Angst und seinem Reizdarm besser fertig zu werden. Er fürchtet, sein Arbeitgeber könnte es herausfinden, wenn er sich in eine psychotherapeutische Behandlung begäbe, und dies würde sich negativ auf seine berufliche Karriere auswirken. James hat keinerlei Kontakt zu seiner Ursprungsfamilie. Er ist das jüngere Kind zweier Lehrer, die sich nach der Schule extrakurrikularen Aktivitäten widmeten, derentwegen sie an den Wochenenden häufig nicht zu Hause waren.

In Abwesenheit der Eltern wurde James von seinem älteren Bruder betreut, der insgeheim Alkohol konsumierte und auch James mit Alkohol in Berührung brachte. Außerdem war James von einem der Freunde seines Bruders sexuell belästigt worden, ein Vorfall, über den er nie mit jemandem gesprochen hatte. Dies hatte ihm Freundschaften mit Männern erschwert. Zwar fühlt er sich in Gegenwart von Frauen generell wohler, doch enden seine Beziehungen zu ihnen gewöhnlich, wenn sich eine dauerhafte oder längerfristige Beziehung anbahnt.

Wie bei Melissa ist auch bei James der ACE-Score seit seiner Kindheit hoch. Er liegt bei mindestens 3 (weil er sich nicht geliebt fühlte, sexuelle Belästigung erlebte und mit einem Alkoholiker zusammenlebte). Es besteht die Gefahr der

Entstehung körperlicher und psychischer Probleme, die auf die Dauer seine Gesundheit und sein Wohlbefinden beeinträchtigen und zum vorzeitigen Tod führen können.

Wie sich ACEs auf den gesundheitlichen Zustand von Säuglingen, Kindern und Erwachsenen auswirken

Welche Mechanismen könnten bewirken, daß Melissa und James aufgrund ihrer belastenden Kindheitserlebnisse für Fettleibigkeit, das Metabolische Syndrom, psychische Probleme, Reizdarm und Substanzmißbrauch prädisponiert sind? Zu ihrer Gefahrenkarawane zählt die Kombination von transgenerationaler Streßübermittlung, epigenetischen Veränderungen, Veränderungen der HPA-Achse und der Immunreaktion und komplizierten neuroendokrinen Prozessen, die chronische Entzündungen hervorrufen können. Die Wirkung dieser neurobiologischen, physiologischen und epigenetischen Veränderungen hat auch wichtige Auswirkungen auf andere Entwicklungsprozesse, die den Boden entweder für soziale Verbundenheit oder für Isolation und Einsamkeit bereiten. Eine komplexere Hypothese deutet auf Veränderungen früher Ernährungsmuster hin, die mit den Schwangerschaften vorangegangener Generationen beginnen und in der Kindheit von Melissa und James kulminieren. Die Mütter beider erlebten Stressoren, die sich möglicherweise auf ihre Fürsorgefähigkeit auswirkten.

Rassismus und Diskriminierung werden mit ungünstigen Entwicklungen bei Neugeborenen in Verbindung gebracht, etwa einem geringen Geburtsgewicht und Frühgeburt, wobei die Stärke der ungünstigen Voraussetzungen mit dem Ausmaß der negativen Auswirkungen korreliert (Black, Johnson & VanHoose 2015). Afroamerikanische Frauen berichten, daß sie durch Erlebnisse rassischer Diskriminierung in ihrer Kindheit stark sensibilisiert sind. Beispielsweise erwähnte eine Studienteilnehmerin, ein Mädchen habe seinem schwarzen Freund mitgeteilt, ihre Eltern hätten gesagt: »Wir können nicht zulassen, daß irgendwer (der schwarz ist) ins Haus kommt« (S. 32). Auch die Omnipräsenz ihrer Erlebnisse im täglichen Umfeld, in der Schule und im Gesundheitswesen, ihre später entstehende Hypervigilanz und Angst wegen rassistischer Erlebnisse ihrer eigenen Kinder und ihre Bemühungen, ihre Kinder zu schützen, spielen wichtige Rollen (Nuru-Jeter et al. 2009). Später in diesem Kapitel beschäftigen wir uns mit systemischem bzw. institutionellem Rassismus und strukturellen Stigmata, die zu einer geringeren Lebenserwartung und zu ungünstigen gesundheitlichen Entwicklungen führen.

Vermutlich war die neurobiologische Verfassung der Mütter von Melissa und James durch deren eigene Kindheitserlebnisse beeinträchtigt. Die nährende Zuwendung, die sie erhielten, ähnelte möglicherweise den bei LLG-Rattenmüttern beobachteten Mustern. Vielleicht waren die Großmütter von Melissa und James aufgrund ihrer angespannten Lebenssituation häufig gezwungen, ihre eigenen Kinder allein zu lassen. Und vielleicht waren sie, wenn sie anwesend waren, aufgrund ihrer eigenen Belastungssituation und ihrer gesundheitlichen Beeinträchtigungen ihren Kindern gegenüber weniger zuwendungsfähig.

Im Einklang mit dem DOHaD-Rahmen erlebte Melissa, die mittlerweile erwachsen und schwanger ist, in ihrer Kindheit möglicherweise Belastungszustände, die zu epigenetischen Veränderungen führten, welche mit einer Verringerung der Kortisolrezeptoren verbunden waren. Daß aufgrund der geringeren Rezeptorenzahl mehr Kortisol in ihrem Blut zirkulierte, wirkt sich auf zahlreichen Ebenen systemisch aus. Ein erhöhter Kortisolspiegel führt zur Gewichtszunahme in Körperbereichen, in denen dies als besonders gefährlich gilt, nämlich an der Taille und am Brustkorb. Melissas HPA-Achse kann möglicherweise weniger gut auf eine Verringerung der Kortisolausschüttung hinwirken, als das bei Frauen, die keinen toxischen Streß erlebt haben, der Fall ist. Melissas Fähigkeit, mit Streß fertig zu werden, ist überfordert, weil sie sich aufgrund der Verringerung von ventral-vagalem Input immer stärker sympathisch aktiviert fühlt. DOHaD und die Epigenetik interagieren somit ständig, was zur Folge haben kann, daß die Wirkung exponentiell ansteigt, statt sich zu addieren.

Ulmer-Yaniv und Kollegen (2018) führten über zehn Jahre Längsschnittuntersuchungen durch, in denen sie die Situation von unter perinataler Depression leidenden Müttern und deren Kindern mit der Situation einer Kontrollgruppe unbelasteter Mütter verglichen, wobei sie die Biomarker für Streß und die Immunreaktionen beider Gruppen maßen. Die Forscher konnten nachweisen, daß bei unter einer perinatalen Depression leidenden Müttern und ihren Kindern der Kortisolspiegel dauerhaft erhöht war, was ein Biomarker für Streß ist, und daß auch der Spiegel von sekretorischem Immunglobulin A (sIgA), einem Biomarker für eine Immunreaktion, erhöht war. Der erhöhte sIgA-Spiegel ging bei den betroffenen Müttern mit verringerter mütterlicher Sensibilität und mit einer gesteigerten Prävalenz von Angststörungen beim Kind einher. Im Alter von zehn Jahren bestanden bei Kindern depressiver Mütter häufiger psychische Störungen und erhöhte sIgA-Spiegel. Die Verbindung zwischen Traumata und einem erhöhten sIgA-Spiegel deutet auf die langfristige Wirkung von Traumata auf das Immunsystem hin.

Anhaltende strukturelle Stigmata

Die Sozialwissenschaftler Hatzenbuehler und Link (2013) haben die Begriffe Stigma und Diskriminierung über die individuelle Sphäre hinaus auch auf die gesellschaftliche Ebene bezogen. Sie gelangten zu der Auffassung, daß ein strukturelles Stigma ein Indikator für eine nachteilige gesundheitliche Entwicklung unter Einschluß verfrühter Sterblichkeit ist. Psychisch Kranke, sexuelle Minderheiten und Menschen mit HIV/AIDS zählen zu den häufig stigmatisierten Gruppen. Hatzenbuehler und Link definieren strukturelle Stigmata als »gesellschaftliche Zustände, kulturelle Normen und institutionelle Regelungen, die Chancen, Ressourcen und Wohl der Stigmatisierten einschränken« (S. 2). Beispielsweise sterben Menschen, die sexuellen Minderheiten angehören und in stark von strukturellen Stigmata geprägten Gemeinwesen leben, durchschnittlich zwölf Jahre früher als Menschen, die in von strukturellen Stigmata nur schwach geprägten Gemeinwesen leben (Muenig, Fiscella, Tancredi & Franks 2010). Und weil sich Risikofaktoren häufig zu Gefahrenkarawanen bündeln, können ihre Auswirkungen auf Gesundheit und Wohlbefinden mit der Zeit exponentiell ansteigen. Da strukturelle Stigmata Chancen, Ressourcen, Wohlbefinden und manchmal sogar die Lebenszeit von Stigmatisierten verringern, sollten wir in diesem Zusammenhang besser von struktureller Unterdrückung sprechen. Marginalisierte Gruppen werden nicht nur verunglimpft und verachtet, sondern auch mißhandelt und verletzt.

Tief in strukturelle Stigmata eingebettete Unterdrückungsstrukturen sind mächtige Hierarchien historisch begründeter Kontrolle kultureller, politischer und religiöser Institutionen, die von Weißen und insbesondere von weißen Männern dominiert werden.

Systemischer Rassismus wirkt sich auf allen Ebenen auf die Gesundheitspflege aus

Die Erforschung unterschiedlicher Behandlungen im Gesundheitswesen konzentriert sich auf die Behandlungsresultate. Feagin und Bennefield (2014) jedoch haben sich mit der permanenten Machthierarchie unter den Entscheidern im Gesundheitswesen beschäftigt, wobei sie Mitarbeiter des öffentlichen Gesundheitswesens, das Personal von medizinischen Ausbildungsinstituten, Krankenhäusern und Pharmazeuten einbezogen. Im Jahre 2018 waren 56 Prozent der in den USA aktiven Ärzte Weiße, 17 Prozent waren Asiaten, 5 Prozent waren Schwarze und 5,8 Prozent waren hispanischer Abstammung (American Association of Medical Colleges 2019). Im Jahre 2019 hingegen war ein Anteil von 60,1 Prozent der US-amerikanischen Bevölkerung weiß, 5,9 Prozent waren Asiaten, 13,4 Prozent waren Schwarze, und 18,5 Prozent waren hispanischer Abstammung (U. S. Census Bureau 2019).

Bei einer Untersuchung der Diversität des Führungspersonals der National Institutes of Health (NIH) unter Einschluß leitender Forscher, Kliniker und Wissenschaftler stellte sich heraus, daß 78–85 Prozent Weiße und 10–23 Prozent Asiaten waren. Die Anzahl der Schwarzen und Hispanier war sehr klein (National Institutes of Health 2018). Somit sind mehrheitlich weiße oder asiatische Ärzte für die NIH tätig, wo sie in der klinischen Betreuung arbeiten, Forschungsprojekte planen und diese durchführen.

Feagin und Bennefield (2014) beschreiben, inwiefern eine »von Weißen geprägte Sprache« *(white-framed language)* (S. 8), die Euphemismen benutzt und sich mit dem Erleben von Schwarzen befaßt, ohne weiße Menschen zu erwähnen, die Rolle Weißer hinsichtlich des institutionalisierten Rassismus im Gesundheitswesen verbirgt. *White-framing* in Verbindung mit einer unverhältnismäßig hohen Zahl weißer Ärzte und Forscher ist eine große Herausforderung für Identifikation, Studium und Thematisierung der Auswirkungen von systemischem Rassismus. Die Autoren beschreiben eine lange Geschichte anhaltenden systemischen Rassismus' in der Medizin, der in Form schändlichen Experimentierens ohne ausdrückliche Einwilligung der Behandelten zum Ausdruck kam, was einschließt, daß bei der Behandlung schwarzer Frauen neue chirurgische Verfahren eingesetzt wurden, die erst später, nach ihrer Standardisierung, allen Frauen angeboten wurden (Washington 2006), sowie die Praxis, Schwarzen Plutonium zu injizieren, um die Auswirkungen des Einflusses von radioaktiven Strahlen im Verlauf untersuchen zu können (Washington 2006).

Abgesehen von derart eklatanten Fällen medizinischer Mißhandlung untersuchten Feagin und Bennefield (2014) Ungleichbehandlungen, die sich aus den unterschiedlichen Vorgehensweisen bei der Behandlung verschiedener Rassen ergeben und aus denen hervorgeht, daß Schwarze seltener eine Pharmakotherapie, eine Angiographie und eine Katheteruntersuchung sowie chirurgische Eingriffe wegen einer Herzerkrankung erhalten als Weiße (Mayberry, Mili & Ofili 2000). Weniger häufig werden sie bei Lungenkrebs chirurgisch behandelt (Bach, Cramer, Warren & Begg 1999), und die Wahrscheinlichkeit einer Nierentransplantation ist ebenfalls geringer (Ayanian, Cleary, Weissman & Epstein 1999).

Neben der unzureichenden medizinischen Versorgung, die das US-amerikanische Gesundheitssystem Schwarzen zugesteht, und den schon beschriebenen medizinischen Mißhandlungen wirkt sich der durch Rassismus entstehende Streß auf die Körper schwarzer Menschen in beklagenswerter, aber biologisch erklärbarer Weise aus. Harrell und Kollegen (2011) haben detailliert beschrieben, wie individueller, institutioneller und kultureller Rassismus einen schlechten Gesundheitszustand hervorrufen können. Sie weisen darauf hin, daß bewußter wie auch unbewußter rassistisch bedingter Streß die HPA-Achse und das sympathico-adrenale System beeinträchtigt. Außerdem verstärkt Rassismus die allostatische Last, die, wie in Kapitel 4 erwähnt wurde, ein Maßstab dafür ist, wie schwierige Umstände starke biologische und physiologische Veränderungen hervorrufen, was auf das Gehirn und andere Organe erschöpfend wirken kann. Neblett und Roberts (2013) haben gezeigt, daß rassistisch bedingter Streß bei afroamerikanischen Universitätsstudenten von der Polyvagal-Theorie vorausgesagte autonome Veränderungen hervorrufen kann. Als die Studenten mit Vignetten von offensichtlichem, neutralem und subtilem Polizeirassismus konfrontiert wurden, deuteten Veränderungen der respirativen Sinusarrhythmie (RSA) auf die Lösung ihrer Vagusbremse hin, und Veränderungen der kardialen Präejektionsperiode ließen auf eine Aktivierung des Sympathischen Nervensystems schließen. Bei wiederholter Evozierung können diese autonomen Reaktionen die Physiologie der Streßreaktion stören.

Epigenetik und systemischer Rassismus

Während die lebenslange Wirkung von systemischem Rassismus immer besser verstanden und zunehmend als Tatsache akzeptiert wird, suchen Neurowissenschaftler weiterhin nach den grundlegenden gemeinsamen Verbindungen, die Veränderungen auf Zellebene bewirken. Wie schon an früherer Stelle in diesem Kapitel erläutert wurde, lassen sich epigenetische Veränderungen mit der Software eines Computers vergleichen, der die Proteinproduktion steuert, die den Zellstoffwechsel verändert. Struktureller und systemischer Rassismus führen zu chronischem Streß, der Gesundheit und Wohlbefinden beeinträchtigt.

Barcelona de Mendoza und Kollegen (2018) bestätigen die epigenetischen Veränderungen, die mit rassischer Diskriminierung bei afroamerikanischen Frauen im gebärfähigen Alter einhergehen. Bei Frauen, die auf den *Major Life Discrimination Scales* höhere Werte erreichten, war die DNS-Methylierung in neun Bereichen verstärkt, was mit erhöhter Gefahr belastender gesundheitlicher Entwicklungen in Verbindung gebracht wird, darunter Schizophrenie, Bipolare Störung und Asthma.

Wenden wir diesen Paradigmenwechsel auf die Geschichte von James und seiner Mutter an, sehen wir, daß bei ihm, obwohl er in einer finanziell gut gestellten Mittelklassefamilie aufgewachsen und beruflich allem Anschein nach erfolgreich war, die transgenerationale Wirkung chronischer Stressoren, die seine Mutter und Großmutter erlebt hatten, möglicherweise einen wichtigen Einfluß auf das hatten, was er selbst erlebte.

Die Wirkung psychischer Probleme der Eltern auf die Streßreaktion der Kinder

Depression und Angst sind die häufigsten psychischen Störungen, die bei Schwangeren sowie bei Müttern und Vätern nach der Geburt ihrer Kinder beobachtet werden. Die Zahl der postpartalen Depressionen (13–25% vs. 8,4–10%) und Angstzustände (10–18% vs. 5–10%) ist bei Müttern höher als bei Vätern. Die Störungen treten oft gleichzeitig auf (Aktar et al. 2019). Leider gibt es kaum Untersuchungen darüber, wie sich Depressionen und Angststörungen bei Eltern auf deren Kinder auswirken. Zwei Möglichkeiten sind wahrscheinlich, nämlich direkte Auswirkungen auf die Kinder und indirekte Auswirkungen durch Beeinflussung des mütterlichen Wohlbefindens. Die meisten bisherigen Untersuchungen sind Beobachtungsstudien, weil Forscher Schwangere und Frauen mit postpartaler Depression nicht nach dem Zufallsprinzip Streß oder keinem Streß aussetzen können.

Abgesehen von Veränderungen hinsichtlich der Reaktivität der HPA-Achse bestehen bei Kindern, deren Eltern unter einer Depression oder unter Angst leiden, wahrscheinlich auch Veränderungen des vagalen Tonus, was sich in Form von Veränderungen ihrer respiratorischen Sinusarrhythmie (RSA) niederschlägt. Außerdem kann es zu Veränderungen hinsichtlich der strukturellen und funktionalen Entwicklung des limbischen Systems und insbesondere der Amygdala kommen.

Eine ausgeprägte RSA wird mit emotionaler Flexibilität in Verbindung gebracht sowie mit der Fähigkeit, mit unerwarteten Störungen fertig zu werden. Im ersten Lebensjahr kommt es zu signifikanten Veränderungen hinsichtlich der Reife des PNS, was in der Regel Erhöhungen des vagalen Tonus und der RSA zur Folge hat (Field 1998). Bei Säuglingen depressiver Mütter verzögert sich die Reifung des Vagusnervs, weshalb es nicht zur erwarteten Erhöhung des vagalen Tonus und der RSA kommt. Die Folge kann eine verringerte Reaktivität der Gesichtsmuskeln des Säuglings und seiner Fähigkeit, Bezugspersonen die eigenen Bedürfnisse zu signalisieren, sein (Field & Diego 2008). Deshalb können die Babys von depressiven oder unter Ängsten leidenden Müttern weniger gut Bezugspersonen ihre Bedürfnisse mitteilen sowie Freude und Behagen signalisieren und ihre Eltern dadurch animieren, mit ihnen in dem für ihre Entwicklung so wichtigen dyadischen Tanz zu verbleiben.

Gefahrensignale können tiefe Raubtierlaute in der unmittelbaren Umgebung sein oder die Mimik einer wichtigen Bezugsperson, welche die Wahrscheinlichkeit ihres Rückzugs von der unverzichtbaren Betreuung des Kindes signalisiert. In Zusammenhang mit Untersuchungen, an denen Erwachsene mit einer Posttraumatischen Belastungsstörung (PTBS) teilnahmen, wiesen Shin, Rauch und Pittman (2006) auf übermäßige Amygdala-Reaktionen bei emotionalen Stimuli hin.

Bei Tieren wird chronischer Streß mit Veränderungen in der Struktur der Amygdala in Verbindung gebracht. Weil die Amygdala des menschlichen Fötus viele Kortisolrezeptoren aufweist, reagiert sie bei depressiven Schwangeren besonders empfindlich auf erhöhte Kortisolspiegel. Depression bei einer Schwangeren kann Struktur und Konnektivität der fetalen Amygdala beeinflussen. Gemeinsam können der erhöhte Kortisolspiegel der Mutter und die erhöhte Konnektivität der Amygdala des Fötus die Gefahr affektiver Störungen bei Säuglingen und kleinen Kindern erhöhen (Herman, Ostrander, Mueller & Figueiredo 2005: Rifkin-Graboi et al. 2013).

Die neurobiologischen, physiologischen und epigenetischen Veränderungen, welche die frühe Betreuung von Säuglingen hervorruft, sind komplex, multidimensional und dynamisch. Die transgenerationale Übertragung von Streß, beispielsweise in Form von institutionalisiertem Rassismus oder von Armut, kann bei Schwangeren die Streßreaktivität beeinflussen. Dies wird durch epigenetische Veränderungen ermöglicht, die den Kortisolspiegel der Betroffenen steigen lassen und ihre Fähigkeit, ihre Reaktionen auf Streß zu kontrollieren, verringern. Die eingeschränkte Fähigkeit, mit Streß umzugehen, schlägt sich in einem erhöhten Kortisolspiegel nieder, entweder über die Plazenta oder die HPA-Achse des Fötus. Der erhöhte fetale Kortisolspiegel wirkt sich auf Struktur und Funktion der Amygdala aus, was wiederum nach der Geburt beim Säugling die Reaktionen auf Streß verstärkt. Der erhöhte Kortisolspiegel beim Fötus und Säugling beeinträchtigt die Reifung des vagalen Tonus, wobei es zu einer Verzögerung oder Verringerung der erwarteten RSA-Anstiege kommt. Der mittlerweile zum Säugling gereifte Fötus ist dann weniger gut in der Lage, mit Streß fertig zu werden und sich von einem erwachsenen Betreuer co-regulieren zu lassen.

Eine erwachsene Bezugsperson mit einem erhöhten Kortisolspiegel neigt möglicherweise oft zu (im sympathisch aktivierten Zustand) intrusiven oder (dorsal-vagal) zurückhaltenden Interaktionen mit dem verletzlichen Säugling. Damit sind die Voraussetzungen erfüllt für verringerte co-regulatorische Aktivitäten zwischen dem Säugling und seinen erwachsenen Bezugspersonen, für eine verzögerte oder verringerte Selbstregulationsfähigkeit des Kindes und für die Gefahr einer affektiven Störung in der Kindheit oder Adoleszenz. Weiterhin deutet ein permanent erhöhter Kortisol- und sIgA-Spiegel in der frühen und mittleren Kindheit darauf hin, daß dies zu einer lebenslangen Dysregulation und zu einer Häufung emotionaler Herausforderungen führen kann. Somit sieht sich das verletzliche Kind nun einer wichtigen erwachsenen Bezugsperson gegenüber, die nur eingeschränkt in der Lage ist, dem Säugling und Kleinkind durch eigenes Beispiel zu demonstrieren, wie man mit Herausforderungen resilient umgehen kann.

Zur Hoffnung geben Untersuchungen Anlaß, nach denen sich bei Veränderung des mentalen Zustandes eines Elternteils auch der mentale Zustand des Kindes verändert. In einer Untersuchung über die Beziehung zwischen elterlicher und kindlicher Depression beobachteten Garber und Kollegen (2011) zunächst, daß »beim Nachwuchs depressiver Eltern stärkere depressive Symptome, eine in vielen Bereichen geringere Funktionsfähigkeit und eine im Vergleich mit Kindern nichtdepressiver Eltern geringer wahrgenommene eigene Kompetenz bestanden« (S. 237–238). Ließ die Depression der Eltern jedoch nach, wurden auch die Symptome ihrer Kinder schwächer, obwohl sie keine spezifische Behandlung erhielten. Die Eltern waren dann eher bereit, ihre Kinder zu akzeptieren. Deshalb wurde die akzeptierende elterliche Haltung als ein Faktor angesehen, der zur Verbesserung der Situation ihrer Kinder beitrug. Aus Sicht der Polyvagal-Theorie könnte das Akzeptieren als Signal für Sicherheit fungieren, das Kind in eine bessere Stimmung versetzen und seine Fähigkeit verbessern, sich im Sinne des Systems für soziale Verbundenheit zu verhalten. Ausgehend von diesen Erkenntnissen sind die Autoren des vorliegenden Buches der Auffassung, daß man die Gefahr einer Depression bei Kindern verringern kann, wenn man die Eltern dazu anregt, ihre Kinder zu unterstützen und zu akzeptieren. Wenn wir untersuchen, wie Eltern- und Kindzustände miteinander verbunden sind, verbessern wir unsere Fähigkeit, Eltern und Kinder in Richtung ventralvagalen Engagements und Gesundheit zu leiten.

Die Folgen einer beeinträchtigten Streßreaktivität

Die beeinträchtigte Streßreaktivität, die in der fetalen Periode begonnen hat, erstreckt sich offensichtlich bis ins Erwachsenenalter und gelangt häufig in Form von anhaltenden affektiven Störungen, beispielsweise einer Depression, zum Ausdruck. Angaben der Weltgesundheitsorganisation zufolge wird die Zahl der Erkrankungen an einer Depression im Jahre 2020 nur von Herzkreislauferkrankungen übertroffen, und im Jahre 2030 wird die Depression die bedeutendste aller chronischen Krankheiten sein (Lepine & Briley 2011).

Die Verringerung des parasympathischen oder vagalen Tonus und die Erregung des Sympathischen Nervensystems (SNS) initiieren eine Kaskade entzündungsfördernder Faktoren. Ist das SNS aktiviert, werden Adrenalin und Noradrenalin ausgeschüttet, um den Körper auf Kampf-oder-Flucht-Reaktionen vorzubereiten. Die dadurch entstehende Adrenalin- und Noradrenalinflut führt zur Aktivierung der HPA-Achse und zu einer Erhöhung des Kortisolspiegels. Aus entwicklungsbezogener Sicht wirkte der Adrenalin- und Kortisolansturm adaptiv und schützend. In früheren Zeiten mußten sich die Menschen vor Raubtieren hüten, indem sie wachsam blieben und zu fliehen vermochten. Auch heute noch gibt es Situationen, in denen eine sofortige Ausschüttung von Streßhormonen für das Überleben unverzichtbar ist. Nehmen wir beispielsweise an, Sie sehen ein kleines Kind auf eine verkehrsreiche Straße zulaufen. Ihre Amygdala signalisiert dann augenblicklich, daß Gefahr droht, und Sie rennen sofort los, um das Kind zu retten. Ihr Herz rast und pocht dann eine Weile, und Ihr Körper zittert. Dies ist für Sie selbst und das Kind gut.

Bei typischen Streßreaktionen verhält sich Ihr Herzkreislaufsystem adäquat, sobald der Ansturm der Streßhormone nachläßt. Ihre Herzfrequenz sinkt, Ihr Herz hört auf zu pochen, und das Zittern verschwindet. Ist Ihre Streßreaktion jedoch sehr stark, werden weiter Streßhormone ausgeschüttet, die Herzfrequenz bleibt erhöht, und Sie kehren nicht in einen Zustand der Ruhe zurück. Selbst wenn die Gefahr vorüber ist, sendet Ihr Gehirn weiter Gefahrensignale aus.

Menschen mit einer depressiven Erkrankung und einem permanent erhöhten Kortisolspiegel erleben eine anhaltend veränderte Streßreaktion. Die damit verbundene Verringerung parasympathischer Aktivität wirkt sich auf die Immunreaktionen aus. Interleukine, eine Gruppe von Proteinen, werden von Blutzellen produziert, welche die Immunreaktionen steuern. Das aktivierte Immunsystem solcher Menschen erzeugt weiter entzündungsfördernde Biomarker wie die Interleukine 2 und 6 und verringert die Zahl entzündungshemmender Zytokine wie IL-4 und IL-10. Eine verlängerte Sekretion entzündungsfördernder Zytokine und ein erhöhter Kortisolspiegel führen zu Dysfunktionen zahlreicher Organsysteme, darunter des Herzens und des Darms (Felger & Lotrich 2013). Die Beziehung zwischen chronischen Entzündungen und Herzkreislauferkrankungen ist so eindeutig, daß einige empfehlen, bei Menschen, die Gefahr laufen, eine Herzerkrankung zu entwickeln, Entzündungsmarker zu kontrollieren, um sie adäquat behandeln zu können (Mattina 2019).

Es besteht auch eine starke Beziehung zwischen ACEs und der Entstehung funktioneller Magen-Darm-Erkrankungen wie das Reizdarm-Syndrom (*Irritable Bowel Syndrom* – IBS). Menschen, die unter dem Reizdarm-Syndrom leiden, haben wahrscheinlich höhere ACE-Scores als eine Kontrollgruppe. Beispielsweise konnten Patienten mit Reizdarm-Syndrom verglichen mit einer Kontrollgruppe (35% vs. 14%, $p < 0.0001$) deutlich häufiger darüber berichten, daß ihre Eltern ihre Bedürfnisse oft nicht verstanden hatten (Bradford et al. 2013). Bei Reizdarm-Patienten war auch nach Streß der Kortisolspiegel höher, und ihre Kortisolwerte kehrten langsamer auf Normalniveau zurück als die der Kontrollgruppe. Die Zeit bis zur Rückkehr zum Normalniveau hing von der Schwere der Symptome ab (Videlock et al. 2009).

Vermutlich beruht der Mechanismus der erhöhten Entzündungswerte auf transgenerationalen epigenetischen Veränderungen in der Streßreaktivität, welche die frühen Reaktionen auf die Fürsorge verändern und dazu führen, daß bei betroffenen Säuglingen und Kindern erhöhte Streßreaktionen auftreten (Bradford et al. 2013).

Bei Melissa und James liegen die Wurzeln ihrer im Erwachsenenalter zu beobachtenden unzureichenden Fähigkeit, mit Streß fertig zu werden, und ihrer früh auftretenden chronischen Krankheiten, die sich negativ auf ihre Lebensqualität und ihre Lebenserwartung auswirken, in vorherigen Generationen. Wie können wir diesen Teufelskreis zum Wohle zukünftiger Generationen durchbrechen?

TEIL III

Wie Therapeuten den Sicherheitsschaltkreis bei der Betreuung von Kindern stärken können

KAPITEL 6

Sich selbst den Puls messen

Selbstregulation als Voraussetzung für die Co-Regulation von Kindern, Familien und Kollegen

Der Zustand, in dem sich unser Körper befindet, übermittelt den Kindern in unserer Umgebung eine Botschaft. Körper kommunizieren. Die Kinder wissen unterbewußt, ob mit uns irgend etwas nicht stimmt und ob etwas nicht in Ordnung ist – und daß deshalb möglicherweise auch für sie nicht alles in Ordnung ist ... weshalb ihr der Überlebenssicherung dienendes Selbstschutzverhalten aktiviert wird.

— Claire Wilson 2018

Angehörige vieler Berufsgruppen sind in die Betreuung von Säuglingen, Kindern und Jugendlichen involviert. Schon früh interagieren Ärzte, Pfleger, Krankenschwestern, Sozialarbeiter, Erzieher, Kinderfürsorger regelmäßig mit Kindern und ihren Familien. Später kommen Lehrer, Trainer, Priester, Eltern anderer Kinder und Psychotherapeuten hinzu. Leider geraten unsere verletzlichsten und deshalb am stärksten gefährdeten Kinder und Jugendlichen häufig mit der Polizei, der Strafjustiz, der Einwanderungsbehörde oder dem Grenzschutz in Konflikte (National Child Traumatic Stress Network 2011).

Im Idealfall befinden sich mit der Betreuung von Kindern und deren Familien befaßte Personen in einem ventral-vagalen Zustand. Sie übermitteln den Kindern dann die Botschaft, daß sie sich in Sicherheit befinden, und die Kinder erkennen, daß sie in guten Händen sind. Sie nähern sich den Betreuern unbefangen, und diese sind in der Lage, die Bedürfnisse der ihnen Anvertrauten zu erfüllen. Die Therapeutin Claire Wilson (2018) weist darauf hin, daß Kinder sofort merken, wenn es uns selbst nicht gut geht, und daß sie sich das Unbehagen ihrer erwachsenen Betreuer zu eigen machen. Das Nervensystem des Kindes greift dann auf seine überlebenssichernden Verhaltensweisen zurück: sympathische Mobilisierung oder Immobilisierung und Kollaps.

In die Betreuung von Kindern und Jugendlichen involvierte Erwachsene können ihre eigenen autonomen Zustände aber auch so kanalisieren, daß bei den von ihnen betreuten Säuglingen, kleinen Kindern und deren Familien ähnliche Zustände gefördert werden. Um dazu in der Lage zu sein, müssen die Betreuer zunächst ihre eigenen augenblicklichen Zustände erkennen und dann eine Strategie entwickeln, um ihren eigenen autonomen Zustand und den der anderen Beteiligten zu modifizieren. Auf diese Weise bieten sie den Kindern und ihren Familien klinisches und emotionales Geleit. Als qualifiziert kann man diejenigen unter ihnen bezeichnen, die in jeder Situation kompetent und ruhig bleiben und Sicherheit ausstrahlen, so schwierig und unabsehbar die Situation auch sein mag.

Allerdings ist die Arbeit mit traumatisierten Kindern und ihren Familien für die daran Beteiligten mit einem persönlichen Aufwand verbunden. Kurzfristig können uns beunruhigende Ereignisse aus einer ventral-vagalen Verfassung herausreißen und eine sympathische Aktivierung triggern. Je nachdem, wie es um unsere eigene Traumavorgeschichte bestellt ist, können uns solche Schocks in einen Shutdown oder einen Zustand der Erstarrung versetzen. Wir sind dann darauf angewiesen, daß Kollegen dies bemerken und uns eine schützende Hand reichen, um zu verhindern, daß wir ins Bodenlose fallen.

Wie wir die von uns betreuten Kinder und Familien fördern können: Was ist Sicherheit, und wo finden wir sie?

Millionen US-amerikanischer Kinder und ihre erwachsenen Bezugspersonen leben in einem Umfeld, in dem sie Tag für Tag mit Gewalt und Gefahr konfrontiert werden. Diese Menschen sind in höchster Alarmbereitschaft, wenn es Anzeichen dafür gibt, körperlich in Gefahr zu sein.

Shawn, eine weiße Frau, hat kürzlich ihr College-Studium abgeschlossen und unterrichtet nun in einer Grundschule in einem großstädtischen Bereich. Die Schüler, die sie unterrichtet, sind häufig wütend und dysreguliert. Das Schulsystem versucht, mit diesem Verhalten fertig zu werden, indem es strikt auf bestimmten Regeln beharrt und die aufgebrachten Kinder durch lautstarke Anweisungen zu zügeln versucht. Shawn berichtet, in diesem Jahr schienen die Dinge anders zu liegen, weil die Kinder noch aufgebrachter seien als sonst. Am Vortag hatte sie gesehen, daß Kendra, ein achtjähriges

Mädchen, eine gleichaltrige Mitschülerin, Alexis, ins Gesicht schlug, weil Alexis sie unabsichtlich gestoßen hatte, als sie sich hinsetzen wollte. Shawn fühlt sich bei dem Verhalten, das sie beobachtet, sehr unwohl und ist mit den Strategien, mit deren Hilfe sie solche Spannungen bewältigen soll, nicht einverstanden. Sie glaubt einfach nicht, daß sie den Kindern in irgendeiner Hinsicht hilft, wenn sie einfach nur lauter wird. Doch die Kinder scheinen nur auf Erwachsene zu reagieren, die laut sind und sie so unter Kontrolle behalten. Shawn greift also mit lauter und wütender Stimme in die oben beschriebene Situation ein, und ihr Erwachsenenkörper türmt sich hoch über die beiden Mädchen auf und trennt sie voneinander. Kürzlich hatte sie ein Gespräch mit ihrer Vorgesetzten Ginger, einer weißen Frau, die zu ihr sagte, sie habe gute Anlagen, müsse aber härter daran arbeiten, in ihrer Klasse für Ruhe zu sorgen. Nach dem Gespräch war Shawns Autonomes Nervensystem deshalb in höchster Alarmbereitschaft gewesen.

Die in ihrem Alltag ständig präsente Gefahr bringt das limbische System von Kendra und Alexis dazu, den Körper rechtzeitig auf Gefahren aufmerksam zu machen und dadurch Verletzungen zu verhindern. Sogar ein freundlich gemeinter oder versehentlicher Stoß kann von der Amygdala eines anderen an der Situation Beteiligten als feindseliger Angriff gedeutet werden. Die Amygdala ist durch im Hippocampus gespeicherte Erinnerungen an früher erlittene Verletzungen sensibilisiert. Wird dann eine Gefahr registriert, wechselt das Sympathische Nervensystem in den Zustand voller Handlungsbereitschaft. Was mit der Vorbereitung zweier Kinder auf einen freundlichen Austausch begonnen haben mag, artet dann möglicherweise zu einem Faustkampf aus.

Deb Dana (2018/2018) vergleicht die Wechsel zwischen den verschiedenen autonomen Zuständen (Sicherheit, Gefahr und Lebensgefahr) mit dem Auf- und Absteigen auf einer Leiter (siehe Abb. 2.3). Kendra hat den Tag vielleicht irgendwo in der Mitte der autonomen Leiter begonnen. Wird sie täglich mit Gewalt konfrontiert, ist sie ständig vor potentiellen Gefahren auf der Hut und darauf gefaßt, sich verteidigen zu müssen. Kendras Überlebensstrategie besteht darin, sich aktiv zu verteidigen, wenn ihre Neurozeption ihr eine Gefahr signalisiert. Shawn hatte sich große Mühe gegeben, beide Mädchen anzusprechen, ihr Interesse zu wecken und ihnen gegenüber eine positive und bestärkende Präsenz zu entwickeln. Ganz besonders gefällt ihr Alexis, ein stilles, verschlossenes Kind, das sich erst seit kurzem aktiver am Geschehen in der Klasse beteiligt. Bisher hatte Shawn immer wieder versucht, sich vom oberen Ende der Leiter zu Alexis hinabzubeugen, zu ihr in Kontakt zu treten und sie auf der Leiter emporzuziehen. Heute jedoch wittert das Autonome Nervensystem von Alexis in Shawns Gegenwart Gefahr. Sie ist extrem still, antwortet nicht auf Fragen und bleibt im weiteren Verlauf des Unterrichts zurückgezogen. Shawn war nicht klar, daß Alexis häufig Wutausbrüchen anderer Mitglieder ihrer Familie ausgesetzt war. Ihr ANS hatte schon früh gelernt, ihr Überleben zu sichern, indem sie sich unsichtbar machte, um körperliche und emotionale Verletzungen zu vermeiden. In den nächsten Tagen ignorierte Alexis Shawn, die in der Erwartung, wie gewohnt ihre Beziehung zu der Schülerin wieder aufzunehmen, versuchte, sich ihr zu nähern. Doch Alexis befand sich auf der untersten Sprosse der autonomen Leiter ohne jede Aussicht, von dort wegzukommen. Shawn versuchte, ihr zu entlocken, ob etwas nicht in Ordnung sei, aber Alexis zuckte nur die Schultern, sagte nichts und ging davon.

Drei Autonome Nervensysteme signalisierten Gefahr, und es fanden drei unterschiedliche Reaktionen auf Streß statt. Shawn war nach ihrer Supervisionssitzung aus einem von Sicherheit und sozialer Verbundenheit geprägten ruhigen Zustand in den Zustand sympathischer Aktivierung gewechselt. Kendra befand sich ständig in höchster Alarmbereitschaft, und sie wurde zusätzlich stark mobilisiert, als Alexis sie versehentlich anrempelte, woraufhin Kendra sie angriff. Alexis befindet sich permanent in der am stärksten gefährdeten Situation. Deshalb kollabierte sie und wechselte in einen Erstarrungszustand, als Shawn auf sie wütend wurde. Shawn muß sich nun sehr bemühen, Alexis' Vertrauen wiederzugewinnen. Sie muß sich bei Alexis entschuldigen, weil sie die Schülerin erschreckt hat, ihr dann glaubhaft machen, daß sie den Zustand der Regulation in Zukunft nicht verlassen wird, und sie muß Alexis dabei helfen zu lernen, sich selbst zu regulieren. Macht Shawn erneut einen Fehler und verfällt wieder in einen Zustand der Dysregulation, muß sie sich abermals entschuldigen, die Beziehung wiederherstellen und sich dann bemühen, den Zustand der Regulation aufrechtzuerhalten.

Die Fähigkeit zur Selbstregulation zu entwickeln und es selbst unter schwierigen Umständen zu schaffen, in einem ventral-vagalen Zustand zu verharren, macht einen Teil der Kompetenz professioneller Helfer aus (Arnold & Thompson 2010; Thompson 2018). Die Fähigkeit zur Selbstregulation ist für alle, die mit Kindern arbeiten, wichtig. Das Gleiche gilt für emotionale Regulation im Umgang mit Arbeitskollegen.

Ein Zustand der Sicherheit beinhaltet mehr als die Abwesenheit von Gefahr oder Verletzungsrisiken

Ein Bericht des Institute of Medicine (IOM 2000) mit dem Titel *To Err is Human* definierte Sicherheit als »Geschütztheit vor unabsichtlichen Verletzungen« (S. 4). Der Bericht geht davon aus, daß alle im Gesundheitswesen Tätigen ihren Beruf zwar mit der Absicht wählen, ihre Klienten und Patienten gut zu betreuen, was aber nichts daran ändert, daß sie gelegentlich Fehler machen, die ihre Schützlinge in große Gefahr bringen. Deshalb wies das IOM darauf hin, daß es für die Verhinderung von Fehlern wichtig sei, ein mehrschichtiges Betreuungssystem zu entwickeln. In den folgenden Jahrzehnten konzentrierte man sich im Gesundheitswesen auf die Entwicklung von Algorithmen und Schutzvorrichtungen, die nachteilige Auswirkungen einschließlich vermeidbarer Komplikationen und Todesfälle verhindern sollten. Der IOM-Bericht erkannte direkte und rechtzeitige Kommunikation zwar als wichtigen Schritt an, verwandte aber weniger Zeit und Mühe auf die Untersuchung der Rolle, die interpersonale Sicherheit in beruflichen Beziehungen für die Vermeidung von Fehlern spielt. Hierzu ein Beispiel aus einem Krankenhaus:

> Dr. Gabrielle Smith, eine erst kürzlich in das Behandlungsteam aufgenommene Assistenzärztin für Pädiatrie, gab sich große Mühe, die Bedürfnisse ihrer Patienten zu erfüllen. Einer von ihnen, Matthew, ein schwarzes Kind, war wegen eines akuten Asthmaanfalls in die Klinik aufgenommen worden. Während des Basketballtrainings war er gerannt, hatte zu keuchen angefangen und schlecht Luft bekommen. Dr. Smith suchte Matthew mit dessen Mutter und Donna, einer erfahrenen weißen Krankenschwester, an seinem Krankenbett auf. Nachdem Dr. Smith ihre Untersuchung abgeschlossen hatte, ging sie zu dem für die Ärzte bereitstehenden Computer, um Matthew Medikamente zu verordnen. Nach einigen Minuten näherte sich Donna Frau Dr. Smith, stellte Blickkontakt zu ihr her und fragte sie freundlich: »Dr. Smith, ist das die Dosis, die ich ihm geben soll? In der Regel geben die Ärzte hier bei uns den Patienten zu Beginn eine andere Dosis.« Da merkte Dr. Smith, daß sie tatsächlich die falsche Dosis aufgeschrieben hatte. Nun nahm sie selbst Blickkontakt zu Donna auf und antwortete, indem sie sich entschuldigte: »Ich danke Ihnen sehr. Sie haben völlig recht. Das war nicht die Dosis, die ich eigentlich verschreiben wollte. Ich werde das jetzt sofort korrigieren.« Donna lächelte ihr sanft zu und sagte: »Vielen Dank. Ich weiß

es sehr zu schätzen, daß Sie den Äußerungen einer Krankenschwester gegenüber so offen sind.«

Wenn Donna nicht bereit gewesen wäre, ihrer Vorgesetzten zu widersprechen, hätte Dr. Smith ihrem Patienten durch einen Verschreibungsfehler schaden können. Welche Faktoren begünstigten Donnas Mut und Dr. Smiths Offenheit? Warum gelang es durch diese Kommunikation so gut, einen fatalen Irrtum zu verhindern? Was versetzte Dr. Smith in die Lage, ihren Fehler bereitwillig anzuerkennen und zu korrigieren? Obwohl Donna klar war, daß Dr. Smith auf eine Bemerkung, durch die sie korrigiert würde, möglicherweise aversiv reagieren konnte, stand für sie fest, daß sie sicherstellen mußte, daß ihr Patient die richtige Medikamentendosis erhielt. Deshalb wollte sie völlig unabhängig von Dr. Smiths Reaktion auf den Verschreibungsfehler hinweisen. Aufgrund des Eindrucks, den sie in den ersten beiden Monaten ihrer Zusammenarbeit mit der Ärztin gewonnen hatte, war ihr klar, daß diese sehr engagiert und offen mit den zu versorgenden Familien und mit den Klinikmitarbeitern umzugehen verstand. Donna fühlte sich zwar ein wenig unwohl dabei, sprach Dr. Smith aber auf das Problem hin an, versicherte sich durch gezielten Blickkontakt dessen, daß sie die Aufmerksamkeit der Ärztin gewonnen hatte, und trug ihr dann ruhig ihre Botschaft vor. Donna nahm zwar ein Aufflackern von Furcht auf dem Gesicht der Ärztin wahr, doch mit Hilfe des Klangs ihrer Stimme und ihrer Mimik gelang es der Krankenpflegerin klarzumachen, daß sie nichts anderes als die Sorge um das Wohl der Patienten im Sinn hatte. Donnas Gefühl, sicher in ihrer Rolle als Krankenpflegerin verwurzelt zu sein, verankert sie im oberen Bereich der autonomen Leiter und ermöglicht ihr so, auch dann einen Zustand emotionaler Regulation aufrechtzuerhalten, wenn sie sich unwohl fühlt. Ihr ist klar, wie groß ihre Verantwortung für das Wohl ihrer Patienten ist. Und sie ist sich auch über die Wichtigkeit ihrer Rolle gegenüber Ärzten, die sich noch in der Ausbildung befinden, im klaren. Sie fühlt sich in ihrer Gegenwart wohl und teilt ihnen ihre Freude mit. Sie ist davon überzeugt, daß ihre Arbeit durch die Gegenwart dieser Assistenzärzte bereichert wird. Donna ist im Zustand ventral-vagaler Sicherheit verankert und deshalb selbstsicher genug, um sich die Aufmerksamkeit von Dr. Smith zu sichern, sie auf ihren Fehler hinzuweisen und in der Interaktion das Sicherheitsgefühl der Ärztin zu fördern. Und Dr. Smith arbeitet auch gern mit Donna zusammen. Sie weiß deren fachliche Kompetenz und Verläßlichkeit auch unter Druck zu schätzen. Beide haben einige gemeinsame Interessen und plaudern hin und wieder darüber. Als sorgfältige Assistenzärztin war Dr. Smith zunächst sympathisch aktiviert, als ihr klar wurde, daß sie einen Fehler gemacht hatte; ihr Herz hatte daraufhin schneller zu schlagen angefangen, und sie geriet ein wenig außer Atem. Sie hätte auf der autonomen Leiter leicht nach unten abrutschen können, doch Donnas warmherzig vorgetragener Hinweis gab ihr das Gefühl, von einer wohlwollenden Retterin sicher aufgefangen zu werden. Donnas ruhige selbstsichere Art hatte co-regulierend auf sie gewirkt.

Psychische Sicherheit zu stärken verringert medizinische Behandlungsfehler

In den letzten Jahren hat sich in der Medizin ein stärkeres Interesse an Sicherheit herausgebildet, was der Tatsache Rechnung trägt, daß über die Erkenntnisse des IOM-Berichts hinaus nun auch emotionale und relationale Faktoren berücksichtigt werden, die versehentliche Behandlungsfehler zu verhindern helfen können. Im Jahre 2019 lud die Association of American Medical Colleges (AAMC) die an der Harvard Business School tätige Forscherin Amy Edmondson ein, sich im Rahmen ihrer abschließenden Plenardiskussion zum Wert *psychischer Sicherheit* zu äußern. Die Forscherin gab daraufhin folgende Erklärung ab: »Wenn es gelingt, ein interpersonales Klima zu schaffen, in dem sich alle Mitarbeiter in der Lage fühlen, ihre Sicht einer Situation darzulegen, kommen weniger Fehler vor, und Teams zeigen generell bessere Leistungen« (Redford 2019, §1). Außerdem empfahl Edmondson Vorgesetzten, grundsätzlich anzuerkennen, daß auf einem Gebiet, das so komplex ist wie die Medizin, Fehler zwangsläufig vorkommen. Sie schlug weiterhin vor, eine Atmosphäre zu schaffen, in der sich Teammitglieder frei fühlen, auf Fehler auch dann hinzuweisen, wenn Vorgesetzte sie gemacht haben. Weiterhin könnten letztere bei ihren Mitarbeitern das Gefühl fördern, daß sie einen einzigartigen Beitrag zum allen gemeinsamen Ziel der Heilung zu leisten vermögen. Edmondson hofft, daß die Gesundheitsdienstleister bereit und in der Lage sind, unter ihren Mitarbeitern eine Atmosphäre psychischer Sicherheit zu fördern, weil gute Kliniker ohnehin neugierig und bescheiden zu ihren Patienten in Kontakt treten. Kliniker müssen begreifen, daß kollektive psychische Sicherheit für Heilungserfolge unverzichtbar ist.

Wie fördert Donna in ihrem Kontakt zu Dr. Smith psychische Sicherheit? Als der Ärztin klar wurde, daß sie einen schwerwiegenden Fehler gemacht hatte, hätte sie auf der autonomen Leiter leicht abwärts in einen Zustand noch stärkerer sympathischer Mobilisierung oder sogar der Immobilisierung und des Kollaps gelangen können, abhängig von ihren eigenen Erfahrungen. Aber Donna war sich dieser Gefahr bewußt und wollte dies nicht heraufbeschwören. Deshalb bemühte sie sich, Ruhe zu bewahren und Dr. Smith so zu helfen, in einer potentiell problematischen Situation in einem Zustand emotionaler Regulation zu verbleiben. Dr. Smith selbst trug zur Rettung der Situation bei, indem sie Donnas Bemühung positiv aufnahm und sie nutzte, um ihren Zustand der Regulation aufrechtzuerhalten, wodurch sie auch Donnas Regulation unterstützte. Hätte Dr. Smith Donnas Initiative nicht dankbar aufgenommen oder, noch schlimmer, hätte sie abschätzig oder herabwürdigend darauf reagiert, wäre Donna auf der autonomen Leiter möglicherweise ebenfalls abwärts getaumelt. Tatsächlich nutzten die beiden Arbeitskolleginnen ihre im klinischen Alltag erworbene interpersonale Kompetenz im Sinne von Amy Edmondsons Rat, sich um eine Atmosphäre psychischer Sicherheit im Team zu bemühen.

Eine Arzt-Patient-Beziehung aufzubauen ist eine Intervention

> *Mitfühlenden Gleichmut zu übermitteln könnte die Kunst ausmachen, eine Arzt-Patient-Beziehung aufzubauen. Dies beinhaltet, jene freundliche Eingestimmtheit von Mensch zu Mensch hervorzurufen, die für die Entwicklung Neugeborener so wichtig ist und die bei höheren Tieren in ihrem ganzen Leben eine wichtige soziale Unterstützung ist.*
>
> — Herbert Adler 2002

Wie finden Patienten und ihre Familien in einer Beziehung zu Ärzten und anderen im Gesundheitswesen Tätigen Sicherheit und Geborgenheit? Unser autonomes System gerät häufig in Aufruhr, wenn wir selbst krank sind oder für Kranke sorgen, die uns nahestehen. Sogar Menschen mit einer guten Selbstregulationsfähigkeit, denen es gelingt, einen ventral-vagalen Zustand aufrechtzuerhalten, wenn sie gesund sind, können, wenn sie krank sind, ihr inneres Gleichgewicht verlieren. Wir alle sind dann verletzlich und haben das Gefühl, unser Wohlergehen sei gefährdet. In Gefahr suchen wir Sicherheit mit Hilfe der Mittel, die uns am leichtesten zugänglich sind. Welche es sind, hängt von unserer Lebensgeschichte, unseren Erlebnissen sozialer Verbundenheit und unseren Bindungserfahrungen ab.

Soziale Verbundenheit ist eine im Laufe der Evolution tief verwurzelte Grundlage für ein Optimum an Gesundheit und Wohlbefinden. Soziale Bindungen bieten besseren Schutz vor einem vorzeitigen Tod, als mit dem Rauchen aufzuhören, weniger Alkohol zu konsumieren, sich gegen Grippe impfen zu lassen oder sich körperlich zu betätigen, um Übergewicht zu bekämpfen (Holt-Lunstad, Robles & Sbarra 2017; Holt-Lunstad, Smith, Baker, Harris & Stephenson 2015). Mit der sozialen Verbundenheit wird auch der vagale Tonus gestärkt. Menschen mit einem höheren vagalen Tonus sind flexibler und resilienter, besser in der Lage, positive Emotionen auch angesichts von Herausforderungen aufrechtzuerhalten, und sie neigen eher zu Affiliations-/Annäherungsverhalten (Kok & Fredrickson 2010).

Für junge Säugetiere ist nach der Geburt ein erwachsener Artgenosse zur Sicherung des Überlebens wichtig. Wie die erwachsenen Betreuer von Babys können auch Ärzte, Therapeuten und andere emotional zugängliche Helfer, die sensibel und offen sind und zeitnah auf Bedürfnisse reagieren, für einen Patienten, der sich wegen gesundheitlicher Probleme in Behandlung begibt, zu einer sicheren Basis werden. Die Onkologen Gerretsen und Myers (2008) beschreiben, was günstigenfalls geschieht.

> Wie Säuglinge und ihre primären Bezugspersonen entwickeln auch Patienten ein Modell von ihrer Beziehung zum Arzt, Therapeuten oder Pfleger, demzufolge sie selbst wertvoll und der Fürsorge wert sind und die Bezugsperson als zugänglich und mitfühlend erscheint. Die Wahrnehmung von Zugänglichkeit erzeugt ein tiefreichendes Gefühl von Sicherheit, lindert so möglicherweise Angst und initiiert eine sichere Arzt-Patient-Beziehung. (S. 5295)

Gerretsen und Myers (2008) erörtern die Arzt-Patient-Beziehung aus der Perspektive der Bindungstheorie. Krankheit, Gefahr oder Unsicherheit rufen Bindungsverhalten hervor, das den Patienten dazu bringt, sich um Hilfe zu bemühen, eine Intervention, die bewirkt, daß er sich besser fühlt oder sich nicht mehr so viele Sorgen macht. Die Familie hat ihr Möglichstes getan, um zu unterstützen, zu beruhigen oder mit einfachen Ratschlägen und Hausmitteln zu helfen. Reicht all das nicht aus, sucht sich der Patient eine andere Bindungsfigur, beispielsweise einen Arzt oder eine andere fachkundige Person, die ihr Metier beherrscht, und die vertrauenswürdig, mitfühlend, zugänglich und für seine Bedürfnisse offen ist.

Das Bedürfnis, einen anderen Menschen zu kennen und von ihm gekannt zu werden

> *Das im klinischen Bereich erforderliche interpersonale Engagement beruht auf komplementären und grundlegenden Bedürfnissen, insbesondere auf dem Bedürfnis, zu wissen und zu verstehen, und auf dem Bedürfnis, gekannt und verstanden zu werden.*
>
> — George Engel 1992

In einer Umgebung, in der Technologie in Hülle und Fülle und Produktivitätserwartungen eine so wichtige Rolle spielen, dienen Algorithmen und klinische Behandlungsroutinen oft als vermeintlicher Ersatz für ein die Beziehung förderndes patientzentriertes Gespräch beim ersten Zusammentreffen von Behandler und Patient (Thompson 2018/2019). Elektronische medizinische Fragebögen akzeptieren in der Regel nur Ja-oder-Nein-Antworten, was Detailuntersuchungen praktisch unmöglich macht. Oft steht der Computerbildschirm zwischen dem Patienten, seiner Familie und dem Arzt. Ein typischer Besuch beim Kinderarzt dauert in der Regel keine zwanzig Minuten. Etwa ein Drittel (33 Prozent) der Eltern berichtet, daß sie bei ihrem letzten Besuch beim Kinderarzt weniger als zehn Minuten im Sprechzimmer verbrachten (LeBaron, Rodewald & Huniston 1999). Ein typischer Besuch eines Erwachsenen bei seinem Hausarzt dauert, wenn keine Krankheit vorliegt, in der Regel 17,5 Minuten (Gilchrist 2005). Wie kann ein Arzt oder Therapeut dem Patienten und seiner Familie helfen, sich aufgrund eines so kurzen Besuchs in angemessener Weise gesehen zu fühlen?

Die Wahrscheinlichkeit, daß ein Patient sich verstanden und gesehen fühlt, wird durch die reduktionistische Sicht von Patienten als einer Kollektion von Symptomen und Laborwerten stark beeinträchtigt. Im Sinne der reduktionistischen Sichtweise werden beispielsweise die Rückfälle bei einem Zwölfjährigen, der wegen diabetischer Ketoazidose wiederholt stationär behandelt werden muß, als Folge vorsätzlichen Fehlverhaltens, von Noncompliance und von Nachlässigkeit der Eltern hinsichtlich der Ernährung angesehen. »Was ist nur mit ihm los?« schwingt dann in Gesprächen des Arztes mit dem Patienten und seiner Familie im Hintergrund mit. Fragen sich Ärzte hingegen: »Weshalb passiert ihm das nur immer wieder?«, fühlen der Patient und seine Mutter sich von uns gesehen, und der Komplexität der Rahmenbedingungen wird Rechnung getragen. Wir erfahren dann etwas über die Schwierigkeiten der Betroffenen, sich hochwertige Nahrung zu beschaffen, über ihren fehlenden Kontakt zur Natur, was ihnen das Spielen und Trainieren erschwert, über Gewalt in ihrem Lebensumfeld und über die Bemühungen von Jugendlichen, von ihrer Peergroup akzeptiert zu werden.

Engel (1992) stellt fest: »Dialog ist wirklich grundlegend für die wissenschaftliche Arbeit im klinischen Bereich« (S. 8). Der Dialog ermöglicht es Ärzten und Therapeuten, ihre Patienten besser kennen zu lernen – herauszufinden, wer sie sind, wer sie sein möchten, wie sie leiden, was sie sich erhofft und was sie angestrebt haben. Nach Engel möchten Patienten über ihre Ärzte und Therapeuten in erster Linie wissen: »Spüren sie mich als Person und Individuum? Erkennen sie mich in meiner Menschlichkeit an? Bin ich ihnen wichtig?« (S. 11). Engel verstand das Bedürfnis von Patienten, zu wissen und zu verstehen, als repräsentativ für die Fähigkeit zur Selbstorganisation und Selbstregulation, die erforderlich sind, um in einer sich verändernden Umgebung die weitere Entwicklung zu gewährleisten.

Das Bedürfnis, sich gesehen und verstanden zu fühlen, hängt mit dem Übergang von der Dualität und Wechselseitigkeit im Mutterleib zum Bedürfnis nach sozialer Verbundenheit des Neugeborenen zusammen. Engel (1992) erkannte wie Porges die biologische Notwendigkeit sozialer Verbundenheit für die Überlebenssicherung. Doch war er sich nicht darüber im klaren, wie das Sympathische und Parasympathische Nervensystem durch Lösen oder Aktivieren der Vagusbremse zusammenarbeiten.

Ärzte und Therapeuten vermitteln ihren Patienten ein Gefühl der Sicherheit, wenn sie in ihrem Umgang miteinander Offenheit demonstrieren

Während einer ihrer täglichen Visiten sprachen Dr. Nguyen, eine vietnamesische Ärztin, und Karen, eine weiße Pflegerin mit APN-Status *(advanced practice provider)*, über Josiah, einen gemischtrassigen frühgeborenen Säugling. Josiahs Mutter, Miranda, eine Latina, nahm täglich an der Visite teil. Karen beschrieb, wie sie den medizinischen Zustand von Josiah sah. Dr. Nguyen stellte umsichtige Fragen und erklärte, daß sie einige von Karens Annahmen und Schlußfolgerungen nicht verstehe. Miranda hörte still zu, äußerte sich aber weder in Form von Kommentaren noch von Fragen, während Karen Dr. Nguyen antwortete, ohne defensiv zu reagieren.

Als Dr. Nguyen später am gleichen Tag zum Bett des Kindes zurückkehrte, sagte Miranda zu ihr: »Mir hat es gefallen, wie Sie Karen so unumwundene Fragen über die Situation meines Babys gestellt haben. Das hat mir das Gefühl gegeben, daß mein Baby in guten Händen ist.«

Für Dr. Nguyen wäre es ein Leichtes gewesen, jedes Anzeichen für einen Konflikt zu vermeiden, indem sie Karens klinische Einschätzung von Josiahs Zustand akzeptiert hätte, ohne Fragen zu stellen, oder indem sie ihre Bedenken erst zu einem späteren Zeitpunkt zur Sprache gebracht hätte. Statt dessen formulierte Dr. Nguyen ihre kritischen Fragen offen in Gegenwart von Miranda, und Karen ließ sich unbefangen auf eine ernste und offene Aussprache über den Gesundheitszustand des Babys ein. In solchen Interaktionen suchen Patient und Familie nach Anzeichen für Annäherungs- statt Vermeidungsverhalten (siehe hierzu Tabelle 6.1). Die Kolleginnen machten sich unvoreingenommen daran, gemeinsam ein klinisches Verständnis zu entwickeln, und ihre Bereitschaft, das Wohl des Babys zum Maß ihres Handelns zu machen, zeigte, wie ernst sie ihre medizinischen Pflichten nahmen. Miranda merkte, wie sich beide damit auseinandersetzten, wichtige Fragen über Josiahs Zustand zu beantworten, und gelangte so zu der Überzeugung, daß ihr Sohn in guten Händen war.

Für klinische Teams ist es ausschlaggebend, ein Gefühl der Sicherheit zu fördern, das Miranda und anderen Eltern vermittelt, daß ihre Babys in guten Händen sind und eine qualitativ hochwertige Betreuung genießen. Andernfalls können Situationen wie die beschriebene Erinnerungen an früheste Beziehungs- und Bindungserlebnisse aktivieren, die in unserem ganzen Leben unsere Fähigkeit, vertrauensvolle Beziehungen aufzubauen, beeinflussen. Kommen

VERHALTEN	ANNÄHERUNG	VERMEIDUNG
Sprache	moduliert	monoton
Mimik	engagiert	abgelenkt oder ausdruckslos
Zustand	wachsam oder engagiert	hypervigilant oder verschlossen
Gestik	offen	angespannt oder abwesend
Haltung	offen	starr oder verschlossen

Tabelle 6.1 Annäherungs- oder Vermeidungsverhalten

dann noch Angst und Verzweiflung hinzu, die viele Eltern empfinden, wenn sie die Gesundheit ihrer neugeborenen Kinder gefährdet sehen, wird es für die Kliniker noch wichtiger, sicherheitsfördernde Strategien anzuwenden.

Eine kürzlich veröffentlichte Meta-Analyse der Bindungsgeschichte von Menschen, die im Gesundheitswesen tätig sind, deutet darauf hin, daß diejenigen in dieser Gruppe, die schon früh selbst eine sichere Bindung entwickelt haben, längerfristig sowohl auf die Wahrnehmungen ihrer Patienten als auch auf ihre Beziehung zu ihnen und auf die Behandlungsresultate einen positiven Einfluß haben. Allerdings ist die Möglichkeit, kurzfristig Resultate zu beeinflussen, gering (Mimura & Norman 2018). Angesichts der unterschiedlichen Bindungsvorgeschichten, die Ärzte und Therapeuten einerseits und Patienten andererseits in ihre gemeinsame Beziehung mitbringen, ist das Ausbleiben einer kurzfristigen Beeinflussungsmöglichkeit nicht überraschend.

Bindungsvorgeschichte, Behandler-Patient-Beziehung und Polyvagal-Theorie

Auch die Bindungsvorgeschichte der Patienten wirkt sich auf das Behandlungsergebnis aus und beeinflußt ihre Wahrnehmung ihrer Kommunikation mit dem Kliniker. Besonders wichtig sind die Implikationen der Bindungsvorgeschichte für die Zusammenarbeit zwischen Kliniker und Patient, soweit es um den Umgang mit chronischen Erkrankungen geht. Sowohl in der Erwachsenenmedizin als auch in der Pädiatrie und Jugendlichenheilkunde kommen Vorsorge und Heilbehandlung oft zu kurz, weil Fettleibigkeit, im Erwachsenenalter auftretende chronische Erkrankungen (z. B. Diabetes und Herzkreislaufkrankheiten) sowie Verhaltensstörungen und andere psychische Probleme im Vordergrund stehen. Die Bindungsvorgeschichte eines Patienten liefert wichtige Hinweise, die Behandlern helfen, eine sichere Basis zu schaffen und einen gemeinsamen Behandlungsstil zu entwickeln, der mit den aus dem Bindungsstil des Patienten resultierenden Neurozeptionen in Einklang steht.

Bartholomew und Horowitz (1991) identifizierten vier Bindungsstile von Erwachsenen, die als Modell für die Leichtigkeit oder Schwere der Behandler-Patient-Beziehung von Nutzen sind. Das Modell umfaßt das Selbstkonzept des Erwachsenen und den Respekt, mit dem er andere sieht. Beispielsweise hat ein Mensch mit einer *sicheren Bindung* ein positives Modell sowohl von sich selbst als auch von anderen Menschen. Ein sicher gebundener Erwachsener agiert autonom und fühlt sich aufgrund seines großen Respekts anderen gegenüber in Beziehungen und hinsichtlich Nähe wohl.

Sicher gebundene Patienten sind offen und voller Vertrauen und haben ein inneres Modell ihrer selbst, das sowohl ihr Selbstwertgefühl als auch das Gefühl, die Aufmerksamkeit und Fürsorge des Behandlers verdient zu haben, stärkt. Sie sind auf soziale Verbundenheit vorbereitet, können Bestätigungen durch den Behandler annehmen und erkennen, daß er sie zuverlässig begleiten und für sie da sein wird, wenn Probleme auftauchen. Sie erwarten, gut behandelt zu werden, weil ihre frühesten Erlebnisse warmherzig und liebevoll waren und auf ihre Bedürfnisse abgestimmt sind. Sie begeben sich ohne zu zögern in die Welt, behandeln andere Menschen gut und erwarten, selbst gut behandelt zu werden. Werden ihre Erwartungen einmal nicht erfüllt, erklären sie sich das beispielsweise damit, daß der Behandler einen schlechten Tag oder selbst Schwierigkeiten hatte. Sofern es sich nicht um extreme Situationen handelt, besteht bei diesen Patienten nur eine geringe Gefahr, daß sie in ihrer Beziehung zum Behandler in einen Zustand starker Dysregulation geraten.

Erwachsene mit einem *abweisend-vermeidenden* Bindungsstil haben in ihrer frühen Betreuung häufig Distanz oder Zurückweisung erlebt; dies bringt sie dazu, sich ausschließlich auf sich selbst zu verlassen. Sie halten sich für unabhängig und Abhängigkeit für eine Charakterschwäche oder einen Makel. Sie wollen alles allein schaffen, was immer sie das körperlich und emotional kosten mag. Dieser Persönlichkeitsstil schlägt sich in ihren neurobiologischen Reaktionen auf Schmerz nieder. Beispielsweise berichten Menschen mit abweisend-vermeidendem Bindungsstil, sie empfänden weniger Schmerz, wenn sie allein seien, als wenn jemand sie beobachte (Sambo et al. 2010). Weil sie anderen mißtrauen, fühlen sie sich durch deren Gegenwart bedroht, und wenn sie auf sich gestellt sind, fühlen sie sich sicherer.

Die körperliche Gesundheit von Erwachsenen mit abweisend-vermeidendem Bindungsstil ist besonders gefährdet, weil sie Ärzten weniger über sich mitteilen, weil sie Behandlungstermine versäumen und weil sie empfohlene Behandlungen nicht konsequent in die Tat umsetzen. Allerdings kann die Wirkung ihres abweisend-vermeidenden Bindungsstils durch gute Kommunikation und eine gute Zusammenarbeit mit dem Behandler verringert werden (Bennett et al. 2011; Ciechanowski et al. 2001).

In einer typischen Population haben etwa 59 Prozent der Erwachsenen einen sicheren Bindungsstil entwickelt; bei 25 Prozent liegt eine vermeidende Bindung vor (wozu sowohl der abweisend-vermeidende als auch der vermeidend-ängstliche Bindungstyp zählen), und bei 11 Prozent handelt es sich um einen ängstlichen oder verstrickten Bindungsstil (Mickelson, Kessler & Shaver 1997). Die prozentuale Verteilung der Bindungsstile variiert je nach Art der klinischen Population sehr stark. Beispielsweise weisen nur 25 Prozent der Patienten mit somatoformen Störungen (Waller, Scheidt & Hartmann 2004) und 20 Prozent der Patienten mit psychischen Störungen (Mason, Platts & Tyson 2005) einen sicheren Bindungsstil auf.

Wie kann es angesichts dieser Situation einem mit der Polyvagal-Theorie vertrauten Behandler gelingen, eine gute Beziehung zu einem Patienten aufzubauen und bei ihm angesichts des gewaltigen Spektrums früher Erlebnisse und unterschiedlicher Bindungsvorgeschichten ein optimales Behandlungsresultat zu erzielen? Schätzen Sie als kompetenter Behandler, wenn Sie den Behandlungsraum betreten, zunächst Ihre eigene Position auf der autonomen Leiter ein. Bringen Sie in die Sitzung eine ventral-vagale Präsenz mit, die beim Patienten das Gefühl der Sicherheit fördert? Oder befinden Sie sich in einem Zustand sympathischer Aktivierung, weil Sie morgens spät aufgewacht sind, Ihre Kinder noch an der Schule absetzen mußten und dann eilig in Ihre Praxis gefahren sind? Stehen Sie fast schon auf der untersten Sprosse der autonomen Leiter, weil der Patient, der gleich zu Ihnen kommt, Ihre eigene Traumavorgeschichte reaktiviert hat? Sind Sie sympathisch aktiviert oder nähern sich einem dorsal-vagalen Zustand, spürt der Patient Ihre Neurozeption von Gefahr und aktiviert daraufhin seine eigenen Überlebensstrategien, um sich zu schützen. In Abhängigkeit von seiner Bindungscharakteristik kann ein Patient mit einem verstrickten oder ängstlichen Bindungsstil sich in seinem Bedürfnis verfangen, Ihnen gegenüber einen besseren Eindruck zu hinterlassen. Ein Patient mit einem abweisend-vermeidenden Bindungsstil kann still oder mürrisch wirken, weil er weiß, daß er ohnehin nicht auf Sie zählen kann. Ein Patient mit einem ängstlich-vermeidenden Bindungsstil sorgt sich vielleicht, daß Sie bösartige Absichten verfolgen und ihn in eine physische Gefahr bringen wollen. Ihre eigene Dysregulation wirkt dann bedrohlich und kann sogar die Atmosphäre dominieren, wenn Sie nichts unternehmen, um dies zu verhindern. Ihr Patient reagiert in solch einem Fall mit seiner speziellen Version, für die eigene Sicherheit zu sorgen. Als nächstes werden wir uns damit befassen, wie implizite Voreingenommenheiten in Beziehungen zu Klienten Selbstschutzverhalten aktivieren.

Implizite Voreingenommenheiten behindern die Bemühungen von Behandlern, interpersonale Sicherheit zu fördern

> *Ungewißheit ist beim Menschen der stärkste Verursacher von Angst. Unser Gehirn gibt sich große Mühe, unser Leben vorhersehbarer zu machen, so daß wir schnell begreifen, was in einer Situation vor sich geht, damit wir entscheiden können, was wir konkret tun können. Wir erleben jeden Tag, daß Furcht uns alle zu Entweder-Oder-Denkern macht – für uns oder gegen uns, wir oder sie.*
>
> — JON BAYLIN & DAN HUGHES 2016

Implizite Voreingenommenheiten sind jene nicht bewußten negativen Einstellungen und Stereotypen, die wir bezüglich anderer Menschen hegen. Beispielsweise betrachten wir andere als gefährlicher, weniger kooperativ, verantwortungsbewußt, intelligent oder wertvoll und begründen diese Einschätzungen ausschließlich mit der ethnischen Herkunft, der Geschlechtsidentität, der sexuellen Orientierung oder der körperlichen Leistungsfähigkeit. In Kapitel 3 wurde bereits erläutert, daß auch negative implizite Voreingenommenheiten automatische Reaktionen fördern. Wenn wir als Kliniker im Sinne unserer impliziten Voreingenommenheiten *handeln*, muten wir unseren Patienten, Klienten, Studenten und Kollegen unermeßliches Leid zu und verursachen bei ihnen großen Schaden, und das steht im Widerspruch zu unseren expliziten Werten und unserer beruflichen Selbstverpflichtung. Unsere impliziten Voreingenommenheiten sind verborgene Barrieren, die uns daran hindern, jene interpersonale Sicherheit zu fördern, die für eine an den Prinzipien der Polyvagal-Theorie orientierte Praxis so wichtig ist. Um keinen weiteren Schaden zu verursachen und sicherzustellen, daß wir Menschen fair behandeln, müssen wir zu erkennen lernen, wie wir im Sinne unserer impliziten Voreingenommenheiten handeln, und anfangen, etwas dagegen zu unternehmen. Die Polyvagal-Theorie verhilft uns zu einem neurobiologisch begründeten Verständnis seit langem erörterter Perspektiven und Strategien, und ermöglicht uns so, uns dieser automatischen Reaktionen anzunehmen und an ihrer Stelle Sicherheit und Respekt zu kommunizieren.

Lassen Behandler im Gesundheitsbereich implizite Vorurteile erkennen, signalisieren sie ihren Patienten dadurch eine Gefahr, so wie primäre Bezugspersonen die Kinder, die sie betreuen, durch ihre Körpersprache, ihren Gesichtsausdruck und den Klang ihrer Stimme sowie deren Lautstärke und Prosodie warnen (Hagiwara et al. 2020). Aus Sicht der Polyvagal-Theorie ist uns klar, daß unsere Patienten, Klienten und Studenten auf diesen nonverbalen Ausdruck unserer Voreingenommenheiten unbewußt mittels der Neurozeption reagieren. Während explizite Voreingenommenheiten und Diskriminierungen Gesundheit und Wohlbefinden der Stigmatisierten schädigen, können implizite Vorurteile außerhalb des Gewahrseins die beiden Beteiligten dazu bringen, sich zu fragen, was passiert ist, wenn eine Behandler-Patient-Beziehung scheitert.

Die Amygdala ist sowohl für die impliziten Voreingenommenheiten als auch für die Polyvagal-Theorie von zentraler Bedeutung. Sie vermittelt die Neurozeption (Porges 2011/2010) und spielt eine Schlüsselrolle bei Entscheidungen, die unbewußte Voreingenommenheiten betreffen (Reihl, Hurley & Taber 2015). In Kapitel 3 war auch davon die Rede, daß primäre Bezugspersonen die Kinder, die sie betreuen, dazu zu erziehen versuchen, sich nur solchen Risiken auszusetzen, die sie bewältigen können, und daß sie ihre Schützlinge von Gefahren fernzuhalten versuchen, indem sie die schnelle nonverbale Gefahreneinschätzung der Amygdala nutzen. Das Erleben von Neurozeptionen von Gefahr erzeugt bei Kindern neuronale Schaltkreise, die implizite Voreingenommenheiten bezüglich der Menschen, denen sie begegnen, enkodieren. Weil unsere impliziten Voreingenommenheiten außerhalb unseres Gewahrseins entstanden sind, als wir noch Kinder waren, sind wir für ihre Existenz nicht verantwortlich. Wir können aber Verantwortung für ihre jetzige und zukünftige Wirkung übernehmen.

Hinsichtlich der Beeinflussung eigener impliziter Voreingenommenheiten empfiehlt Nancy Michael (2020b), auf das Empfinden des eigenen autonomen Zustandes zu achten und dabei insbesondere Reaktionen zu registrieren, die unseren erklärten Werten widersprechen. Außerdem empfiehlt sie uns, unbewußte Voreingenommenheiten als Nebenerscheinung der Sozialisation zu verstehen, als einen natürlichen Prozeß, der das, was wir über Gefahr lernen, durch Langzeitpotenzierung in den Hebbschen Synapsen enkodiert. Wenn wir unsere automatischen Reaktionen erkennen und respektieren, können wir, wie auch Deb Dana (2018/2018) geraten hat, höhere kortikale Reflexionsprozesse für die Regulation und das *Re-Storying* nutzen. Devine und Kollegen (2012) haben dieser Sichtweise noch hinzugefügt, daß sich die gewohnheitsmäßige Anwendung impliziter Voreingenommenheiten durch die Anwendung konkreter Strategien neutralisieren läßt. Zu den von ihnen empfohlenen Strategien zählen das Ersetzen stereotyper Reaktionen durch unvoreingenommene Handlungen, das Sich-Hineinversetzen in stigmatisierte Menschen und das Sammeln konkreter Informationen über sie. Hagiwara und Kollegen (2020) weisen darauf hin, daß es im Gesundheitswesen Tätigen aufgrund von permanentem Streß schwerfallen kann, kognitive Strategien wie die von Devine empfohlenen zu nutzen. Sie empfehlen deshalb, Behandler damit vertraut zu machen, positive nonverbale Kommunikation zu nutzen, weil so in diesen Situationen die automatische Aktivierung von Voreingenommenheiten eingedämmt werden könnte.

Die impliziten Voreingenommenheiten und die Neurozeption sind Bestandteile eines schnell reagierenden Systems, das Gefahren erkennt und zu deren Bekämpfung daraufhin Defensivmechanismen aktiviert. Doch wenn die Geschwindigkeit unseres Denkens oder unserer Reaktionen signalisiert, daß dieses schnell reagierende System aktiv ist, haben wir die Möglichkeit, unseren mentalen Zustand zum Wohle der Menschen, die wir betreuen, zu verändern. Wenn wir unsere Aktivität verlangsamen, um die Einzigartigkeit eines Menschen zu verstehen, werden *unsere* kortikalen Systeme aktiviert, welche die subkortikalen Defensivsysteme unterdrücken, die *unsere* impliziten Voreingenommenheiten antreiben. Sind unsere Klienten besonders nervös, unsicher oder verwirrt, sollten wir uns um so intensiver um positive nonverbale Kommunikation bemühen und mit ihnen über ihre Erlebnisse und ihr Leben reden. Zwar erfordert die vollständige Auflösung unserer impliziten Voreingenommenheiten viel Zeit und Mühe, doch indem wir in solchen Augenblicken ein paar Minuten erübrigen, hilft uns das, unsere Klienten als Personen zu sehen, und das wiederum führt dazu, daß sie sich gesehen und als die Personen, die sie sind, respektiert fühlen.

Eine Beziehung zum Autonomen Nervensystem, die alles verändert

Inzwischen dürfte klar geworden sein, wie wichtig es ist, daß Behandelnde sich bei ihrem Umgang mit Patienten, Familien und Kollegen in einem Zustand stabiler emotionaler Regulation befinden. Auch dürfte einleuchten, daß eine hinreichend gute Betreuung in der frühen Kindheit die Fähigkeit eines Menschen zur Selbstregulation stärkt. Aber wie können wir unsere eigenen Fähigkeiten zur Selbstregulation verbessern, so daß wir sie für die Co-Regulation anderer Menschen nutzen können? Deb Danas Anwendung von Grundsätzen der Polyvagal-Theorie auf die Psychotherapie liefert diesbezüglich einige nützliche Hinweise.

Deb Dana, eine Traumatherapeutin, arbeitet mit Stephen Porges zusammen. Sie haben gemeinsam einen auf der Polyvagal-Theorie basierenden konzeptionellen Rahmen für Veränderungen geschaffen (2018/2019), und Deb Dana hat

Übungen zusammengestellt, die helfen sollen, die angestrebten Veränderungen zu erreichen (2018/2018, 2020/2020). Sie beschreibt den Prozeß einer auf der Polyvagal-Theorie basierenden Therapie im Sinne von »4 R« (2018/2018):

- Erkennen *(**R**ecognize)* des autonomen Zustandes
- **R**espektieren der adaptiven überlebenssichernden Reaktion
- **R**egulieren oder co-regulieren in einen ventral-vagalen Zustand hinein
- Umgestaltung der Erzählung *(**R**e-storying)* (dt. S. 23).

Diese vier Schritte mit Hilfe von Deb Danas Übungen zu vollziehen kann den Umgang eines Menschen mit dem eigenen Nervensystem transformieren. Statt daß wir uns von unseren automatischen Reaktionen auf bestimmte Ereignisse treiben lassen, können wir auf dem Fahrersitz Platz nehmen und die autonome Landschaft sachkundiger und mit mehr Selbstvertrauen durchqueren.

Mit Hilfe der autonomen Leiter, die in diesem Buch auf Seite 66 abgebildet ist, können wir beschreiben, wie wir empfinden, wie wir denken und wie wir die Welt sehen, und zwar jeweils aus der Perspektive des ventral-vagalen, des sympathischen oder des dorsal-vagalen Zustandes (Dana 2018/2018, 2020/2020). Deb Dana empfiehlt, diese drei Zustände absichtlich heraufzubeschwören, damit wir lernen, *den autonomen Zustand zu erkennen*, der in einem bestimmten Augenblick in unserem Leben vorkommt. Sie schreibt: »Notieren Sie für jeden der drei Zustände, wie er sich anfühlt, wie er aussieht und wie er klingt. Was geschieht dabei in Ihrem Körper? Was tun Sie? Was fühlen Sie? Was denken und sagen Sie?« (2018/2018, dt. S. 71). Jeder von uns hat individuelle Reaktionsweisen, mit denen wir uns vertraut machen müssen – das, was Deb Dana unser »individuelles autonomes Profil« (2018/2018, dt. S. 64) nennt. Zu wissen, wo auf der Leiter wir uns gerade befinden, ist der erste Schritt auf dem Weg zu einem selbstbestimmten Umgang mit unseren autonomen Reaktionen.

Als nächstes empfiehlt uns Deb Dana (2018/2018), uns über die Umstände klar zu werden, die uns dazu bringen, in den Kampf-oder-Flucht-Modus oder in das Erstarren oder in einen Shutdown zu verfallen, und diese Trigger auf dem Diagramm einer zweiten autonomen Leiter zu vermerken. Außerdem sollten wir die Ereignisse und Bedingungen darauf registrieren, die einen ventral-vagalen Zustand hervorrufen. Wenn wir die Vorboten unserer autonomen Zustände aufzeichnen, gelingt es uns eher, sie kommen zu sehen. Diesen Prozeß zu verstehen und in der Lage zu sein, seinen Verlauf vorauszusagen, stärkt unser Gefühl, in Sicherheit zu sein und unsere eigene Situation unter Kontrolle zu haben.

Außerdem ermöglicht es uns, die unserem Autonomen Nervensystem *inhärente adaptive Überlebensreaktion zu respektieren.*

Wir verfügen von Geburt an über neurobiologische Mechanismen, mit deren Hilfe wir in Reaktion auf Veränderungen in der Umgebung schnell unseren physiologischen Zustand verändern können. Zwar mag dieses System von Zeit zu Zeit inadäquat reagieren, doch empfiehlt uns Deb Dana (2018/2018), eine empathische Wertschätzung gegenüber der Art zu entwickeln, wie diese Zustände uns schützen und uns, wenn wir uns sicher fühlen, zur Entwicklung von Zuständen der Verbundenheit mit anderen anregen. Sie legt uns nahe, darüber nachzudenken, wie Respekt und Gefühle der Wertschätzung gegenüber unseren neurobiologischen Grundlagen andere Reaktionen ausgleichen, die wir unserem sympathischen und dorsal-vagalen Zustand gegenüber gehabt haben mögen. Wenn wir unseren reflexhaften Reaktionen gegenüber skeptisch waren oder wenn andere diese kritisiert haben, kann eine respektvolle Einstellung den adaptiven Funktionen der verschiedenen Zustände gegenüber uns Erleichterung verschaffen. Unsere Neurobiologie in diesem neuen Licht zu betrachten ist der zweite Schritt auf dem Weg zur Meisterung unseres ANS.

Weil vermutlich niemand seine gesamte Zeit in einem einzigen autonomen Zustand verbringt, können wir bei Zustandswechseln, so kurz sie auch sein mögen, beobachten, was geschieht, bevor wir uns auf der autonomen Leiter aufwärts oder abwärts bewegen. Wenn wir herausfinden, was uns aus dem Erstarrungszustand oder Shutdown und aus dem Kampf-oder-Flucht-Zustand in den ventral-vagalen Zustand befördert, können wir uns auf das konzentrieren, was unsere Verängstigung und Defensivität verringert und was uns hilft, uns sicherer, offener und verbundener zu fühlen. Außerdem können wir herausfinden, was zu tun ist, wenn wir auf der autonomen Leiter emporsteigen wollen, und wobei wir die Hilfe anderer benötigen. Sobald wir uns über diese Faktoren im klaren sind, werden sie zu Ressourcen, die wir gezielt nutzen können, während wir *uns durch Selbstregulation oder Co-Regulation in einen ventral-vagalen Zustand versetzen.* Die Erstellung eines solchen *Mappings für regulierende Ressourcen* (dt. S. 85) zeigt uns, welche einzigartigen Möglichkeiten wir haben, uns auf der autonomen Leiter aufwärts zu bewegen, entweder selbständig oder mit Hilfe anderer Menschen, denen wir vertrauen. Bei der Arbeit an diesem Mapping können wir auch andere Möglichkeiten, uns in den ventral-vagalen Zustand zu versetzen, nutzen, beispielsweise Yoga oder bestimmte Atemtechniken.

Selbstregulation zu erlernen ist der dritte Schritt auf unserem Weg zum Cockpit unseres autonomen Systems; *Re-Storying* ist das letzte der »4 R« und beinhaltet, daß wir neue Narrative über unser ANS entwickeln. Dana (2020/2020) benennt fünf Ansatzpunkte, die uns helfen sollen, uns zu vergegenwärtigen, wie wir unsere autonomen Zustände beschreiben, damit wir die Geschichten, die wir uns über das, was geschieht, erzählen, verändern können:

- Mein autonomer Zustand ist …
- Mein System reagiert auf …
- Mein Körper will …
- Mein Gehirn entwickelt die Geschichte, nach der …
- Beim Lesen meiner Kurzgeschichte fällt mir auf, daß … (dt. S. 81)

Diese Stichpunkte zu ergänzen, wenn wir merken, daß sich unser physiologischer Zustand verändert hat, stärkt unser Gewahrsein der Vorgänge in unserem Körper. Die Nutzung eines Narrativs zur Klärung unserer Erlebnisse bereitet uns auf die Beeinflussung unseres ANS vor und darauf, sowohl unsere Zustände als auch die Geschichten, die wir über sie erzählen, zu verändern. Dadurch wird unsere Fähigkeit zur Co-Regulation anderer gestärkt, wenn die augenblicklichen Belastungen ihre Fähigkeit zur Selbstregulation beeinträchtigt haben.

Eine Child Behavior Health Agency hat ihre Therapeuten dazu verpflichtet, diese Folge von Übungen auszuführen, damit sie am eigenen Leib erleben, wie die verschiedenen autonomen Zustände auf sie und die von ihnen betreuten Kinder wirkten. Die Therapeuten erkannten anhand der Übungen sofort, daß ihnen die Welt, wenn sie sich in einem defensiven Zustand befanden, als bedrohlich und gefährlich erschien. Ihnen wurde klar, daß nichts, was sie in dieser geistigen Verfassung zu einem Kind oder einer Familie sagen, von Nutzen ist. Wenn sie sich in einem getriggerten Zustand befanden, mußten sie sich zunächst selbst wieder in den oberen Bereich der autonomen Leiter begeben. Sie entwickelten daraufhin eine mitfühlendere Haltung gegenüber ihren eigenen Abstiegen auf der Leiter sowie gegenüber den defensiven Verhaltensweisen ihrer Arbeitskollegen sowie der Kinder und Familien, die ihre Klienten waren.

Die Therapeuten waren offen dafür, sich mit ihren Triggern und den Ressourcen zu beschäftigen, mit deren Hilfe sie wieder in den oberen Bereich der Leiter gelangen konnten. Der Trigger des einen Klienten konnte die Ressource eines anderen sein. Beispielsweise gefiel es ihnen sehr, wenn Kollegen auffiel, daß sie in einer Situation in Schwierigkeiten waren, und wenn die Beobachter dann fragten, wie es ihnen gehe. Andere stellten fest, daß sie sich auf der autonomen Leiter abwärts bewegten, wenn ein Kollege einem Kampf, in den sie verstrickt waren, zuviel Aufmerksamkeit schenkte. Wieder andere bewegten sich auf der Leiter aufwärts, wenn Kollegen bemerkten, daß sie in Schwierigkeiten waren, allerdings nur dann, wenn es sich um Kollegen handelte, denen sie besonders vertrauten. Durch diese Erkenntnisse gelangten sie zu einem besseren Verständnis der Polyvagal-Theorie, und ihre Wahrnehmung eigener autonomer Zustände sowie derjenigen anderer Menschen wurde präziser. Aufgrund eines gesteigerten Gewahrseins und eines gestärkten Selbstwirksamkeitsempfindens erzählten sie neue Geschichten, in denen Wörter wie Neurozeption und Dysregulation vorkamen und die der Sichtweise Rechnung trugen, daß sich autonome Zustände verändern lassen und daß sie grundsätzlich zeitlich begrenzt sind.

Wie wir uns selbst fördern können: Das Trauma der Arbeit an den Traumata anderer Menschen

Die Mitarbeiter des Memorial General Hospital treffen jeden Morgen zusammen, um sich gemeinsam auf den Tag einzustimmen. Zwar kann natürlich jederzeit alles Mögliche passieren, doch wird während des morgendlichen Treffens alles bereits Bekannte oder zu Erwartende besprochen, und anschließend werden die Mitarbeiter gebeten, das aktuelle Geschehen aus ihrer Sicht zu kommentieren. Eines Morgens fordert der Arzt, Dr. Nelson, die Mitarbeiter auf, sich vorzustellen, wo sie sich in diesem Moment auf der autonomen Leiter befänden. Sind sie in ventral-vagaler Sicherheit verankert, in sympathischer Aktivierung gefangen oder am unteren Ende der Leiter kollabiert? Nach dem Vortrag des Arztes legt eine Oberschwester eine Hand auf Dr. Nelson Unterarm und erklärt warmherzig: »Oh, Dr. Nelson, ich würde Sie niemals am unteren Ende der Leiter lassen.« So kann Verbundenheit und Co-Regulation in einem Behandlungsteam aussehen. Die Teammitglieder bemerken den emotionalen Zustand ihrer Kollegen, nehmen deren Leid empathisch auf und sprechen über Zustände, die sie bei der Erfüllung ihrer Aufgaben behindern könnten. Im Laufe der Zeit lernen die Teammitglieder, darauf zu vertrauen, daß ihre Kollegen bereit sind, für sie ihr Bestmögliches zu tun, was ihre eigene Bereitschaft verstärkt, sich über ihre Auseinandersetzungen zu äußern und die Unterstützung, die ihre Kollegen ihnen anbieten, anzunehmen. Um emotional gesund zu bleiben, brauchen im Gesundheitswesen Tätige soziale Verbundenheit, sowohl in ihrer Arbeitsumgebung als auch in ihrem Privatleben.

Ohne soziale Verbundenheit, die den Streß und die Herausforderungen eines ständig drückender werdenden klinischen Arbeitspensums mildert, schweben Kliniker in großer Gefahr, einem Burnout zum Opfer zu fallen. »Burnout ist ein psychisches Syndrom, daß in Reaktion auf chronische interpersonale Stressoren im Beruf entsteht. Die drei zentralen Aspekte dieser Reaktion sind überwältigende Erschöpfung, zynische Empfindungen und ein Gefühl der Distanziertheit von der Arbeit, verbunden mit einem Gefühl von Ineffektivität und ausbleibendem Erfolg« (Maslach & Leiter 2016, S. 103). Nach Southwick und Southwick (2020) steht ein Burnout häufig in Zusammenhang mit sozialer Isolation, mangelndem Respekt, einem unzureichenden sozialen Umfeld und dem Fehlen eines sozialen Unterstützungssystems; weiterhin mit Mangel an langfristigen Mentorbeziehungen; starkem Wettbewerbsdruck; häufigen Demütigungen; fehlender Zeit für das Erleben fürsorglichen Patientenkontakts; schlechter Zusammenarbeit in Teams; und zu geringer oder völlig ausbleibender Würdigung der Bemühungen klinischer Arbeit.

Für die Arbeit an den Traumata anderer Menschen zahlen Kliniker einen hohen Preis. Oft entsteht bei ihnen sekundärer traumatischer Streß, was PTBS-Symptome beinhaltet, die »durch mindestens einen indirekten Kontakt mit traumatischem Material verursacht werden« (National Child Traumatic Stress Network 2011, S. 2). Die Traumatherapeutin Laura van Dernoot Lipsky (2009) spricht statt dessen von *»trauma exposure response«* (»Reaktion auf eine Traumaexposition«) (S. 41) und beschreibt diese als die »Transformation, die in uns stattfindet, wenn wir dem Leiden anderer Lebewesen oder des Planeten ausgesetzt sind« (S. 41).

Ganz gleich, ob ein Patient Mißbrauch, Mißhandlungen, Vernachlässigung, eine fehlgeschlagene Wiederbelebung oder die unvorhergesehene Eskalation einer medizinischen Versorgung erlebt oder miterlebt hat, das ANS des Behandlers wird in jedem Fall mitbeeinträchtigt. Wie bei einer körperlichen Verletzung empfindet man in den genannten Fällen eine unmittelbare Wirkung, einen anschließenden Entzündungsprozeß und eine mehr oder minder starke langfristige Belastung. Ein an Burnout leidender oder traumatisierter Behandler vermag nicht die unerschütterliche Selbstbeherrschung aufzubringen, die er braucht, um entnervte Kinder, Familien oder Kollegen in den oberen Bereich der autonomen Hierarchie zu führen (Thompson 2018/2019). Daher der bekannte Merksatz *»Arzt, heile dich selbst«*.

Nach Dalia und Kollegen (2013) liegen Symptome einer Posttraumatischen Belastungsstörung (PTBS) bei fast einem von sechs (17 Prozent) Mitarbeitern einer pädiatrischen Intensivstation vor, und zwei von drei Teammitgliedern (65 Prozent) berichten über besorgniserregende Symptome einer Akuten Belastungsreaktion (ABR). Einer von fünf im Gesundheitswesen Tätigen (22 Prozent) berichtet über mehr oder weniger starke Depersonalisierungssymptome, also über mangelnde Verbundenheit mit sich selbst. Insofern kann es kaum überraschen, daß im Falle einer stärkeren Resilienz beim medizinischem Personal die Gefahr einer Erkrankung an PTBS/ABR ebenso wie die von Burnout geringer ist. Das National Traumatic Stress Network (2011) weist darauf hin, daß auch Psychotherapeuten und Sozialarbeiter, die mit Kindern arbeiten, gefährdet sind, eine Sekundärtraumatisierung zu entwickeln.

Auf eine Sekundärtraumatisierung (van Dernoot Lipsky 2009) können Anzeichen für eine sympathische Aktivierung hinweisen, beispielsweise Hypervigilanz, Furcht, Schlaflosigkeit und Wut oder dorsal-vagaler Kollaps, aber auch das Vermeiden von Patienten oder Klienten, chronische Erschöpfung, Hoffnungslosigkeit und die Unfähigkeit, komplexe Zusammenhänge zu erfassen. Sekundärtraumatische Belastungszustände von Behandlern (National Traumatic Stress Network 2011) können Patienten durch mangelnde Aufmerksamkeit der Betroffenen oder durch suboptimale Wahrnehmung ihrer Aufgaben in Gefahr bringen. Als Folge derartiger Probleme wechseln die betroffenen Behandler den Beruf und verringern dadurch die ohnehin nicht besonders große Zahl derjenigen, die sich um das Wohl von Neugeborenen, Kindern und Jugendlichen, die unter Traumata leiden, kümmern.

Wenn Behandler stark gefährdet sind, eine Sekundärtraumatisierung zu entwickeln, profitieren sie davon, ihre eigene Verletzlichkeit zu verstehen und sich in Organisationen zu engagieren, die eine »Kultur des Gewahrseins« *(culture of awareness)* fördern (Steinberg & Kraemer 2010, S. 17). Diese fokussiert auf die explizite und implizite Kommunikation zwischen Behandlern und den Familien, die sie betreuen, sowie auf die Kommunikation zwischen Kollegen und innerhalb von Behandlungsteams (zu denen Ärzte, Spezialisten und Krankenpfleger zählen). Psychotherapeuten in medizinische Behandlungsprozesse einzubeziehen hilft sowohl betreuten Familien als auch Behandlungsteams, mit ihren Neurozeptionen von Sicherheit oder Gefahr adäquat umzugehen. Psychiater und Psychotherapeuten vermögen Kommunikationshürden zu überwinden, wenn andere an der medizinischen »Kultur des Handelns« beteiligte Fachkräfte (Steinberg & Kraemer 2010, S. 16) mit der Schwierigkeit ringen, ihre eigenen Neurozeptionen und die anderer Teammitglieder sowie der involvierten Familien im Blick zu behalten. Weil einbezogene Psychotherapeuten nicht den ärztlichen und pflegerischen Betreuungsteams angehören, können sie eine wichtige Rolle spielen, indem sie Sicherheit und Verbundenheit unter den übrigen Beteiligten fördern (Steinberg & Patterson 2017). Die National Perinatal Association (Hynan & Hall 2015) empfiehlt, in die Arbeit auf einer NICU einen Psychotherapeuten einzubeziehen.

Im Idealfall kann man eine Sekundärtraumatisierung verhindern oder zumindest abmildern, indem man eine Mikrokultur von Helfern aufbaut, die sich gegenseitig unterstützen, indem sie einander ermutigen und für einander Verantwortung übernehmen. Van Dernoot Lipsky (2009) erklärt: »Die Mitglieder einer solchen Gruppe müssen Menschen sein, mit denen wir über aktuelle Probleme reden, lachen, weinen und ein Brainstorming durchführen können, die wir um Rat bitten und mit denen gemeinsam wir uns zu besseren Menschen entwickeln können« (S. 185). Mitglieder unserer Mikrokultur sind Menschen, denen wir unsere neurozeptiven Zustände offenbaren können, ohne uns zu schämen, und die bereit sind, uns eine Hand zu reichen, wenn wir auf der autonomen Leiter den Halt zu verlieren drohen. An einem anderen Tag sind wir dann möglicherweise selbst ventral-vagale Anker für andere Mitglieder unserer Mikrokultur. Innerhalb eines solchen Zirkels ignorieren wir gelegentlich formale administrative Erfordernisse und Berichterstattungspflichten, wenn wir einander unterstützen und regulieren. Innerhalb einer Organisation ist es für jüngere Teammitglieder am Anfang ihrer beruflichen Laufbahn wichtig zu wissen, bei wem sie Rat, Trost und Ermutigung finden.

Wenn Ersthelfer, Klinikmitarbeiter oder Lehrer mit traumatisierenden Situationen konfrontiert werden, beinhaltet die evidenzbasierte Standardversorgung psychologische Erste Hilfe. In allen gängigen Settings gilt, daß die Botschaft des ANS für die Helfer wie auch für die Traumatisierten wichtig ist. Zu den generellen Empfehlungen für Ersthelfer zählen (Hobfoll, Watson & Bell et al. 2007):

1. Sicherheit fördern
2. Ruhe fördern
3. Verbundenheit fördern
4. Das Gefühl, selbst etwas bewirken zu können, (Selbstwirksamkeit) fördern
5. Hoffnung fördern

Diese Empfehlungen implizieren die Stufen der autonomen Leiter:

1. **Ventral-vagaler Anker:** Sicherheit, Selbstwirksamkeit und Hoffnung fördern.
2. **Sympathische Aktivierung:** Ruhe fördern, um die sympathische Aktivierung zu verringern.
3. **Dorsal-vagaler Kollaps:** Verbundenheit fördern, um Isolation und Verzweiflung zu unterbrechen.

Gespräche, die der Bewältigung von Trauer und von traumatischen Vorfällen dienen, sind für die Verhinderung von Sekundärtraumatisierungen von Nutzen. Die Struktur solcher Sitzungen kann unterschiedlich sein, aber sie zielen stets darauf ab, die Helfer zu unterstützen und deren Trauer- und Verlustempfindungen zu verarbeiten. Debriefings ermöglichen es Helfern, in einem Unterstützung bietenden Setting bisher Unausgesprochenes zu artikulieren (beispielsweise Schuld- und Schamgefühle und unerfüllte Erwartungen der Betroffenen an sich selbst). Helfer, die an Trauerverarbeitungssitzungen teilgenommen haben, berichten, sie seien danach mit ihrer Trauer besser fertig geworden, und ihre Fähigkeit, ihre berufliche Integrität aufrechtzuerhalten, habe sich gebessert (Keene, Hutton, Hall & Rushton 2010). Zeitnahe Debriefings durch erfahrene Helfer nach traumatisierenden Situationen und insbesondere nach unerwarteten Katastrophen können nützlich sein. Debriefings sollten möglichst in einem Zeitrahmen stattfinden, in dem es möglich ist, alle Betroffenen einzubeziehen; sie sollten sich auf die Geschehnisse und deren zeitlichen Verlauf konzentrieren, Anerkennungen aussprechen, auf zufriedenstellend verlaufene Interventionen hinweisen und Verbesserungsmöglichkeiten thematisieren. Während ein Behandlungsteam über seine Zusammenarbeit reflektiert und die Beiträge einzelner Mitglieder würdigt, können bei den Teammitgliedern auch unabhängig vom Resultat des Vorfalls, der das Debriefing hervorgerufen hat, Entwicklungen stattfinden. Die Beteiligten können selbst um persönliche Unterstützung bitten (oder diese kann ihnen angeboten werden), wenn zu erwarten ist, daß sie davon profitieren.

Obwohl Teammitglieder nach problematischen Erlebnissen Interesse an Debriefings zeigen, kann es schwierig sein, im Laufe eines arbeitsreichen Tages Zeit dafür zu finden; auch eine unzureichende Ausbildung der Debriefer und potentiell negative Auswirkungen auf die Teilnehmer können sich nachteilig auswirken (Sandhu et al. 2014). Simulationsmodelle für Debriefing-Zwecke könnten neue Möglichkeiten erschließen, entsprechende Ausbildungen zu entwickeln, deren Inhalt zu strukturieren und ihre Wirksamkeit zu erforschen (Zigmont, Kappus & Sudikoff 2011).

Eine optimale Reaktion in Krisen: Lösen der Vagusbremse und Stärken der sozialen Verbundenheit

Ersthelfer, Intensivpfleger und Mitarbeiter von Notaufnahmen werden mit Gefahrenmeldungen regelrecht bombardiert; um ihre Aufgaben erfüllen zu können, müssen sie deshalb eng zusammenarbeiten. Das Tempo ihrer Arbeit kann von einem Augenblick zum anderen von relativ ruhig zu rasendem Chaos wechseln. Woher nehmen solche Menschen die Energie, die eine so schwere Arbeit erfordert? Die Polyvagal-Theorie gibt eine Antwort auf diese Frage und erklärt gleichzeitig einen Hochseilakt der Mobilisierung, den unser Nervensystem bewältigen muß, wenn wir mit den Gefahren fertig werden wollen, mit denen wir jederzeit konfrontiert werden können.

Laut Polyvagal-Theorie haben Säugetiere die Fähigkeit entwickelt, die Sicherheit ihrer Umgebung mittels Neurozeption einzuschätzen und aufgrund dessen Zustände zu initiieren, die den Körper physiologisch auf unterschiedliche Situationen vorbereiten. Sichere Umgebungen aktivieren das System für soziale Verbundenheit, gefährliche Umgebungen eine hochenergetische Kampf-oder-Flucht-Reaktion. Und lebensbedrohliche Umgebungen initiieren zum Zweck der Energieerhaltung einen Shutdown. Doch ausgebildete Ersthelfer, die mit Gefahren konfrontiert werden, benötigen eine andere physiologische Reaktion. Sie müssen einerseits ein hohes Maß an Energie zur Verfügung haben und andererseits in der Lage sein, ihre Aktivitäten geschickt zu koordinieren. Das gelingt ihnen, indem sie die sogenannte Vagusbremse lösen (siehe hierzu auch Kapitel 2 und 3).

Das SNS stellt seine Aktivität fast nie vollständig ein; wie ein Auto verfügt es über die Möglichkeit zu einer Art »Entkuppelung«, in der es sich nicht von der Stelle bewegt. Wenn in Ihrem Auto mit Automatikgetriebe ein Gang eingelegt ist, müssen Sie ständig einen Fuß auf der Bremse halten, damit der Wagen nicht losfährt. Sobald Sie den Fuß von der Bremse nehmen, bewegt sich das Auto. Der Vagusnerv hat als »Bremse« die Aufgabe, die sympathische Energie im Entkuppelungszustand daran zu hindern, den Körper in Bewegung zu setzen. Das Lösen der Vagusbremse ermöglicht dem Herzen mit Hilfe der sympathischen Energie, den Blutfluß zu verstärken. Stephen Porges (1996) schreibt: »Durch vorübergehende Verringerung des zum Herzen hin gerichteten kardioinhibitorischen vagalen Tonus (d. h., durch Lösung der Vagusbremse) ist das Säugetier in der Lage, schnell die Herzleistung zu erhöhen, ohne das sympathoadrenale

System zu aktivieren« (S. 68). Das ANS stellt die Energie, die in stark belastenden Situationen erforderlich ist, durch fast vollständiges Lösen der Vagusbremse bereit (persönliche Mitteilung 2019). Führt eine Ärztin beispielsweise eine Wiederbelebung durch, schlägt ihr Herz schneller und stärker, weil ihre Vagusbremse gelöst wird, wenn auch nicht vollständig. Sie verfügt dann über die Energie, die sie braucht, um Beobachtungen machen und anderen Menschen Anweisungen geben zu können. Mit Hilfe dieser zusätzlichem Energie können Ärzte effizienter als im Normalfall arbeiten – mit mehr Kraft, Konzentration und Ausdauer, als sie im Alltag aufzubringen vermögen.

Das *Lösen der Vagusbremse* ist kein willensgesteuerter Prozeß, über den ein Mensch bewußt entscheiden kann. Die Aktivierung und Lösung der Vagusbremse außerhalb des Gewahrseins geschieht reflexartig, in Reaktion auf sich verändernde Umstände (Porges, persönliche Mitteilung 2020). Um diesen Reflex zu verstehen, sollten wir uns anschauen, was physiologisch vor sich geht, wenn bei einem Menschen beim Aufstehen der Blutdruck sinkt. Sobald die arteriellen Sensoren ein Absinken des Blutdrucks bemerken, veranlassen sie, daß die Vagusbremse gelöst wird, was den sympathischen Output erhöht und das Herz schneller und stärker schlagen läßt. Dies bringt den Blutdruck wieder auf das Niveau, das erforderlich ist, um eine ausreichende Blutzufuhr zum Gehirn und zu anderen wichtigen Körperorganen zu gewährleisten.

Ähnliche Sequenzen können auch in anderen Situationen, in denen mehr Energie erforderlich ist, aktiviert werden (Porges persönliche Mitteilung 2020), so im Fall unserer Ärztin bei der Wiederbelebung. Allerdings verringert ein so starkes Lösen der Vagusbremse den Abstand zwischen ventral-vagaler Stabilität und Kampf-oder-Flucht-Mobilisierung. Sie bringt die Ärztin einem Zustand sympathischer Dysregulation näher, in dem Neurotransmitter und Mobilisierungshormone wie Kortisol ihr Körper-Geist-System überfluten und sie überwältigen können. Diese Ansammlung von Vorgängen kann auf der autonomen Leiter abwärts in einen voll entwickelten Kampf-oder-Flucht-Zustand führen. Wie gelingt es Menschen, die Energie aufzubringen, die sie benötigen, um mit schwierigen Situationen fertig zu werden, ohne in einen Zustand der Dysregulation zu verfallen? Nach Porges verstärkt alles, was soziale Verbundenheit oder ventral-vagale Sicherheit fördert, die Fähigkeit eines Menschen, ein höheres Maß an sympathischer Energie zu ertragen und einzudämmen, und verhindert so eine Überflutung. Beispielsweise aktiviert im Alltagsleben eine Atemstrategie, bei der die Phase des Ausatmens verlängert wird, den ventral-vagalen Zustand. Sich ein Bild geliebter Menschen vorzustellen bewirkt das gleiche.

Bei einer Wiederbelebung muß die Ärztin stärker als in jeder anderen Situation das System für soziale Verbundenheit ihres Teams mit Energie anreichern, damit es in einem ventral-vagalen Zustand verweilen kann. Sie kann ihren Mitarbeitern helfen, ihre soziale Verbundenheit zu intensivieren, indem sie die Quantität und Frequenz ihrer verbalen, nonverbalen und mimischen Kommunikation erhöht. Ein einfaches Nicken oder ein kurzer direkter Blickkontakt zu einem Teammitglied signalisiert, daß das Team gut funktioniert. Es kommuniziert und arbeitet optimal zusammen. Die Teammitglieder halten Blickkontakt und pflegen ihre Gesicht-Herz-Verbindung, wobei sie sich weiter um die Sicherheit der Beziehungen kümmern und gleichzeitig auf Hochtouren arbeiten (siehe z. B. Porges & Furman 2011).

Die Vagusbremse befindet sich allerdings nicht bei jedem Menschen in einem guten Zustand (Porges, persönliche Mitteilung 2020). Manchmal löst sie sich zu schnell oder läßt sich nicht wieder einschalten, wenn der Energiebedarf gesunken ist. Wird der Leiter eines Behandlungsteams oder ein anderes Teammitglied sympathisch aktiviert, stürzt der Betreffende durch eine Neurozeption von Gefahr in einen Zustand emotionaler Dysregulation oder in einen Kampf-oder-Flucht-Zustand. Was wir für die Launen einer Ärztin, Krankenschwester, Therapeutin oder Lehrerin halten, könnte in Wahrheit ein Mensch im Zustand der Dysregulation sein, dessen Vagusbremse sich plötzlich gelöst hat. Wenn wir die Neurophysiologie so verstehen, wird uns klar, warum das Verhalten von Behandlern im Zustand der Dysregulation sowohl für Patienten oder Klienten als auch für Kollegen so gefährlich ist. Befinden sie sich dysreguliert in einem Zustand mit erhöhter sympathischer Energie, schlagen sie um sich und versetzen alle Menschen in ihrer Umgebung in Angst und Schrecken. Ihre Teamkollegen sind dann nicht in der Lage, sich in einen Zustand sozialer Verbundenheit hinein zu entspannen, weil sie, um sich selbst zu schützen, auf der Hut bleiben müssen. Müssen Teammitglieder jedoch ständig mit einem Auge ein anderes Teammitglied beobachten, das sich im Zustand der Dysregulation befindet, können sie sich nicht mit allen Sinnen auf ihre Aufgabe konzentrieren. Oft sehen sich Behandler im Zustand der Dysregulation zusammen mit ihren Mitarbeitern gezwungen, diese für den Überlebenskampf charakteristische Dynamik zuzulassen, ohne daß eine endgültige Auflösung des Problems erfolgt, bis schließlich etwas Schwerwiegendes passiert.

Eine nach den Prinzipien der Polyvagal-Theorie strukturierte Organisation, so wie sie in Kapitel 8 beschrieben wird, bildet ihre Mitarbeiter dazu aus, auf ihre eigenen neurozeptiven Zustände und die ihrer Kollegen zu achten. Eine solche Organisation definiert einerseits klare Erwartungen, denen zufolge die Behandler im Zustand der Regulation verbleiben sollen, und liefert die Struktur, die es ermöglicht, die individuelle Dysregulation einzugrenzen, und sorgt schließlich auch für die erforderliche Unterstützung bei dem Bemühen, in einen besser regulierten Zustand zu wechseln. Letztlich ist einer an den Prinzipien der Polyvagal-Theorie orientierten Organisation klar, daß die Funktionsfähigkeit von Teams und ihres gesamten Mitarbeiterstabs dem Wert eines einzelnen Teammitglieds übergeordnet ist, ganz gleich, wie gute Leistungen das betreffende einzelne Mitglied ansonsten zu erbringen vermag.

Effiziente und effektive Kommunikation fördert Teamarbeit im Geiste sozialer Verbundenheit

Brindley und Reynolds (2011) paßten praktische Kommunikationsmethoden aus der Luftfahrtindustrie an die Erfordernisse auf Intensivstationen an, wobei das Ziel war, effektive Teamarbeit zu fördern und Zuversicht und Kompetenz zu verbreiten. Sie empfehlen dem Personal von Intensivstationen, so wie dem weiter oben beschriebenen Team einer Ärztin, folgendes:

- Entwickeln gemeinsamer mentaler Modelle der aktuellen Situation, indem man die eigene Sicht der Dinge und die Gründe für beabsichtigte klinische Aktivitäten verständlich macht, beispielsweise so: »Der Patient hat keinen Puls, und wir beginnen nun mit erweiterten lebensrettenden Maßnahmen.«
- Das Schaffen einer Kultur, die es allen Beteiligten zugesteht und ermöglicht, abweichende Meinungen zu äußern, beispielsweise durch Nutzung präoperativer Checklisten: »Wir fahren mit dem Prozeß erst fort, wenn alle im OP-Raum Anwesenden bestätigen, welchen Patienten wir vor uns haben, wo er operiert werden soll und welche Art von OP geplant ist.«
- Lernen, »bei der Wiederbelebung die Stimme zu nutzen« (S. 157). Dies bedeutet, daß man sich über Beobachtungen, Sorgen und beabsichtigte Handlungen explizit und offen äußert. »Der Blutdruck sinkt trotz unserer Medikation. Was könnte das Absinken sonst noch verursachen?«
- Bemühen um eine unumwundene und direkte Ausdrucksweise, weder übermäßig aggressiv noch übertrieben höflich: »Bitte den Tubus.«
- Strukturieren wichtiger Gespräche über die Betreuung von Patienten unter Verwendung von Strategien wie SBAR: Formulieren kurzer Äußerungen, die

sich auf die **S**ituation und den **B**ackground beziehen und die das **A**ssessment (die Bewertung) und Empfehlungen (**R**ecommendations) betreffen.

- Schließen Sie den kommunikativen Austausch ab, indem Sie eine Anordnung treffen und darum bitten, informiert zu werden, sobald der Auftrag erfüllt und abgeschlossen ist, oder indem der Ausführende den Inhalt des Auftrags nach dessen Ausführung schlicht wiederholt: »Okay, ich habe 10 mg über den peripheren intravenösen Zugang gegeben.«
- Einschränken der Kommunikation in kritischen Augenblicken, etwa bei der Intubierung eines Patienten. Brindley und Reynolds weisen darauf hin, daß im Flugverkehr, wenn ein Flugzeug die Flughöhe von 10 000 Fuß unterschreitet, nur noch wirklich wichtige Mitteilungen erlaubt sind.

Betrachtet man die Empfehlungen von Brindley und Reynolds aus Sicht der Polyvagal-Theorie, wird klar, daß abgesehen vom Koordinieren der Aktivitäten von Teammitgliedern und von der Übermittlung dringend erforderlicher Informationen die beschriebenen Kommunikationsstrategien das Sicherheitsempfinden der Teammitglieder stärken. Insgesamt fördern die Strategien ein gemeinsames Verständnis und eine entsprechende Zielsetzung; sie erklären weiterhin, wann und warum bestimmte Dinge getan werden sollen, und sie bestätigen die Ausführung bestimmter Handlungen. Diese Art zu kommunizieren unterstreicht, daß alle Teammitglieder wichtig sind und daß sie gemeinsam daran arbeiten, die auftauchenden Schwierigkeiten zu bewältigen.

COVID-19 stellt alle bisherigen Regeln auf den Prüfstand

Bisher sahen sich im Gesundheitswesen Tätige in der Regel mit Traumata konfrontiert, bei denen es sich um hinsichtlich ihrer Häufigkeit und Dauer beschränkte Unterbrechungen der Verbundenheit handelte. Seit Beginn der COVID-19-Pandemie muß sich unser Land ebenso wie die ganze Welt mit Störungen der sozialen Verbundenheit auseinandersetzen, deren Ende unabsehbar ist. Erschöpfte Pfleger, Ersthelfer, Therapeuten, Lehrer und andere unentbehrliche Dienstleister bemühen sich Tag für Tag heldenhaft, das ihnen zugedachte Arbeitspensum zu bewältigen. Nichts, was wir bisher erlebt haben, hat uns auf die Beeinträchtigungen und die damit einhergehende Dysregulation vorbereitet, die unser Berufs- und Privatleben betreffen. In Kapitel 9 werden wir uns ganz gezielt damit befassen, wie die Pandemie unser aller Leben mit unseren Patienten, Familien und miteinander so beeinflußt, daß Unsicherheit und Furcht den vor uns liegenden Weg überschatten.

KAPITEL 7

Eine neu aufkommende Menschlichkeit unterstützen

Wie sich die Polyvagal-Theorie auf die Arbeit von Ärzten, Psychotherapeuten, Lehrern und anderen Helfern auswirken kann

»Bitte, sag uns, welche Behandlung wir in einer Notfallsituation über das Ohr durchführen?« ... Ich begegnete seinem Blick, ohne zu blinzeln. »Worte des Trostes«, antwortete ich meinem Vater.

— Abraham Verghese 2009

Wenn Ärzte, Psychotherapeuten, Lehrer und andere, die mit Kindern arbeiten, das erste Mal von der Polyvagal-Theorie hören, wird ihnen klar, daß der Zustand des ANS von Menschen sich auf deren Verhalten, ihre Leistungen und ihre Beziehungen auswirkt. Helfer wissen, daß sich diese Zustände auf die Art, wie Menschen sich selbst, andere und die Welt sehen, dramatisch auswirken. Aber es reicht nicht aus, dies zu wissen. Um die der Polyvagal-Theorie innewohnende Kraft voll nutzen zu können, müssen Helfer ihr Verständnis in unterschiedlichen Zusammenhängen anwenden können. Und sie müssen Patienten oder Klienten dabei unterstützen, ihren Shutdown-Zustand oder ihre Kampf-oder-Flucht-Reaktion in einen Zustand sozialer Verbundenheit umzuwandeln, damit sie sich für ihre Gesundheit, im Rahmen einer Therapie oder im Ausbildungswesen engagieren können.

Wir werden in diesem Kapitel herausfinden, wie die Polyvagal-Theorie wirkt, wenn Pfleger, Therapeuten und Lehrer sowie andere Helfer sie bei ihrer Arbeit mit Kindern anwenden, insbesondere wenn diese Kinder oder ihre Eltern verängstigt sind oder sich in einem Zustand der Dysregulation oder im Shutdown befinden. Das vorliegende Kapitel soll einen Eindruck davon vermitteln, wie sich die Polyvagal-Theorie in der beruflichen Praxis anwenden läßt. Indem wir uns vor Augen führen, wie im Gesundheitswesen Tätige die Polyvagal-Theorie im Rahmen ihrer praktischen Arbeit nutzen, um Herausforderungen im Umgang mit einem Kind im Zustand der Dysregulation zu bewältigen, können wir den Nutzen der Polyvagal-Theorie besser einschätzen.

Wie sich Ärzte, Pfleger und andere für Patienten wichtige Personen an der Polyvagal-Theorie orientieren können

Ärzte, Pfleger und andere Behandler können die Polyvagal-Theorie in vielen Zusammenhängen und Situationen nutzen, seien es Privatpraxen, ambulante Behandlungszentren oder Intensivstationen. Die Einbeziehung der Grundsätze dieser Theorie in unsere Arbeit hilft uns, dem Leiden, das emotionaler Dysregulation zugrunde liegt, gerecht zu werden, statt darin nur ein für uns anstrengendes Verhalten zu sehen. Indem wir über das Verhalten hinausschauen und uns der ihm zugrundeliegenden Physiologie und den Erlebnissen, die es verursacht haben, zuwenden, können wir eine Kultur fürsorglicher Pflege entwickeln, wobei die Umsetzung und Aufrechterhaltung einer solchen Kultur es erfordert, verschiedene Szenarien zu berücksichtigen und dementsprechend jeweils adäquate Strategien anzuwenden. Damit dieser fürsorgliche Ansatz Wurzeln schlagen kann, brauchen wir einerseits ein kognitives Verständnis der Polyvagal-Theorie, und andererseits müssen wir sie verkörpern (umsetzen), indem wir ihren Erkenntnissen entsprechend handeln.

Ein Leben gemäß der Polyvagal-Theorie verändert die Geschichten, die wir uns über das erzählen, was in unserer Umgebung geschieht und was bei unseren Patienten vor sich geht. Diese neuen Narrative spielen wichtige Rollen bei unseren Reaktionen auf die starken Emotionen, die im Rahmen von Behandlungen plötzlich zutage treten können. Solche Zustände der Dysregulation sind Gelegenheiten, die Beziehung zwischen Behandler und Patient durch gemeinsame Regulation der Affektintensität zu stärken, was wiederum ein gutes Modell für die Beziehung zwischen Kindern und ihren Eltern ist.

Emotionen lodern auf, wenn viel auf dem Spiel steht

Weil es in Krankenhäusern und anderen Behandlungszentren oft um Leben und Tod geht und dort auch entsprechende Gespräche geführt werden, werden Patienten und ihre Familien an solchen Orten häufig mit Signalen für Gefahr oder sogar Lebensgefahr konfrontiert. Bei verängstigten Patienten können so starke Zustände der Dysregulation auftreten, daß der medizinische Behandlungs- und Heilungsprozeß beeinträchtigt wird. Zwar sehen Ärzte, Pfleger und andere Behandler ihre Arbeit in der Regel eher mit körperlichen als mit emotionalen Problemen befaßt, doch ist ein sachgerechter Umgang mit den Emotionen und dem Verhalten von Patienten für den erfolgreichen Verlauf einer medizinischen Behandlung unabdingbar.

Wir alle haben schon erlebt, daß Behandler mit dem emotionalen Zustand von Patienten dysfunktional umgingen und daß die Betroffenen infolgedessen am unteren Ende der autonomen Leiter landeten, aufgewühlt, verzweifelt oder erstarrt. Es gibt aber eine Herangehensweise, die bewirkt, daß Patienten auf einer höheren Stufe der autonomen Leiter bleiben, besser reguliert und verbunden und besser in der Lage, mit ihren Behandlern zu kooperieren, um das gemeinsame Ziel, die Heilung, zu erreichen.

Stellen Sie sich einmal eine pädiatrische Intensivstation vor. Avery, ein Weißer, dessen kleine Tochter sich in einem kritischen Zustand befindet, steht an der Rezeption, schlägt mit der Faust auf das Tresen und brüllt, ohne sich an eine bestimmte Person zu wenden: »Ich brauche jetzt sofort ein paar Antworten!« Seine Fäuste sind geballt, und sein Kiefer ist angespannt. Seine Arme und Beine zittern, und er schaut um sich, auf der Suche nach jemandem, der bereit ist, ihm zuzuhören. Schauen Sie sich nun zwei unterschiedliche Versionen der weiteren Entwicklung dieser Situation an:

> Jeremy Jones, ein weißer Pfleger, taucht auf und sagt: »Sir, Sie müssen sich wirklich zusammenreißen. Das hier ist eine Intensivstation. Ihr Verhalten kann Patienten beunruhigen, und das wirkt sich negativ auf ihre Genesung aus. Ich brauche Ihre Kooperation.«
>
> Daraufhin erwidert Avery: »Ihr seid doch alle gleich. Niemand kümmert sich noch um irgend jemanden. Das einzige, was euch interessiert, ist, möglichst viel Kohle zu machen und die Größten zu sein!«
>
> Jones antwortet: »Das ist völlig unangebracht. Wenn Sie sich nicht beruhigen, muß ich den Sicherheitsdienst verständigen.«

Eine Neurozeption von Gefahr bringt beide Beteiligte an das untere Ende ihrer autonomen Leiter.

Schauen Sie sich nun folgende an der Polyvagal-Theorie orientierte Reaktion des Pflegers auf den Vater des Mädchens an, die zu einem anderen Resultat führt.

Avery brüllt: »Ich brauche jetzt sofort ein paar Antworten!«

Jeremy Jones sagt daraufhin nur: »Sir?«, laut genug, um die Aufmerksamkeit des Vaters zu wecken, aber mit einem Anflug von Neugier in der Stimme. Der Vater wendet sich daraufhin dem Pfleger zu, der seine Arme auf Hüfthöhe und mit offenen Händen ausbreitet und verständnisvoll feststellt: »Sie sind wirklich sehr aufgebracht.«

»Darauf können Sie einen … . Alle hier lassen mich auflaufen.«

Jones erwidert, immer noch deutlich lauter, als er normalerweise spricht: »Das muß sehr frustrierend für Sie sein. Offensichtlich ist Ihnen etwas sehr wichtig, worauf Ihnen niemand hier eine Antwort geben will.« Nun bedekken seine Hände sein eigenes Herz, eine Hand über der anderen, und nach einem Aufseufzen wird seine Stimme leiser. »Wie wäre es, wenn wir beide in den Besprechungsraum gehen und uns dort weiter unterhalten, damit ich besser verstehe, was los ist, und damit wir darüber nachdenken können, wie Sie zu der Antwort kommen, die Sie brauchen?«

Daraufhin atmet Avery tief ein, schaut kurz auf den Boden und folgt Jones in den Besprechungsraum.

Ohne den neurobiologischen Zustand zu kennen, den etwas Beängstigendes bei Avery aktiviert hat, fokussiert Jeremy Jones im ersten Szenario darauf, das Verhalten des Vaters zu ändern, als ob dieser seine Reaktion beeinflussen könnte. In Ermangelung eines grundlegenden Verständnisses der Polyvagal-Theorie kann Jones nur versuchen, die Verhaltensaspekte des sympathischen und dorsal-vagalen Zustandes zu beeinflussen, ohne sich über ihre eigentlichen Ursachen im klaren zu sein. Seine Möglichkeiten werden durch sein Verständnis der Situation eingeschränkt. Er kann versuchen, mit dem Vater zu reden, oder ihn auffordern, sich zu beruhigen; aber beide Möglichkeiten verschlimmern die Situation nur, weil sie den ohnehin Aufgebrachten noch stärker in Rage bringen. Weil das Nervensystem des Vaters auf die Gefahr defensiv reagiert, nimmt seine Neurozeption sowohl die intellektuelle Auseinandersetzung mit dem Pfleger als auch dessen beharrliche Aufforderungen als für das Wohl seiner Tochter gefährlich wahr.

Um in diesem Moment sein Nervensystem regulieren zu können, braucht der Vater einen Verbündeten, der ihm hilft, mit der wahrgenommenen Gefahr fertig zu werden. Dieser Verbündete muß verstehen, wer oder was in Gefahr ist, wie er oder es bedroht wird und was man tun könnte, um die Gefahr zu bannen. Deshalb muß Jones dem Vater zunächst klarmachen, daß er seine Sorge, daß etwas für ihn sehr Wichtiges in unmittelbarer Gefahr ist, versteht. Er muß dem Nervensystem des Vaters signalisieren: »Ich hab's kapiert! Hier läuft etwas entsetzlich falsch, und wir müssen uns auf der Stelle darum kümmern.« Zwar weiß Jones noch gar nicht, daß die Tochter des Mannes auf der pädiatrischen Intensivstation behandelt wird, aber er würdigt Averys alarmierten Zustand trotzdem. Weil Avery das Gefühl hat, daß andere Menschen nicht merken, wie dringlich die Lage ist, muß er seine Bemühungen, die Gefährlichkeit der Situation glaubhaft darzustellen, so lange intensivieren, bis es verstanden wird. Doch je intensiver seine Äußerungen werden, um so wahrscheinlicher reagiert das Behandlungsteam auf die Gefahr, die Avery aus ihrer Sicht darstellt, statt sich um das Bedürfnis, das er zum Ausdruck zu bringen versucht, zu kümmern.

Sich ausschließlich auf das Verhalten zu konzentrieren, ohne sich um dessen physiologische Grundlagen und die emotionale Dysregulation zu kümmern, ist nicht sinnvoll. Das ist, als würde man ein Feuer zu löschen versuchen, indem man mit dem Schlauch auf den Rauch zielt. In unserem Beispiel stimmt sich der Pfleger auf den Affekt des Vaters ein, indem er seine Äußerungen der emotionalen Intensität des Vaters anpaßt, ohne dabei selbst in einen Zustand der Dysregulation abzugleiten. Er gestaltet seinen mimischen und vokalen Ausdruck bewußt lebhafter, vereinfacht seine Gestik und spricht mit lauterer Stimme. Angleichen des Affekts, des energetischen Aspekts von Emotionen, ist ein nonverbales Mittel, wenn man Verständnis für das Erleben des Vaters vermitteln und sich darauf einstimmen will (Baylin & Hughes 2016). Der Pfleger akzeptiert, daß der Vater aufgebracht ist, ohne über ihn zu urteilen oder sein Erleben der Situation zu ändern zu versuchen. Wenn wir akzeptieren, wie ein anderer Mensch eine Situation erlebt, ohne daß wir darüber urteilen, signalisieren wir psychische Sicherheit, das, was Edmondson (1999) als »Gefühl des Vertrauens darauf, daß [andere] einen nicht beschämen, zurückweisen oder bestrafen werden, weil man seine Gefühle zum Ausdruck gebracht hat« bezeichnet.

Durch seine Reaktion auf den Vater zeigt Jones, daß er die Polyvagal-Theorie nicht nur rein kognitiv versteht. Vielmehr *verkörpert* er sie durch seine nonverbalen Signale und seine Stimme. Er erkennt und würdigt, daß »jede Reaktion […] eine Handlung im Dienste des Überlebens« (Dana 2018/2018, dt. S. 21) ist. Diese Perspektive führt bei ihm zu einer völligen Umorientierung seiner Art, zu den Menschen in seiner Umgebung in Beziehung zu treten. Aus seinem Verständnis dessen, daß ein Zustand der Dysregulation aus dem Leiden und der Verletzlichkeit von Menschen resultiert, erwächst bei ihm ein zutiefst menschliches Mitgefühl. Dieses umfassendere Bild zu erkennen und im Sinne dieser

Einsichten zu handeln, ist ein Teil dessen, was es bedeutet, die Geschichten, die wir erzählen, zu verändern, indem wir die Polyvagal-Theorie verkörpern.

Narrative und sprachliche Formulierungen sind wichtig

Deb Dana hat mir über eine Konsultation mit einem Behandler berichtet, der sie bezüglich des Umgangs mit störenden Patienten um Rat gebeten hatte (persönliche Mitteilung 2016). Sie empfahl ihm zunächst, auf den Patienten bezogen das Wort »dysreguliert« statt »störend« *(disruptive)* zu benutzen. Eine solche sprachliche Modifikation hat erstaunliche Auswirkungen. Jemanden als »störend« zu bezeichnen impliziert eine negative Charakteristik, die sich im Laufe der Zeit wahrscheinlich nicht verändern wird. Es legt auch eine charakterliche Schwäche nahe. Bezeichnet man einen Menschen als störend, verhilft das nicht zu neuen Erkenntissen darüber, was im betreffenden Fall von Nutzen sein könnte. Die einzige Option ist, den Betreffenden aufzufordern, sich zusammenzureißen, und dazu ist solch ein Mensch nicht in der Lage. Reguliert der Patient sich nicht selbst, nachdem Sie ihn darum gebeten haben, bestätigt das nur, daß mit ihm etwas grundsätzlich nicht stimmt. Fall abgeschlossen.

Bezeichnet man jemanden hingegen als dysreguliert, so beinhaltet das implizit, daß Verhalten und Emotionen des Betreffenden für seinen temporären Zustand charakteristisch sind, der sich verändern kann und wird. Dieser Mensch befand sich einmal im Zustand der Regulation, und dann geschah etwas, das seine Dysregulation verursacht hat. Das Wort Dysregulation weckt eine gewisse Neugier bezüglich des Grundes seiner Aufgebrachtheit. Der Behandler wird durch die Neugier dazu gebracht, sich damit zu beschäftigen, was die Aufgebrachtheit und das damit verbundene Leiden verursacht haben könnte. Daraus kann sich ein Gespräch darüber entwickeln, wie sich die emotionale Regulation des Patienten wiederherstellen läßt.

Dieser Perspektivwechsel hilft einem Behandler, mehr Signale für Sicherheit zu übermitteln, und entfacht eine positive Dynamik, wodurch eine positive Feedbackschleife entsteht. Wird ein Mensch mitfühlend behandelt, versteht seine Neurozeption dies als Signal für Sicherheit, was ihm hilft, sich selbst zu regulieren. Faßt sich der Klient aufgrund dessen wieder, kann der Behandler schließen, daß der Zustand der Dysregulation tatsächlich ein vorübergehender war. Er versteht das Erleben des Patienten nun besser; er empfindet ihm gegenüber mehr Mitgefühl; und die Neurozeption des Patienten registriert dieses Verstehen und das Mitgefühl als zusätzliche Signale für Sicherheit. Anschließend können sich Behandler und Patient auf der autonomen Leiter gemeinsam aufwärts bewegen.

Umgang mit starken Gefühlen in der Notaufnahme

Die Notaufnahme von Krankenhäusern ist Patienten in einer medizinischen Krisensituation vorbehalten, und die dort häufig aufkommende Atmosphäre von Lebensgefahr kann bei allen dort Anwesenden einen Zustand sympathischer Aktivierung des ANS verstärken. Auch wenn ein Patient nicht in Lebensgefahr ist, kann der in dieser Umgebung herrschende Druck die dort Arbeitenden dazu bringen, die Kommunikation zu vernachlässigen, um die Behandlung zu beschleunigen. Aber gute Kommunikation ist in einer Notaufnahmestation sogar noch wichtiger, wo die Behandelnden »zum Patienten und seiner Familie blitzschnell Kontakt herstellen, ihnen helfen, sich so weit wie möglich zu beruhigen, und ihnen kurz, klar und mitfühlend die erforderlichen Informationen übermitteln« müssen (Thompson 2018/2019, dt. S. 158). Tief durchzuatmen, den Zustand des Patienten zu akzeptieren und sich um seine Bedürfnisse zu kümmern, übermittelt ihm jene Signale für Sicherheit, die er braucht, um seine überreizten Nerven beruhigen zu können. Der Mitarbeiter der Notaufnahme tritt zum Patienten in einem Augenblick professioneller Intimität in Kontakt. Durch das eigene Verhalten Verbundenheit und Kommunikation zu fördern kann auf die Ärzte selbst wie auch auf andere Mitglieder des Behandlungsteams wie ein heilender Balsam wirken. Man stelle sich beispielsweise einmal vor, was ein kleines Kind in der Notaufnahme erlebt.

Jaxson, ein neunjähriger schwarzer Junge, alberte herum, weil er sich darüber freute, daß morgen der letzte Tag des Schuljahrs war. Obwohl er gern zur Schule ging, war für ihn die Freiheit, die er außerhalb der Schule genoß, eine besondere Art von Himmel. Er feixte fröhlich und jagte die Katze durch sein Zimmer, wobei nicht klar zu erkennen war, ob die Katze die Jagd genoß oder nur versuchte, Jaxson zu entkommen. Als das Tier unter das Bett rannte, hechtete er hinterher, um es zu erwischen, bevor es darunter verschwinden konnte. Dabei stieß er mit dem Kopf gegen den Bettrahmen, rollte auf die Seite und jaulte so laut, daß seine Mutter herbeieilte, alarmiert durch die dramatische Veränderung der Schreie aus dem Zimmer des Jungen.

Jaxson hielt sich mit einer Hand den Kopf und starrte mit von Entsetzen geweiteten Augen auf das Blut an seiner anderen Hand. Seine Mutter redete ihm zu, ihr zu zeigen, was los war, und entdeckte eine L-förmige Platzwunde über seiner rechten Augenbraue, aus der ziemlich viel Blut floß. Sie hob die Bettverkleidung an und entdeckte, daß der Holm des Bettgestells ein L-förmiges Stück Metall war; nun war ihr klar, was passiert war.

Sie wendete sich wieder Jaxson zu und sah, daß er immer noch mit weit aufgerissenen Augen dasaß, tief und heftig atmete und ständig wiederholte: »Was habe ich getan? Was habe ich getan!« Er beruhigte sich erst ein wenig, als sie in der Notaufnahme des örtlichen Krankenhauses angekommen waren und dort auch schnell aufgenommen wurden.

An jenem Nachmittag hatte Dr. Norah Austin, eine schwarze Ärztin, die vier Jahre zuvor ihre Facharztausbildung abgeschlossen hatte, Dienst. Sie hatte vor sechs Monaten an einem Training über die Polyvagal-Theorie teilgenommen und versuchte nun, einige der Techniken, die sie dort erlernt hatte, anzuwenden. Ein kurzer Blick auf Jaxson offenbarte ihr, daß der Junge sich in einem Zustand zwischen Kampf-oder-Flucht und einem chaotischen und emotionalen Shutdown befand. Seine Mutter atmete tief, um möglichst ruhig zu bleiben. Sie hielt Jaxsons Hand und schaute Dr. Austin ernst an. Ihr Gesichtsausdruck signalisierte der Ärztin deutlich: »Helfen Sie meinem Sohn. Sorgen Sie dafür, daß wieder alles okay ist.«

Dr. Austin bemühte sich, eine Mischung aus Empathie und Zuversicht auszustrahlen, um dem Jungen und seiner Mutter zu vermitteln, daß ihr klar sei, wie beängstigend die Situation für sie beide sei und daß sie bereit und in der Lage sei, die Situation zu verbessern. Sie spiegelte den Rhythmus von Jaxsons Atmung und hörte ihn murmeln: »Oh mein Gott, oh mein Gott, oh mein Gott«, immer und immer wieder. Ähnlich wie ein Pferdeflüsterer wiederholte die Ärztin daraufhin mit dem Jungen zusammen: »Oh, mein, oh, mein, oh, mein«, wobei sie an seinen Rhythmus und die Intensität seines Ausdrucks anknüpfte. Sie hockte sich hin, um ihm auf Augenhöhe zu begegnen, schaute ihm in die Augen und dann auf seinen Kopf, wobei sie ständig »Oh, mein« wiederholte. Roger, ein weißer Pfleger, stand neben ihr und hielt eine Schüssel mit warmer Salzlösung und eine Menge sterile Gaze bereit. Dann nahm er mit einer Pinzette ein wenig von der Gaze und gab sie Dr. Austin, als diese ihm signalisierte, es zu tun. Sie hatte ihm von ihrem Polyvagal-Training erzählt, und er wußte, daß sie ihn nun jederzeit in ein Gespräch über Jaxson einbeziehen könnte.

»Das ist ein tapferer Junge«, sagte die Ärztin zu Roger, wobei sie durch den Ton ihrer Stimme Empathie übermittelte.

»Klar ist er das«, antwortete Roger und schaute Jaxson kurz an.

»Er hatte einen blöden Zusammenstoß mit seinem Bett«, fuhr Dr. Austin fort. »Er hatte sich so sehr darüber gefreut, daß morgen sein letzter Schultag ist.«

»Er macht sich große Sorgen, daß er seinen Kopf schwer beschädigt hat«, fuhr Roger empathisch fort.

»Und dann ist es auch noch wie aus heiterem Himmel passiert«, sagte Dr. Austin. »Das muß ein ziemlicher Schock gewesen sein! Wahrscheinlich fühlte er sich nicht mehr mit seinem Körper verbunden. Ich bin froh, daß es jetzt so aussieht, als würde er die Verbindung zu sich allmählich wieder herstellen.«

»Ja«, erwiderte Roger. »Es ist so, wie du gesagt hast: Er ist ziemlich tapfer. Er hat den Zusammenstoß mit dem Bett überstanden, und er wird auch damit fertig werden, daß seine Wunde jetzt genäht wird. Und morgen kann er seinen Freunden dann eine Menge Geschichten erzählen.«

»Glaubst du, daß es ihm peinlich sein wird, seinen Freunden von dem Unfall zu erzählen?« fragte Dr. Austin.

»Nee, glaube ich nicht. So was braucht einem doch nicht peinlich zu sein. Er hatte die verrückte Katze doch fast erwischt; wäre nicht plötzlich das Bett dazwischen gekommen und hätte ihn nicht gestoppt, hätte es geklappt«, sagte Roger.

Mittlerweile war Jaxsons Atmung deutlich langsamer geworden, und auf seinem Gesicht tauchte ein Lächeln auf. Während Dr. Austin und Roger über ihn sprachen und darüber, was er durchmachte, beobachtete er sie aufmerksam.

»Nun, das waren zehn Stiche, und damit ist alles vernäht. Mami, Sie können stolz darauf sein, wie gut Ihr Sohn hier heute Nachmittag mitgemacht hat«, sagte Dr. Austin und öffnete ihre Augen weit, um sich Jaxsons Blick anzugleichen.

»Natürlich bin ich stolz auf ihn«, antwortete Jaxsons Mutter und atmete tief aus. »Ich möchte Ihnen beiden dafür danken, daß Sie sich so gut um ihn gekümmert haben.«

»Es war uns ein Vergnügen, mit Ihrem tapferen Jungen zusammen zu sein«, sagte Dr. Austin. »Bringen Sie ihn in sieben Tagen zu Ihrem Kinderarzt, damit er die Fäden zieht.«

Diese Situation zeigt, daß ein Kind aus verschiedenen Gründen in einem Kampf-oder-Flucht-Zustand bei einem Arzt auftauchen kann. Bei Jaxson bestand aufgrund seiner Begeisterung über das Ende des Schuljahres eine leichte Dysregulation, verbunden mit einem plötzlichen Schmerz und einem Schock, weil er mit dem Kopf gegen das Bettgestell gestoßen war, und der Anblick der großen Menge Blut, die bei oberflächlichen Kopfverletzungen oft austritt, hatte ihn sehr erschrocken. Weil er in der Nähe der Notaufnahme wohnte, befand er sich bei seiner Ankunft dort immer noch im Kampf-oder-Flucht-Modus. Dr. Austin erkannte aufgrund ihrer Ausbildung seinen autonomen Zustand und wußte, daß die Anpassung *(matching)* an Rhythmus und Intensität seiner Emotion ihm (und seiner Amygdala) signalisieren würde, daß sie das, was er erlebt hatte, auf vielen Ebenen verstand. In diesem Moment achtete Jaxson wahrscheinlich stärker auf ihre nonverbale Kommunikation als auf das, was sie sagte.

Dr. Austin veranschaulichte ihren Patienten und den sie begleitenden Familienangehörigen, wie wichtig es ist, den aktuellen autonomen Zustand der Patienten zu erkennen und entsprechend zu reagieren. Eine adäquate Reaktion setzt voraus, daß die Behandler selbst sich in einem Zustand emotionaler Regulation befinden, die nonverbalen Aspekte dessen, was die Patienten erleben, spiegeln und Empathie mit authentischer Kommunikation über den Ernst der Situation verbinden. Manchmal ist es ratsamer, einem Kind zu ermöglichen, ein Gespräch über das, was es erlebt hat, mitanzuhören, als es auf das, was geschehen ist, direkt anzusprechen. Eltern können von Dr. Austin etwas lernen, indem sie beobachten, wie sie mit solchen Situationen umgeht.

Ärzte, andere Behandler, Pfleger und alle, die Kinder gesundheitlich betreuen, haben viele Möglichkeiten, ihren Patienten zu signalisieren, daß diese sich in Sicherheit befinden. Sie können emotionale und körperliche Nähe zu den Patienten herstellen, sie offen anschauen, in Maßen Blickkontakt halten, Prosodie und Tonfall ihrer sprachlichen Äußerungen verändern und, sofern Patienten es akzeptieren, diese physisch berühren. Nach Fenwick und Kollegen (2001) kann sogar beiläufiges Plaudern am Krankenbett die Zugänglichkeit des Behandlers dokumentieren und zum Aufbau einer tragfähigen Beziehung beitragen. Darüber hinaus kann ein Behandler, der im Zustand ventral-vagaler Sicherheit verankert ist, von der obersten Sprosse der autonomen Leiter hinuntergreifen und dem Kind oder seinen Eltern helfen, den Zug nach unten zu stoppen und sie in ihrem Streben nach oben unterstützen. Besteht eine dauerhafte Behandler-Patient-Beziehung, so wie es bei der Behandlung von chronischen Erkrankungen wie Diabetes oder Krebs der Fall ist, können Behandler ihre Patienten und deren Eltern in vielen Situationen durch Co-Regulation unterstützen, dadurch verhindern, daß sie sich auf der Leiter abwärts bewegen, und ihnen gegebenenfalls helfen, wieder emporzusteigen. Die Co-Regulation des physiologischen Zustandes eines anderen Menschen trainiert und tonisiert das eigene ANS. Allmählich übernimmt das Muskelgedächtnis die Kontrolle, zwischen den Phasen der Abwärtsbewegung vergeht mehr Zeit, und die Genesung tritt schneller ein.

Der physiologische Zustand wirkt sich auf viele Bereiche der Interaktion zwischen Arzt und Patient aus. Die höheren Kortexbereiche des Gehirns erfüllen ihre Aufgaben im ventral-vagalen Zustand besser als im sympathischen oder dorsal-vagalen. Klar zu kommunizieren und zu denken sind wichtige Aktivitäten, die Patienten, Eltern und Ärzte gemeinsam erleben sollten. Wenn sich eine Partei oder sogar mehrere am unteren Ende der autonomen Leiter befinden, können sie nicht effektiv sprechen, akkurat hören und klar denken. Vermag ein Arzt einem jungen Patienten und dessen Eltern zu helfen, in den ventral-vagalen Zustand zu gelangen, versteht der Arzt besser, was der Patient mitzuteilen versucht, und er ist dann auch besser in der Lage, die Situation zu verstehen. Viele Menschen gehen mit mehreren Fragen zu ihrem Arzt, können sich dort aber nicht einmal an die Hälfte der Fragen erinnern. Menschen, die einen Arzt aufsuchen, befinden sich oft in einem Kampf-oder-Flucht-Modus oder einem Erstarrungs-/Shutdown-Zustand. Indem Ärzte das Wohlgefühl ihrer Patienten verbessern, unterstützen sie deren Aufwärtsbewegung auf der autonomen Leiter. Der Aufstieg in einen ventral-vagalen Zustand verbessert die Fähigkeit des Patienten, adäquat über Symptome zu berichten, Fragen zu stellen, Informationen aufzunehmen und die Implikationen dessen, worüber gesprochen wird, zu verstehen. Wenn Patienten und ihre Familien sich im ventral-vagalen Zustand befinden, treffen sie bessere Entscheidungen.

Kollateralschäden: Traumata, die durch Anwesenheit bei der Traumatisierung anderer Patienten und ihrer Familien entstehen

Abgesehen von sensorischen Überlastungen, medizinischen Unsicherheiten und dem Leiden des eigenen Kindes, das oft allein zurückbleiben muß, werden Familien schwerkranker Kinder häufig auch durch die Verluste anderer Familien geplagt, mit denen sie sich eng verbunden fühlen. Durch enge räumliche Verbundenheit ergeben sich Freundschaften, die andernfalls nicht entstehen würden, aus der gemeinsamen Erfahrung heraus, ein krankes oder verstörtes Kind und ein chaotisches Familienleben zu haben. Verliert eine Familie in solch einer Konstellation ihr Kind, ist das für die involvierten Behandler kaum zu ertragen. Und für die Mitglieder anderer Familien, die Zeugen einer solchen Tragödie werden, ist das Erleben solcher sekundärer traumatischer Belastungen äußerst schmerzhaft und unterscheidet sich von dem Streß, den Behandler erleben.

Mitarbeiter von Intensivstationen entscheiden sich häufig für ihren Beruf, weil sie die energiegeladene Atmosphäre dort genießen. Sie müssen zwar damit fertig werden, daß ihre Bemühungen jederzeit fehlschlagen können, aber ihre zahlreichen Erfolge lassen sie aufleben. Ihre positiven Gefühle erreichen oft ihren Höhepunkt, wenn ein Kind aufgrund ihrer Bemühungen genesen konnte und sie den dankbaren Eltern gegenüberstehen. Anders verhält es sich bei Eltern, die erfahren, daß ein Kind einer anderen Familie verstorben ist. Wenn Eltern solche Situationen aus nächster Nähe miterleben, ohne selbst betroffen zu sein, werden sie getriggert und erleben aufgrund dessen ihre eigenen Schwierigkeiten, einen sicheren Platz auf der autonomen Leiter zu erreichen, um so intensiver. Einige sinken zum Zustand sympathischer Aktivierung ab, was als Überlebendenschuldgefühl, Hypervigilanz oder verstärkte Angst bezüglich der Situation des eigenen Kindes zum Ausdruck kommen kann. Andere Eltern, die auf der autonomen Leiter noch weiter absinken, ziehen sich in einen Zustand der Hoffnungslosigkeit und Verzweiflung zurück und sind dann für das Behandlungspersonal und andere Unterstützer unerreichbar.

Ärzte und Pfleger müssen sich um solche Traumata unbeteiligter Dritter kümmern, ohne gegen ihre Schweigepflicht zu verstoßen. Im Idealfall kann ein Psychotherapeut die Wirkung eines solchen Schocks im Sinne der Polyvagal-Theorie zu mildern versuchen. Er kann die Wirkung des Ereignisses auf die Neurozeption von Gefahr der Familienmitglieder bestätigen, Empathie angesichts ihrer Trauer um den Verlust ihrer Freunde zeigen, und sich ihre Angst um das Wohl ihres eigenen Kindes eingestehen. Während Therapeuten ihnen helfen, mit ihrem Kummer fertig zu werden, können sie die Familie dazu anleiten, die Muster ihrer Neurozeption zu verstehen. Hat das Ereignis zu einem Abtauchen aus dem Zustand der Sicherheit in den Zustand sympathischer Aktivierung geführt? Der Therapeut kann die Familie dann zurück in den oberen Bereich der autonomen Leiter begleiten. Den Schmerz kann er ihnen zwar nicht nehmen, aber er kann ihre Rückkehr zum ventral-vagalen Gleichgewicht fördern und ihnen versichern, daß er sie in ihrem Erleben begleitet.

Mit der Polyvagal-Theorie vertraute Therapeuten

Am Anfang einer Therapie [steht] die Präsenz des Therapeuten [...], die Klienten ermöglicht, eine so starke Neurozeption von Sicherheit zu entwickeln, daß sie die oft beängstigende Reise zur Selbstentdeckung antreten können.

— Pat Ogden, 2018/2019, dt. S. 63

Die Polyvagal-Theorie kann sich nicht nur auf alles, was in der Gesundheitspflege geschieht, auswirken, es gibt auch zahlreiche Möglichkeiten, sie in der Psychotherapie zu nutzen. Man kann sie als Rahmen für eine mit der Behandlung von Traumata vertraute Praxis verstehen, als eine bestimmte Art, über Traumata nachzudenken und mit ihnen umzugehen. Berücksichtigt eine Therapie die Prinzipien der Polyvagal-Theorie, sieht der Therapeut, was bei Klienten zum Shutdown führt, was bei ihnen Furchtreaktionen auslöst und was ihnen hilft, sich wieder so sicher zu fühlen, daß sie sich öffnen können. Spüren Klienten, daß ihre Umgebung sicher ist, können sie ihre Wachsamkeit reduzieren und die Aufmerksamkeit wieder auf das richten, was sie erleben. Manchmal reichen wenige Minuten, Vertrauen aufzubauen, in anderen Fällen dauert es Monate. Vertrauen Klienten ihrem Therapeuten hinreichend, um ihre Erlebnisse mitteilen zu können, ist die Tür offen für die psychischen Veränderungen, die erkenntnisbezogenes Vertrauen ermöglicht. Fonagy und Allison (2014) beschreiben dies als »die Bereitschaft eines Menschen, von einem anderen Menschen stammendes neues Wissen als vertrauenswürdig, generalisierbar und für den Betreffenden selbst relevant anzusehen« (S. 373).

Deb Dana (2018/2018) beschreibt, wie man Sicherheit und Verbundenheit fördern und Klienten helfen kann, ihre individuellen autonomen Reaktionen zu identifizieren und mitfühlend zu betrachten. Außerdem demonstriert sie, wie man Klienten beibringen kann, sich auf diese Reaktionen entweder eigenständig oder unterstützt durch andere einzustimmen. Schließlich ist das Autonome Nervensystem der Klienten »sowohl zur Co-Regulation als auch zur Selbstregulation in der Lage« (dt. S. 195). Wenn Klienten ein verkörpertes Sicherheitsempfinden entwickeln, können sie die tiefe ventral-vagale Freude entdecken, die entsteht, wenn wir zu Menschen, die wir lieben, in Verbindung treten.

Danas Modell ermutigt Menschen dazu, sich mit dem ANS vertraut zu machen *(befriend)*, darauf zu achten *(attend)* und es zu formen *(shape)* (2018/2018, 2020/2020). Sie erläutert: »*Befriending* begründet die Fähigkeit, autonome Zustände ungefährdet zu spüren, einzelne Aspekte von ihnen zu identifizieren und während des Prozesses Neugier und Mitgefühl zu entwickeln und aufrechtzuerhalten« (Dana 2020/2020, dt. S. 55). Therapeuten und andere Helfer können Kinder und Eltern in ihrem Bemühen unterstützen, sich mit ihren autonomen Reaktionen vertraut zu machen, indem sie behutsam auf Veränderungen ihres mentalen Zustandes hinweisen und sie ohne jedes Urteil fragen, was sie im Moment erleben. Manchmal ist es auch von Nutzen, eine begründete Vermutung über den aktuellen mentalen Zustand zu formulieren, um den Ball ins Rollen zu bringen. Wird ein Kind plötzlich still, nachdem es zuvor fröhlich geplappert hat, könnte ein Therapeut ihm langsam und verschwörerisch zuflüstern: »Du hast zu sprechen aufgehört, als deine Mutter erwähnte, daß du am Freitag eine Prüfung hast. Die meisten Kinder, die ich kenne, mögen keine Prüfungen. Diese können ziemlich beängstigend sein, hmm?« Dieser kurze Kommentar vermittelt dem Kind, daß es völlig okay ist, sich nervös zu fühlen, und erlaubt ihm damit implizit, über das, was es erlebt, zu sprechen.

In Kapitel 6 wurde erklärt, daß Klienten, wenn ihnen klar wird, daß ihre autonomen Reaktionen Versuche ihres Nervensystems sind, sie zu schützen, sich selbst gegenüber bezüglich dessen, was sie erlebt haben, Empathie und Mitgefühl empfinden können, was einem Sich-vertraut-Machen mit dem eigenen ANS gleichkommt. Aus dieser Perspektive des Selbstmitgefühls können sie ihr Gewahrsein dessen, was sie zum betreffenden Zeitpunkt und im gegenwärtigen Augenblick empfinden, vertiefen. Emotionen und affektive Zustände sind für sie dann weniger verwirrend. Ein Beispiel hierfür ist Roberta, ein fünfjähriges Mädchen aus einer Familie amerikanischer Ureinwohner, das an Leukämie erkrankt war und sich an eine Therapeutin wendete, um Unterstützung zu erhalten. Die Therapeutin, Winona Iron Crow, gehörte dem gleichen Stamm wie Roberta an. Sie bemerkte, daß Roberta auf ihre Behandlung stark mit Kampf-oder-Flucht-Verhalten reagierte. Winona verhalf Roberta zu der Erkenntnis, daß sie, wenn sie langsam durch das Aufwallen der Adrenalinenergie hindurchatmete, auf den Wellen reiten konnte und sich dann, sobald diese nachließen, stärker fühlte. *Attending,* die zweite Phase von Danas Modell, besteht in der Entwicklung eines umfassenderen Gewahrseins dessen, wie sich der eigene autonome Zustand im Laufe der Zeit verändern kann (Dana 2018/2018, 2020/2020). Sie erklärt: »Indem Sie Ihren Klienten beibringen, Veränderungen innerhalb eines Zustandes oder beim Wechsel von einem Zustand in einen anderen zu erkennen und zu verfolgen, lenken Sie die Aufmerksamkeit darauf, wie ihr ANS reagiert, um auf ihre individuellen Bedürfnisse einzugehen« (Dana 2020/2020, dt. S. 79). Nachdem Roberta mit ihrem Nervensystem vertrauter geworden war, half Winona ihr und ihrer Mutter, eine Karte der Orte zu zeichnen, an denen sie sich sicher fühlte und an denen sie sich gefährdet sah. Robertas Mutter, Adrienne, merkte, daß Roberta jedesmal nervös wurde, wenn sie auf die Schnellstraße fuhren, weil das dem Weg zur onkologischen Klinik entsprach. Schon allein zu wissen, daß Robertas Furchtreaktion voraussehbar war, stärkte sowohl bei Roberta als auch bei Adrienne das Gefühl, das Geschehen beeinflussen zu können.

Die dritte Phase von Danas Modell ermöglicht Therapeuten und Eltern, Kindern zu helfen, ihr Autonomes Nervensystem zu formen (Dana 2018/2018, 2020/2020). Nachdem Roberta und ihre Therapeutin an der Erstellung der Karte sicherer und gefahrvoller Orte gearbeitet hatten, tat Adrienne so, als würde sie zu der onkologischen Klinik fahren und als handle es sich um eine Achterbahnfahrt, um Robertas Reaktionen zu beeinflussen. Die Mutter simulierte das Geräusch eines beschleunigenden Fahrzeugs und ließ ein langes »Whoooaaaah« ertönen, als sie auf die Schnellstraße fuhren. Roberta erhob ihre Arme und brüllte vergnügt: »Schau, freihändig!« Sie hatte keine Angst vor ihren autonomen Reaktionen und konnte nun mit ihnen spielen.

So wie die Säuglinge aus Kapitel 1, die einen Opiatentzug erlebten und lernen mußten, sich von ihren primären Bezugspersonen trösten zu lassen, mußte Roberta lernen, sich von ihrer Mutter und ihrer Therapeutin durch beängstigende Situationen geleiten zu lassen. Wenn sie vorher auf für sie schwierige Situationen mit sympathischer Erregung und dorsalem Shutdown reagiert hatte, war sie mit ihren autonomen Reaktionen allein gewesen. Nun gab es einen emotionalen Raum, in dem sie die Präsenz ihrer primären Bezugspersonen als sicher und als sichere Basis spüren konnte.

Das von Dan Hughes (2018) stammende Modell der *Dyadic Developmental Psychotherapy* (»dyadische entwicklungsorientierte Psychotherapie«) ist ein an den Prinzipien der Polyvagal-Theorie orientierter familientherapeutischer Ansatz für die Behandlung von Kindern, bei denen Reaktionen auf frühe Traumata die Fähigkeit zu vertrauen blockiert haben (Baylin & Hughes 2016; Hughes & Baylin 2012). Viele dieser Kinder sind vernachlässigt worden und haben Beziehungsbrüche erlebt, sie wurden aus ihrem Elternhaus geholt und wachsen oft bei Pflege- oder Adoptiveltern auf. Hughes und sein Kollege Jon Baylin weisen darauf hin, daß traumatisierte Kinder, die oft in einem sympathischen oder dorsal-vagalen Zustand gefangen sind, die meisten anderen Menschen für gefährlich halten. Und wenn wir andere Menschen für gefährlich halten, können wir ihnen nicht vertrauen. Solche Kinder vertrauen ihren neuen primären Bezugspersonen nicht, selbst wenn es sich um gute Menschen handelt, die ihren Schützlingen niemals schaden würden – ein Zustand, den Baylin und Hughes (2016) als »blockiertes Vertrauen« (S. 46) bezeichnen. Hughes (2018) schreibt: »Die Unfähigkeit eines Kindes, selbst den besten Eltern zu vertrauen, schädigt sie und ihre Fähigkeit, nährende Zuwendung und eine reziproke Beziehung zu erleben« (S. 245). Weiter führt er aus: »Wer sie sind – ihr ursprüngliches Selbstempfinden – entdecken Säuglinge in den Augen, im Gesicht, in der Stimme, in der Gestik und durch die Berührungen ihrer Mutter und ihres Vaters« (S. 6). Doch die Furcht und Angst, die Kinder empfinden, wenn ihre primären Bezugspersonen auf sie wütend sind, sie zurückweisen und mißhandeln, bewirken, daß sie sich verschließen und dadurch den Prozeß der Selbstentdeckung blockieren. Weil das Sich-Verschließen es ihnen ermöglicht hat, mit körperlichem und emotionalem Leid fertig zu werden, widersetzen sie sich allen Bemühungen, diese Reaktionsweise zu verändern, selbst wenn sie zu neuen primären Bezugspersonen wechseln. In einem verläßlichen und nährenden Haushalt ist es eindeutig besser, sich zu öffnen und zuzulassen, daß man geliebt und betreut wird; doch das erfordert eine umfassende Transformation der Strategien, die sie auf der Suche nach Sicherheit einsetzen.

Hughes (2018) Empfehlung lautet, sich die PACE-Attribute *(**P**layful, **A**ccepting, **C**urious & **E**mpathic)* zu eigen zu machen, als Mittel gegen tief verwurzeltes Mißtrauen (Baylin & Hughes 2016). Eine *spielerische* Haltung zur rechten Zeit kommuniziert, daß es ungefährlich ist, zu anderen in Kontakt zu treten und sogar Freude zu erleben, ganz abgesehen davon, daß dies als neuronales Training fungieren kann (Porges 2015b/2021). Nicht urteilendes *Akzeptieren* der vielfältigen Gedanken, Gefühle, Hoffnungen und Ängste (aber nicht unbedingt Verhaltensweisen) des Kindes schafft einen psychisch sicheren Raum, in dem Erlebnisse verkörpert werden können. Durch ihre *Neugier* demonstriert die primäre Bezugsperson, daß ihr das Fühlen und Denken des Kindes wichtig sind und daß es beachtet, berücksichtigt und geschützt werden sollte. Und mit Hilfe von *Empathie* schließlich begleiten Bezugspersonen ihr Kind durch sein Leiden und trösten es durch ihre regulierte Präsenz. In der *Dyadic Developmental Psychotherapy* (DDP) werden alle Brüche in diesem Sinne und im Hinblick auf diese eingestimmte Haltung »repariert«, wobei gegenüber dem Leiden, welches das Kind infolge des Beziehungsbruchs erlebt, zusätzliche Empathie entwickelt wird. Die PACE-Haltung stärkt die Fähigkeit des Kindes, darauf zu vertrauen, das seine Eltern es nicht schädigen, sondern trösten und unterstützen werden. Die DDP erfüllt ihren Zweck, insofern sie Kindern zuzulassen hilft, daß ihre Eltern ihre Entwicklung unterstützen, so wie Eltern es tun, wenn ihr Kind nicht traumatisiert worden ist.

Arbeit an Scham und Wut

Liam, ein weißer neunjähriger Junge, saß neben Nana auf der Couch. Sie war seine ebenfalls weiße Großmutter väterlicherseits und zugleich sein Vormund. Nana hatte ihn zur Therapie gebracht, weil sie hoffte, die Therapie werde dazu beitragen, Liams Wut zu zügeln. Nana hatte den Sturm zu bändigen versucht, so lange sie konnte, aber inzwischen war ihr klar geworden, daß sie mit ihrem Vorhaben deutlich überfordert war. Sie sorgte sich, Liam könnte sie selbst oder jemand anderen verletzen.

Liams Vater, ein Weißer, war bei Liams Geburt erst 17 Jahre alt gewesen, und seine Mutter, ebenfalls eine weiße Frau, 18 Jahre. Beide waren von ihrem Baby zunächst begeistert, und sie wollten ihren Sohn großziehen; aber die mit der Sorge für ein Kind verbundene Verantwortung wuchs ihnen schon bald über den Kopf. Im Laufe der Zeit ließen ihre Bemühungen, sich angemessen um das Kind zu kümmern, nach, und sie gewöhnten sich an, den Jungen in seinem Autositz vor das Fernsehen zu setzen und sich dann zum Schlafen hinzulegen, miteinander zu streiten oder irgendwelche häuslichen Arbeiten zu erledigen.

Als Liam drei Jahre und sein jüngerer Bruder Toby ein Jahr alt war, erstattete das Jugendamt Anzeige wegen Vernachlässigung, und die beiden Jungen wurden in Pflegebetreuung gegeben, was in den folgenden vier Jahren so blieb. Mit sieben Jahren wurde Liam extrem wütend und aggressiv. Deshalb kündigten die Pflegeeltern die Betreuungsvereinbarung mit einmonatiger Frist. Sie fühlten sich nicht mehr in der Lage, die beiden Brüder zu betreuen. Nana, ihre Großmutter väterlicherseits, erklärte sich bereit, beide Kinder aufzunehmen. Sie hatte sie im Laufe der Jahre hin und wieder besucht und glaubte, einen guten Draht zu ihnen zu haben. Sie selbst war vor drei Jahren von einer Alkoholabhängigkeit genesen und glaubte, die Psychotherapie, die sie erhalten hatte, werde ihr bei der Betreuung ihrer Enkel zugute kommen.

Liam wurde zunächst ruhiger, nachdem er zu Nana gezogen war. Doch als er neun Jahre alt wurde, stellte sich seine extreme Wut wieder ein, und er fing an, Nana, ihren Mann und Toby, seinen jüngeren Bruder, zu schlagen. Kürzlich hatte Liam einen Briefbeschwerer aus Glas durch eine gläserne Schiebetür geworfen und etliche Löcher in die Hauswände gebohrt. Eines Tages hatte Nana besonders große Angst bekommen, weil Liam seinen Bruder Toby gewürgt hatte; entsetzt hatte sie sich ausgemalt, was wohl geschehen wäre, wenn sie nicht zugegen gewesen wäre und ihn hätte stoppen können. Als Nana daraufhin ihren Psychotherapeuten anrief, empfahl dieser ihr, Darryl, einen weißen DDP-Therapeuten, anzurufen, der in der Arbeit mit wütenden und aggressiven Kindern sehr erfahren war. Nana hatte Darryl am Telefon von Liams Gewaltausbrüchen berichtet, aber auch erwähnt, sie habe das Gefühl, er habe ein gutes Herz. Nun saßen Liam und Nana in Darryls Behandlungsraum.

Nach einer kurzen Einleitung sagte Liam zu Darryl: »Ich werde manchmal so wütend, daß ich andere Menschen schlage und anbrülle« und ließ dann den Kopf hängen. Daraufhin stellte Darryl Liam Fragen über seine Wut, aber Liam schwieg zunächst und erklärte schließlich: »Ich will nicht darüber reden.« Wenn Kinder sich früher geweigert hatten, über ihre Gefühle zu reden, hatte das Darryl aufgebracht. Er hatte dann versucht, sie mit Hilfe verschiedener Strategien zum Reden zu bringen, unter anderem indem er sie mit Süßigkeiten zu bestechen versuchte, indem er ihnen versicherte, er könne ihnen helfen, wenn sie ihn nur ließen, und sogar indem er ihnen vage androhte, sie zu bestrafen, falls sie nicht kooperierten. Nichts davon hatte jemals zum erhofften Resultat geführt, sondern nur ihn selbst und das Kind frustriert, und beide Beteiligten hatten sich elend gefühlt.

In den letzten zweieinhalb Jahren hatte Darryl sowohl DDP als auch die Polyvagal-Theorie in seine Arbeit mit Kindern einbezogen. Deb Dana zitierend, erklärte sein Supervisor ihm: »Ein ventral-vagaler Zustand und eine Neurozeption von Sicherheit bringen die Möglichkeit der Entstehung von Verbundenheit, Neugier und Veränderung mit sich« (Dana 2018/2018, dt. S. 22f). Er lernte auch, daß traumatisierte Kinder oft Scham empfinden, weil sie das bedrückende Gefühl haben, daß mit ihnen irgend etwas ganz und gar nicht in Ordnung ist.

Darryl wußte, daß sich Liam wegen seiner Wutausbrüche wahrscheinlich schämte, weil sie zu dem, was in seiner Umgebung geschah, in keinem angemessenen Verhältnis zu stehen schienen. Durch seine Wut brachte er auch Nana gegen sich auf, obwohl ihm klar war, daß sie sich sehr bemühte, ihm zu helfen. Darryl war neugierig darauf, wie Liam die Situation erlebte. Er fragte: »Wie war es für dich, so wütend zu werden, daß du andere geschlagen und angebrüllt hast?«

Liam schaute ihn an, versuchte ihn einzuschätzen und herauszufinden, ob Darryl ihm eine Falle stellte, und er dachte darüber nach, was er sagen könnte und wie Darryl darauf reagieren würde.

Darryl fuhr fort: »Also hör zu, mich interessiert nur, wie das für dich ist. Manche Kinder driften einfach nur ab, wenn sie so wütend werden, weil ihre Gefühle dabei so überwältigend waren. Andere Kinder machen sich Vorwürfe, weil sie sich für schlecht halten. Und wieder andere werden sehr deprimiert und hoffnungslos und verspüren das Bedürfnis aufzugeben, als wäre es besser zu sterben, als das, was gerade geschehen war, noch einmal zu erleben.«

Liam lugte vorsichtig unter seinem Pony hervor, den Kopf zur Seite geneigt. »All das zusammen« antwortete er leise. Daraufhin stellte Darryl fest, es müsse wohl ziemlich unangenehm sein, so wütend zu werden und dann alle diese Gefühle zu spüren.

Liam schaute Darryl weiter an, ohne ein Wort zu sagen, aber seine Schultern sanken ein wenig herab, und seine Atmung wurde tiefer. Darryls Neugier auf das, was Liam erlebt hatte, bewirkte, daß der Junge sich ein wenig sicherer fühlte. Im neurobiologischen Sinne hatte die von Darryl ausgehende sichere Verbundenheit Liam aus dem dorsal-vagalen Shutdown herausgeholfen. Minuten später vermochte Liam besser aufzunehmen, was Darryl zu ihm sagte. Nachdem dieser weitere Mutmaßungen über Liams Erleben vorgetragen hatte, nahm er an, Liam sei bereit, die Situation ein wenig zu erforschen.

Darryl beobachtete Liams Gesicht, um abzuschätzen, ob Liam durch das, was er sagte, nervös würde. Er sagte: »Es ist eklig, das Gefühl zu haben, daß du ein schlechtes Kind bist. Es kann dazu führen, daß du dich zu einem Ball zusammenrollen und verschwinden willst.« Kein Anzeichen von Anspannung, kein Wegschauen. »Wenn du ein schlechtes Kind BIST, bist du in diesem Gefühl gefangen. Du mußt dich dann mit der Tatsache vertraut machen, daß du ein böses Kind bist und daß du nichts dagegen machen kannst. Was für eine Gemeinheit herauszufinden, daß du ein böses Kind bist!«

Darryl stieß einen langen und schweren Seufzer aus. Liam wurde noch weicher. »Ich möchte dich etwas fragen, Liam. Wenn eine meiner Superkräfte auflösen könnte, wie sich ein Kind fühlt, und wenn ich auf diese Weise das Gefühl auflösen könnte, daß du ein böses Kind bist – wenn ich bewirken könnte, daß dieses Gefühl in immer kleinere Teile zerfällt, die dann weggespült werden –, wie würdest du dich dann fühlen? Wie wäre das? Wäre es nicht schön?«

Liam nickte, und seine Schultern entspannten sich weiter, aber er sagte immer noch nichts.

Darryl hielt Liams Blick fest. »Wie wäre es für dich, wenn du dich nicht mehr wie ein böses Kind fühlen würdest und wenn es so lange her wäre, seit du dich so gefühlt hättest, daß du sogar vergessen hättest, wie es damals für dich war? Glaubst du, du würdest dann immer noch so wütend werden? Daß du wütend werden, um dich schlagen und brüllen und dich bei alldem innerlich entsetzlich fühlen würdest?«

Liam schüttelte den Kopf, und seine Augen weiteten sich verwundert, nicht aufgrund von Furcht.

»Meinst du, deine Wut wäre dann immer noch ein so großes Problem?«, fragte Darryl, die Augen nun ebenfalls weit aufgerissen vor Staunen.

Daraufhin sagte Liam so laut, daß sie beide ein wenig schockiert waren: »Ich glaube nicht. Ich würde dann nicht mehr wütend werden. Wenn ich mich nicht so schrecklich fühlen würde, wäre ich sowieso niemals so wütend geworden!«

Nun stimmte sich Darryl auf die Begeisterung von Liam ein und sagte: »Wahrscheinlich hörst du von anderen oft, daß du ein Problem mit deiner Wut hast. Aber diese Leute haben keine Ahnung. Ihnen ist nicht klar, daß du wahrscheinlich nicht besonders wütend wärest, wenn sich die schlechten Gefühle, die du dir selbst gegenüber hast, auflösen würden. Das wissen sie nicht.«

Darryl schlug sich mit beiden Händen so schnell auf die Wangen, daß eine Art Schmatzgeräusch entstand. »Weißt du was, Liam? Ich glaube nicht, daß du ein Wutproblem hast! Ich glaube, dein Problem ist, daß du dich wie ein böses Kind fühlst.«

Nun ließ Liam einen langen, schweren Seufzer ertönen. Als er Nana anschaute, sah er Tränen über ihr Gesicht strömen.

Ein mit der Polyvagal-Theorie vertrauter DDP-Therapeut weiß, daß die Neurozeption von Sicherheit oder Gefahr bei Patienten permanent und außerhalb ihres Bewußtseins stattfindet und Rezeptivität oder Defensivität beeinflußt. Der Therapeut selbst widmet sich parallel zur Neurozeption einem Beobachtungsprozeß, wobei er nonverbale Signale für den autonomen Zustand des Kindes verfolgt und sein eigenes nonverbales Verhalten an das Beobachtete anpaßt. Weil es in einer Therapie darum geht, sich mit schwierigen Themen auseinanderzusetzen – insbesondere wenn es sich bei den Klienten um Kinder handelt, die traumatische Ereignisse erlebt haben –, begnügt sich der Therapeut nicht damit, Signale für Sicherheit auszusenden. Er muß in solchen Fällen auch wissen, wann es sinnvoll ist, ein wahrscheinlich schmerzhaftes Thema anzusprechen, und wann er sich zurückhalten und dem Kind ermöglichen muß, den Fluß des Geschehens selbst zu lenken.

Im vorgestellten Fall macht Darryl Liam klar, daß das Ziel ihrer Therapie darin besteht, an seinem Gefühl, ein schlechtes Kind zu sein, zu arbeiten. Aufgrund seiner Gespräche mit Nana vermutete Darryl, daß Liam sich seiner eigenen Wutanfälle schämte – daß er das demütigende Gefühl hatte, mit ihm sei irgend etwas ganz und gar nicht in Ordnung. Indem Darryl verstand, daß Liam wegen seiner Wutausbrüche Scham empfand, und indem er Liam gegenüber Empathie entwickelte, weil er nachvollziehen konnte, wie schwierig es für den Jungen sein mußte, dies zu erleben, trat er zu Liam in jenem schmerzhaften und einsamen Erlebnis in Kontakt und half ihm, das Erlebnis erträglicher zu machen, weil er es mitteilen konnte.

Die Fähigkeit zur Selbstregulation ermöglicht, anderen zu helfen, sich zu regulieren

Helena, eine hispanische Therapeutin, die ein Training in der Polyvagal-Theorie absolviert hatte, arbeitete schon seit einigen Monaten mit Sam, einem weißen vierjährigen Kind, bei diesem zu Hause. Sie saß auf dem Boden und spielte mit dem Jungen, als dessen Mutter mit Beau, einem Hundewelpen, in den Raum kam. Der Hund sprang direkt auf die Therapeutin zu und zwickte sie am Hinterkopf. Helena tastete mit einer Hand nach der Stelle, um sich zu vergewissern, daß sie nicht verletzt war. Dann wendete sie sich der Mutter zu, die sagte: »Das tut mir so leid, es tut mir so leid ...«, wobei deren Stimme ziemlich verängstigt klang. Obwohl der Angriff des Hundes Helena ein wenig erschüttert hatte, gab sie sich große Mühe, die Situation unter Kontrolle zu halten und der Familie zu signalisieren, daß mit ihr alles in Ordnung sei. Sie erklärte, sie sei nicht ernstlich verletzt worden, und betonte, wie beängstigend das Geschehene für alle Anwesenden gewesen sei. Dann wendete sie sich Sam zu und merkte, daß er sie mit ausdruckslosem Gesicht anstarrte. Daraufhin erklärte sie laut und dramatisch mit sehr melodiöser Stimme: »Wow! Beau muß gedacht haben, ich würde dir weh tun! Er wollte dich schützen. Er wollte dafür sorgen, daß du in Sicherheit bist.« Nachdem Helena einige Minuten lang so geredet hatte, reagierte Sam darauf, und sie schmiedeten gemeinsam Pläne für die nächste Sitzung.

Nachdem sich Helena in ihr Auto gesetzt hatte, ließ sie zu, zu erleben, was soeben geschehen war. Sie merkte, daß sie ein wenig zitterte, und ließ ihren Körper erschauern, bis die Reaktion von selbst nachließ. Sie wendete sich an ihren Supervisor, berichtete ihm, was geschehen war, erklärte, daß sie immer noch ein wenig aufgewühlt sei, und bat ihn darum, die für diesen Tag noch vorgesehenen Sitzungen absagen zu dürfen, um sich wieder zentrieren zu können.

Das Beispiel zeigt, wie die Polyvagal-Theorie Klinikern helfen kann, ihre Selbstregulation und ihren aktuellen Zustand als therapeutische Werkzeuge zu nutzen, um einer Familie zu helfen, ihre Selbstregulation aufrechtzuerhalten. *Zustand erzeugt Zustand.* Selbstregulation ermöglicht es, den Zustand anderer zu regulieren. Die Bedrohung durch den Hund, so sehr sie erschrecken mag, eignet sich auch, um der Mutter vor Augen zu führen, daß Selbstkontrolle möglich und von Wert ist. Ist die Mutter gerade dabei, die Polyvagal-Theorie kennenzulernen, kann dieses Erlebnis für sie als anschauliches Beispiel dienen, auf das Helena und die Mutter zurückkommen können, während sie die Wirkung des elterlichen autonomen Zustandes auf den autonomen Zustand des Kindes herausfinden.

Präsenter werden: Kinder müssen manchmal kämpfen, bevor sie zur Verbundenheit in der Lage sind

Das System für soziale Verbundenheit ist die Zone, in der psychotherapeutische Arbeit am erfolgversprechendsten ist. In diesem Zustand fühlt sich ein Mensch sicher genug, um seine Erlebnisse verkörpern zu können. Deshalb spricht Daniel Siegel (1999/2006) von einem »Toleranzfenster« (dt. S. 282–286), womit er ein Spektrum emotionaler Intensitäten meint, die Menschen erleben können, ohne in einen Zustand der Dysregulation zu verfallen (siehe hierzu Kapitel 2). In diesem Bereich können sie über ihre Gedanken und Gefühle reflektieren und wirksame Antriebskräfte erkennen, ohne ihnen nachzugeben. Wenn wir das Toleranzfenster verlassen, geraten wir nach Siegel in einen chaotischen Hyperarousal-Zustand oder in einen Zustand starren Denkens und des Shutdown. Abbildung 2.2 zeigt, daß diese Zustände der Kampf-oder-Flucht-Reaktion bzw. der Erstarrungs-/Shutdown-Reaktion entsprechen und daß die Zone optimalen Arousals im Toleranzfenster einem Zustand ventral-vagaler sozialer Verbundenheit entspricht.

Zahlreiche psychische Symptome sind durch unerträgliche Erlebnisse entstanden. Ein Therapeut muß den Zustand seiner Klienten im Blick behalten, um ihnen helfen zu können, im Bereich ihrer Komfortzone zu bleiben, am Rand ihres Toleranzfensters, ohne in den Kampf-oder-Flucht-Modus oder in einen Shutdown zu verfallen, denn nur dann können sie angesichts schwierigerer Erlebnisse präsent bleiben. Der Therapeut unterstützt den Klienten in seinem Bemühen, das Unerträgliche erträglich zu machen und so sein Toleranzfenster zu erweitern. Ein größeres Toleranzfenster vergrößert die Zahl der Gelegenheiten, soziale Verbundenheit zu erleben.

Ein Beispiel liefert uns Waris, der dreizehnjährige Sohn somalischer Einwanderer, der in eine psychiatrische Einrichtung eingewiesen wurde, weil er zu Hause in einen Zustand emotionaler Dysregulation Menschen verletzt und Gegenstände zerstört hatte. Bevor Waris mit drei Jahren in die USA gekommen war, hatte er Gewalt bis hin zum Mord miterlebt, und seine Familie hatte in ständiger Furcht gelebt. Der Vater des Jungen berichtete, obwohl Waris noch so jung sei, bemühe er sich, in belastenden Situationen stoisch ruhig zu bleiben. In der psychiatrischen Einrichtung fiel dem Behandlungsteam auf, daß Waris oft dissoziierte, wenn andere Kinder aufgebracht waren und brüllten, allerdings auch, wenn es aus positiveren Gründen lauter wurde, etwa bei ausgelassener Stimmung im Fitnessraum. Das Team verstand den dissoziativen Shutdown von Waris als einen Versuch, mit unausweichlichem Leiden fertig zu werden, also als dorsal-vagales Phänomen. Wenn die Situation für ihn zu bedrohlich wurde, rastete er aus. Außerdem merkten die Behandler, daß Waris aus der Haut fuhr, wenn seine Qual so stark wurde, daß er sie durch Dissoziation nicht mehr unter Kontrolle behalten konnte.

Das Behandlungsteam blieb strikt bei der Anwendung des PACE-Prinzips (PACE = *Playful, Accepting, Curious, Empathic*) (Baylin & Hughes 2016), um Waris zu helfen, angesichts seines inneren Erlebens und seiner Umgebung präsent zu bleiben, insbesondere wenn es sich um die Randbereiche dessen, was er ertragen konnte, handelte. Die verstärkten Sicherheitssignale des Teams wirkten co-regulierend auf ihn, wenn er mit seinen turbulenten Empfindungen an den Grenzen seines Toleranzfensters fertig zu werden versuchte. Das Team wollte die Fähigkeit des Jungen stärken, belastende Gefühle in einer Atmosphäre der Sicherheit und Unterstützung zu beobachten und zu beschreiben, so daß er nicht mehr darauf angewiesen wäre, die Dissoziation als Rückzugsstrategie und Zufluchtsort zu nutzen. Tatsächlich besserte sich aufgrund dieser Bemühungen bei Waris die Verbundenheit mit sich selbst, seinem Erleben und mit den Vorgängen in seiner Umgebung. Gleichzeitig nahm die Intensität seiner Anfälle emotionaler Überflutung ab. Doch obwohl die Wutausbrüche abnahmen, wurden seine Übellaunigkeit und Reizbarkeit merkwürdigerweise zu einer Dauererscheinung.

Die Eltern von Waris und seine Krankenversicherung nahmen die ständige Gereiztheit besorgt zur Kenntnis und sahen darin ein Anzeichen für eine Regression. Das Behandlungsteam hatte zwar Verständnis für diese Sorge, hielt dem aber entgegen, die ständige Übellaunigkeit könne auch darauf hindeuten, daß sich Waris nun permanent in einem Kampf-oder-Flucht-Zustand befinde, was wiederum ein Zeichen dafür sei, daß er mit dem Aufstieg auf der autonomen Leiter begonnen habe. Das Team hatte nämlich beobachtet, daß Kinder, die Dissoziation als Strategie nutzten, um ihre destabilisierenden Emotionen zu unterdrücken, auf ihrem Weg zu mehr Präsenz häufig eine Zeit anhaltender Gereiztheit durchlebten.

Zunächst hatten das Behandlungsteam, die Eltern des Jungen und die zuständige Krankenversicherung befürchtet, eine Verstärkung der Stimmungsschwankungen deute darauf hin, daß die Behandlung nicht mehr ihren Zweck erfülle. Ihnen fiel aber andererseits auch auf, daß solche Kinder besser in der Lage waren, ihren Betreuern zu erlauben, ihre Emotionen durch Co-Regulation zu beeinflussen. Darin wurde ein ermutigendes Anzeichen dafür gesehen, daß die Kinder trotz der Verschlechterung ihrer Stimmungslage mehr Vertrauen entwickelt hatten. Schließlich erkannte das Team in der Gereiztheit einen Ausdruck der sympathisch gespeisten Kampf-oder-Flucht-Reaktion. Daraus schloß es, daß Kinder, die sich über längere Zeit im dorsal-vagalen Shutdown befanden, möglicherweise eine längere Periode sympathischer Aktivierung durchleben müßten, um auf der autonomen Leiter emporsteigen und allmählich Selbstregulationsfähigkeiten entwickeln zu können.

Das Team prognostizierte, daß sich der emotionale Zustand von Waris bessern würde, so wie sie es bei anderen Kindern erlebt hatten, wenn man ihn weiter im Sinne des PACE-Ansatzes unterstützen würde. Wie das Team vorausgesagt hatte, nahm die Gereiztheit im Laufe der nächsten beiden Monate allmählich ab. Er fühlte sich nun wohler, wenn die Behandler und seine Eltern ihn im aufgebrachten Zustand co-regulierten. Außerdem fiel es ihm leichter, an spontanen spielerischen Aktivitäten mit den Behandlern und anderen Kindern sowie Mitgliedern seiner Familie teilzunehmen. Weil es ihm gelungen war, über den Zustand sympathischer Aktivierung hinaus zu einer stabileren, ressourcenreicheren und erfreulicheren sozialen Verbundenheit zu gelangen, ließ die Intensität seiner Wutausbrüche so stark nach, daß seine Eltern annahmen, sie könnten nun mit dem Problem auch wieder allein zu Hause fertig werden. Am Tag seiner Entlassung aus der Klinik feierten das Personal und die anderen Kinder auf der Station mit Waris, weil er so hart und erfolgreich gearbeitet hatte.

Einige Wochen nach der Entlassung riefen die Eltern den Therapeuten in der Klinik an, um ihm zu berichten, daß Waris zu Hause sehr gut zurechtkomme. Er werde zwar immer noch gelegentlich wütend, aber er könne seine Eltern nun um Hilfe bitten, wenn er diese brauche, um wieder zur Ruhe zu kommen. Dank der wichtigen Erkenntnis des Behandlungsteams, daß die erhöhte Gereiztheit ein paradoxes Anzeichen für eine Besserung war, hatte Waris die Unterstützung, die er brauchte, um durch die Phase der sympathischen Aktivierung vom dorsal-vagalen in den ventral-vagalen Zustand zu gelangen.

Mit der Polyvagal-Theorie vertraute Lehrer

> *Tavia Redmond wußte nicht, daß Michael, der zu diesem Zeitpunkt neun Jahre alt war, von Erinnerungen verfolgt wurde, über die niemand sie aufgeklärt hatte. Deshalb tat sie das, was Lehrer in solch einer Situation tun: Sie schickte den Jungen in das Büro des Direktors.*
>
> — Rochelle Riley 2020

Hört man Lehrern länger als ein paar Minuten zu, kommen sie auf die Spannung zu sprechen, die für sie zwischen der Erfüllung akademischer Pflichten ihren Schülern gegenüber und der Erfüllung ihrer sozio-emotionalen Bedürfnisse besteht. *»Bringe ich ihnen Mathematik bei oder helfe ich ihnen herauszufinden, daß sie okay sind, so wie sie sind?«*, fragen sich viele Lehrer. Kindern zu helfen, in den ventral-vagalen Zustand zu gelangen, und ihnen dadurch die soziale Verbundenheit zu erschließen, ist eine Voraussetzung für die Vermittlung kognitiver Fertigkeiten und Fähigkeiten. Wenn Lehrer die Polyvagal-Theorie kennen, verstehen sie, daß ihre Schüler so wenig, wie man im Krieg auf einem Schlachtfeld meditieren kann, im Schulunterricht lernen kann, wenn man sich im Kampf-oder-Flucht- oder im Erstarrungs-Shutdown-Zustand befindet.

Tavia Redmond, die seit 24 Jahren aktive, erfahrene Lehrerin aus dem Zitat am Anfang dieses Unterkapitels, wird immer wieder gebeten, Kinder zu unterrichten, die entsetzliche Dinge miterlebt haben. Leider erhalten Lehrer in ihrem Bundesstaat keine systematische Ausbildung in der Unterstützung solcher Kinder. Eine andere Lehrerin aus dem gleichen Staat sagte, nachdem sie herausgefunden hatte, daß einer ihrer Schüler versucht hatte, sich umzubringen: »Die Zahl meiner Sorgen ist riesig, aber meine Ressourcen und die Dinge, die ich tun kann … sind winzig« (Riley 2020). Woher könnten die Ressourcen stammen, die Lehrern in solchen Situationen ermöglichen, ihren Schülern zu helfen? Die Polyvagal-Theorie beschreibt eine Ressource, die noch nicht viel Beachtung gefunden hat: Unterstützung für die Aktivierung des Systems für soziale Verbundenheit zu nutzen.

Frau Redmond schickte Michael in das Büro des Direktors, weil er gebrüllt hatte, er hasse sie. Außerdem hatte er andere Schüler angebrüllt und war dann davongelaufen. Er hatte gekämpft und war dann geflohen. Hätte sich diese Lehrerin mit der Polyvagal-Theorie ausgekannt, wäre ihr klar gewesen, daß sich Michael in einem Zustand der Dysregulation befand. Sie wäre dann neugierig darauf geworden, warum er sich so stark gefährdet fühlte. Außerdem hätte sie gewußt, daß ein auf Gefahr fokussiertes Nervensystem nicht gleichzeitig auf Lernen fokussieren kann. Da sich Frau Redmond so intensiv für Michaels Erfolg engagiert hatte (Riley 2020), können wir mit Sicherheit annehmen, daß sie die Polyvagal-Theorie begrüßt und ihre Erkenntnisse genutzt hätte, um Michaels Nervensystem zu beruhigen. Doch ohne diese Sicht hatte sie tatsächlich keine andere Möglichkeit, als ihn aus dem Klassenraum zu schicken. Sie wußte nicht, daß sie ihm helfen mußte, ein Gefühl der Sicherheit zu entwickeln.

Kindern zu einem Gefühl der Sicherheit zu verhelfen kommt zwei wichtigen Erziehungszielen zugute: (1) Fokussierung auf das Lernen; und (2) Förderung des emotionalen Wohlbefindens. Weil Menschen am besten lernen, wenn sie sich unter dem Einfluß des Systems für soziale Verbundenheit befinden, sollten das Schaffen einer sicheren Umgebung und eines *inneren Empfindens* von Sicherheit vorrangige Ziele jeder Erziehung sein. So wie man ein Kind darauf vorbereiten kann, das Multiplizieren zu erlernen, indem man ihm zuvor das Addieren beibringt, so kann man es darauf vorbereiten, etwas zu lernen, indem man seinem ANS zunächst vermittelt, daß es sich gefahrlos entspannen, aus der Deckung kommen und sich darauf konzentrieren kann, sich etwas Neues anzueignen.

Im Kampf-oder-Flucht-Zustand ist der Geist eines Kindes hypervigilant und ständig auf der Hut vor Gefahr. Die überlebenssichernden Funktionen sind in diesem Zustand geschärft, und nicht der Überlebenssicherung dienende Funktionen werden unterdrückt. Die Pupillen weiten sich, um mehr Licht aufnehmen und potentielle Gefahren dadurch besser erkennen zu können. Der Blutfluß zu den Skelettmuskeln wird verstärkt. Die Verdauung hingegen, die für das Überleben nicht unmittelbar notwendig ist, wird unterdrückt. Auch Denken und Entscheidungsfähigkeit werden eingeschränkt, weil das sorgfältige Abwägen einer Situation das Überleben gefährden könnte, wenn umgehend etwas Lebensrettendes geschehen muß.

Ein Schüler, der sich im Klassenraum im Kampf-oder-Flucht-Modus befindet, versucht ständig herauszufinden, was ihn im nächsten Moment verletzen könnte. Versucht die Lehrerin, die Aufmerksamkeit des Schülers zu gewinnen, versteht dessen Nervensystem dies als Störungen seiner Bemühungen, sein Überleben zu sichern. Deshalb setzt das Nervensystem alles daran, um der Lehrerin einen Unterricht unmöglich zu machen. Das Resultat kann einer Aufmerksamkeitsdefizitstörung verblüffend ähneln. Sinnvoller wäre es, wenn Lehrer das geschilderte Phänomen als *Sicherheitsdefizitstörung* verstünden. Das Kind könnte seine Aufmerksamkeit möglicherweise auf den Lehrstoff richten, wenn es das Gefühl hätte, in Sicherheit zu sein. Es bräuchte jemanden wie Frau Dupree, von der im folgenden Beispiel die Rede ist, jemanden, der die Neurobiologie von Sicherheit und Gefahr kennt.

Emotionale Sicherheit im Dienste des Lernens fördern

Frau Dupree, eine weiße Lehrerin, hat erkannt, daß es von Nutzen ist, die Erkenntnisse der Polyvagal-Theorie bei ihrer Arbeit im Klassenraum anzuwenden. Sie weiß, daß ein auf Gefahr fokussiertes Nervensystem nicht gleichzeitig auf Lernen fokussieren kann. Es muß zunächst erkennen, daß es in Sicherheit ist. Frau Dupree sagt: »Bei meiner Arbeit mit Kindern geht es mir darum, dafür zu sorgen, daß sie sich sieben Stunden lang sicher fühlen. Vielleicht wurden sie vor der Zeit in der Schule angebrüllt und werden nach der Schule geschlagen. Aber zumindest so lange, wie sie hier bei mir sind, sind sie in Sicherheit« (persönliche Mitteilung 29. Januar 2020). Frau Dupree erklärt:

> Die Kinder treffen morgens in einem Zustand erhöhter Erregung hier ein. Ich versuche dann zunächst, ihnen zu helfen, sich zu beruhigen. Können wir den Tag in einem ruhigeren Zustand beginnen, läuft alles Weitere besser. Manchmal nutze ich Musik, manchmal dämpfe ich das Licht, und manchmal gehe ich durch die Klasse und berühre jedes Kind ganz leicht. Ich verändere den Klang meiner Stimme. Und wenn eine Maßnahme nichts bewirkt, probiere ich eine andere aus. Lehrer lernen, Dinge auf eine bestimmte Weise zu tun; wir müssen aber flexibel sein. Wenn das, was wir versucht haben, nichts bewirkt, müssen wir etwas anderes ausprobieren.

Emotionales Wohlbefinden im Klassenraum sieht so aus wie ein Kind, dessen Grundbedürfnisse erfüllt sind – es hat etwas zu essen bekommen, hat saubere Kleidung an, hat einen Ort, an dem es leben kann, und ist nicht in Gefahr. Es hat das Gefühl, selbständig agieren und etwas bewirken zu können – was bedeutet, daß es eine Vorstellung davon hat, was es will und wie es das Gewünschte bekommen kann. Es kann mit anderen Schülern im Rahmen von Spielen, sozialen Interaktionen und Lernprozessen in einer Gruppe zusammenarbeiten, und es kann mit einem Lehrer am Abschluß einer Aufgabe arbeiten. Seine Stimmung ist im allgemeinen positiv, und wenn sie sich verändert, handelt es sich in der Regel um eine sanfte Veränderung, und es gibt einen klaren Grund dafür. Das Kind kann in Worte fassen, was es erlebt, und es fühlt sich wohl dabei, anderen über seine Erlebnisse zu berichten.

Kinder, die in einem Zustand der Dysregulation zur Schule kommen, verhalten sich sehr unterschiedlich. Manchmal setzen sie sich gegen Anweisungen zur Wehr. Oder sie beachten nicht, was ihr Lehrer zu ihnen sagt. Manchmal stören sie andere Kinder oder lenken sie ab. Sie können sich auch vollständig zurückziehen und völlig ausblenden, was um sie her vor sich geht. Möglicherweise geht es ihnen so lange gut, bis sie mit einer kognitiven Herausforderung konfrontiert werden, die ihr ANS als Gefahrensignal deutet, bei ihnen Wut und Aggression hervorruft und sie dazu bringt, aus dem Raum zu laufen. Eine schwere Mathematikaufgabe kann ein Kind, das leicht in einen Zustand der Dysregulation gerät, völlig aus dem Gleichgewicht bringen.

So wie Behandler sich für das emotionale Wohlbefinden ihrer Patienten traditionell nicht zuständig fühlen, halten auch Lehrer es oft nicht für ihre Aufgabe, Signale für Sicherheit zu übermitteln. Wenn Lehrer eine Klasse unterrichten, deren Schüler sich im Kampf-oder-Flucht-Modus befinden, welche Möglichkeiten haben sie dann? Kümmern sie sich nicht um das Sicherheitempfinden ihrer Schüler, können sie ihnen den anstehenden Lehrstoff nicht vermitteln. Deshalb muß sich jeder Lehrer fragen: »Wie kann ich für ein Gefühl von Sicherheit sorgen, um den Kindern zu helfen zu lernen?«

Der Zustand ist das Signal

Auch Frau Larson, eine weiße Lehrerin, bezieht die Polyvagal-Theorie in ihre Arbeit ein. Sie erinnert sich noch lebhaft an den ersten Tag, an dem ein schwarzes Kind, das wir hier Saretha nennen, in den Klassenraum kam (persönliche

Mitteilung 19. Mai 2020). Am Ende des Schultags hörte Saretha auf zu tun, worum Frau Larson sie gebeten hatte, und starrte statt dessen auf den Boden. Alle Bemühungen, sie freundlich zu motivieren, wieder zu Frau Larson in Kontakt zu treten, schlugen fehl. Weil es sich um eine therapeutisch begleitete Klasse handelte, waren Helfer anwesend, und ein zweiter Lehrer hatte soeben den Raum betreten. Sie sprachen darüber, ob das Kind vielleicht nur seinen Willen durchsetzen wollte, indem es sich zu antworten weigerte, und ob es so die Botschaft übermitteln wollte, daß es sich nicht zu fügen brauche, wenn es nicht wolle.

Da Frau Larson die Polyvagal-Theorie kannte, war sie sicher, Signale für einen dorsal-vagalen Shutdown erkennen zu können. Rückblickend wurde ihr klar, daß Saretha im Tagesverlauf immer stärker überwältigt worden und schließlich im Zustand der Immobilisierung angelangt war. Frau Larson erklärte den Helfern und dem anderen Lehrer, was sie sah, und bemerkte daraufhin bei den Kollegen eine Zustandsveränderung: Hatten sie auf das Verhalten des Kindes vorher gereizt und irritiert reagiert, empfanden sie nun Empathie. Über das Erlebte reflektierend gestand Frau Larson nun, sie sei sich nicht völlig sicher gewesen, wie sie einem Kind helfen könnte, vom Shutdown-Zustand aus auf der autonomen Leiter wieder emporzusteigen. Weil sie immer noch überzeugt war, daß Saretha litt, behandelte sie das Kind weiter liebenswürdig. Sie erklärte, zumindest verschlimmere sie die Situation nicht, indem sie das Mädchen wegen mangelnder Kooperationsbereitschaft kritisiere.

Frau Larson strukturierte ihren Schultag, indem sie zunächst eine Atemübung ausführte, die sie anläßlich einer von ihrem Schulbezirk veranstalteten Konferenz erlernt hatte. Ein Referent hatte dort die Polyvagal-Theorie vorgestellt und erklärt, wie man eine ventral-vagale Reaktion fördern könne, indem man die Zeitspanne des Ausatmens verlängere. Der Vortragende beschrieb auch die Neurozeption, und Frau Larson erklärte, wie sie diese verstand: »Die [neurozeptiven] Systeme der Kinder sind ständig aktiv. Ich muß unablässig auf sie achten. Die Kinder können ihre Neurozeption nicht einfach abschalten und sich auf meinen Mathematikunterricht konzentrieren. Ich könnte mich dagegen zur Wehr setzen oder schlicht verstehen, was vor sich geht, und ihnen helfen, damit fertig zu werden« (persönliche Mitteilung 19. Mai 2020).

Wie Frau Dupree und unsere fiktiven Personen Dr. Austin und Darryl hat auch Frau Larson verstanden, wie wichtig es ist, ein Gefühl der Sicherheit zu fördern. Um Saretha zu helfen, sich sicher zu fühlen, erklärte Frau Larson ihr, sie könne tun, was immer ihrem Wohlbefinden zugute komme. Müsse sie ein paar Tage lang still in einer Ecke sitzen, sei das in Ordnung. Auch wenn sie pausieren müsse, um sich von der Schularbeit zu erholen, sei das kein Problem. Frau Larson war klar, daß Saretha wieder in den Shutdown verfiele, wenn sie zu stark gefordert würde, und daß sie in diesem Gemütszustand niemals etwas lernen könnte.

Laut Polyvagal-Theorie bereitet uns der autonome Zustand energetisch darauf vor, unseren aktuellen Bedürfnissen gerecht zu werden; er erfüllt aber auch noch eine zweite Funktion. Unser autonomer Zustand kommuniziert nämlich unsere aktuelle Neurozeption unserer Umgebung anderen. Mein System für soziale Verbundenheit signalisiert, daß ich einen Zustand von Sicherheit erkannt habe. Mein sympathischer oder dorsal-vagaler Zustand zeigt an, daß ich Gefahr wahrnehme. Wird in einer Menge jemand ohnmächtig, schnappen in der Nähe Stehende fast immer unisono nach Luft.

Frau Larsons wichtigstes Ziel war, zu jedem Kind in ihrer Klasse eine sichere Verbindung herzustellen. Ihr war klar, daß ihr autonomer Zustand Sarethas autonomem Zustand ein Signal übermitteln würde, und ihr ging es darum, Neugier zu signalisieren, wobei wir bedenken sollten, wie Peter Levine (2010/2011) angemerkt hat, daß »spielerische Neugier eines der wichtigsten Mittel gegen Traumata ist. Neugieriges Erforschen, Freude und Traumata können im Nervensystem nicht gleichzeitig existieren; sie widersprechen einander neurologisch« (Parallelstelle der dt. Ausg. S. 220). Als sie darüber nachdachte, wie sie zu Saretha in Kontakt treten könnte, ohne Gefahrensignale zu übermitteln, fiel Frau Larson auf, daß die Schülerin in der Pause auf dem Schulhof Würmer ausbuddelte. Frau Larson entschloß sich, sich daran zu beteiligen. Dabei beobachtete sie, ob Saretha auf ihre beiläufigen Bemerkungen reagierte. Sie sagte: »Hoffentlich finden wir ein paar Würmer.« Saretha starrte sie verblüfft an, als wollte sie sagen: »Ich hatte geglaubt, wenn ein Mädchen nach Würmern gräbt, wäre das schon schräg genug. Und jetzt machen wir das auch noch zu zweit?« Frau Larson war zum Objekt von Sarethas Neugier geworden, und Saretha reagierte, indem sie weiter nach Würmern grub.

Die Ressourcen waren schon immer in uns

Angesichts des Mangels an Ressourcen, die uns als Erziehern helfen können, werden wir noch einmal auf die Vorteile zurückkommen, die mit der Einbeziehung der Polyvagal-Theorie in die Arbeit im Klassenraum verbunden sind. Sofern die Hierarchie der Verhaltensweisen des ANS ihren Zweck erfüllt, entspricht sie den Ressourcen, die sich für den Umgang mit verschiedenen Abstufungen von Sicherheit und Gefahr eignen. Der dorsal-vagale Shutdown konserviert am besten Ressourcen, wenn es um eine lebensgefährliche Situation geht oder darum, Raubtieren zu entkommen. Die sympathisch gespeiste Kampf-oder-Flucht-Reaktion mobilisiert im Falle einer Gefahr massiv überlebenssichernde Ressourcen. Und das ventral-vagale System für soziale Verbundenheit stellt Ressourcen für Zusammenarbeit, Kreativität und Spiel bereit.

Weil ein Zustand einen anderen Zustand erzeugt, entsteht durch soziale Verbundenheit erneut soziale Verbundenheit, was sogar einer entmutigten Lehrerin zusätzliche Ressourcen erschließt, etwa ihre Neugier und ihr Engagement im Umgang mit Kindern. Ihre eigene soziale Verbundenheit kann die soziale Verbundenheit der Kinder fördern und dadurch die ventral-vagalen Freuden der Kindheit mobilisieren. Um diesen verborgenen Schatz zu finden, müssen Lehrer die überzeugende Tarnung des dorsal-vagalen Zustandes als das erkennen, was sie ist, nämlich als einen Versuch, Raubtiere durch Totstellen von sich abzulenken. Der Lehrerin muß klar werden, daß der autonome Zustand der Kinder sie entmutigt, also nicht die Kinder selbst dies tun.

Um die Vitalität ihrer Schüler wiederherzustellen, muß sich die Lehrerin auch darüber im klaren sein, daß dorsal-vagale Zustände meist vorübergehend auftreten – daß ihre Schüler also nicht ständig in einer dumpfen Leere eingesperrt sind. Sie muß bedenken, daß ihre Schüler ebenso wie Tiere in einem Erstarrungszustand nach Ende der Gefährdung wieder zum Leben erwachen. Allerdings kann dies bei Schülern länger dauern. Der eigene regulierte Zustand kann der Lehrerin helfen, ihre Schüler in einen ventral-vagalen Zustand lebendiger Verbundenheit zu versetzen, sofern es ihr gelingt, ihre eigene soziale Verbundenheit aufrechtzuerhalten. Baylin und Hughes (2016) haben beobachtet, daß die Gehirnwellen zweier Menschen, die einander nahe sind, zu resonieren beginnen. Grundsätzlich gilt: Wenn zwei Menschen in unterschiedlichen autonomen Zuständen zu kommunizieren versuchen, kann derjenige von beiden, der am längsten in seinem Zustand zu verharren in der Lage ist, den anderen in den gleichen Zustand versetzen.

Im Laufe der Zeit entspannten sich die Kinder in Frau Larsons Klasse, es fiel ihnen leichter zu lernen, und sie entwickelten Freude daran, zusammen zu sein. Sie sahen, was Frau Larson gehofft hatte, daß sie es sehen würden. Statt ihre Ängste und ihr Mißtrauen auf die Lehrerin zu projizieren, merkten sie, daß diese eine reale Person wie sie selbst war und daß es ihr Freude machte, mit ihren Schülern zusammen zu sein. Es entstand soziale Verbundenheit, eingebettet in eine wunderbare Beziehung, die beglückt, befriedigt, begeistert und beruhigt, und all das gleichzeitig. Weil dies alles auf einer tiefen Ebene unseres Seins sinnvoll ist, ergibt es auch Sinn, daß Frau Larson an Freitagen ihre Tennisschuhe trägt, weil sie an diesem Tag mit den Kindern zusammen begeistert Fangen spielt.

Wenn Behandler Hirn und Seele einbeziehen

Wenn wir universelle und allgemeine soziale Verbundenheit anstreben, begegnen wir anderen Menschen würdigend und ehrerbietig. Uns ist dann klar, daß sich unter fast jeder Art von Mißmut ein weicherer, menschlicherer Kern verbirgt. Konzentrieren wir uns hingegen auf das einschüchternd wirkende Auftreten anderer, werden wir defensiv und verspüren nicht den Wunsch, unter die rauhe Oberfläche zu schauen. Darüber hinaus stachelt unsere eigene Defensivität die Defensivität anderer an. Stephen Porges erklärt, daß eine mitfühlende Perspektive den kontextabhängigen Ursprung der Reizbarkeit eines Menschen sieht (persönliche Mitteilung 31. Oktober 2019). Dies ermöglicht uns, die verborgene und auf diese Weise geschützte Verletzung zu entdecken. Behandeln wir sie sorgsam, lösen sich oft die beunruhigenden Abwehrstrukturen und lassen eine gütige Empfänglichkeit und Reziprozität erkennen.

Behandler oder Lehrer, die an einem Kind und seinen Eltern wirklich interessiert sind, demonstrieren, wie wichtig ihnen das Kind und seine Eltern sind. Spüren Kind und Eltern dies, wird ihr Vertrauen geweckt. Sie entspannen sich dann und bringen den Fachleuten Vertrauen entgegen, weil sie wissen, daß sie bei ihnen in jedem Fall Sicherheit finden. Selbst wenn die Fachleute einen Fehler machen, der zu einem Rückschlag führt, bleiben Kind und Eltern ruhig, weil sie wissen, daß diejenigen, denen sie sich anvertraut haben, das Beste für sie wollen. Sie verstehen dann, daß es sich um ein menschliches Bemühen handelt und daß es dabei manchmal chaotisch zugeht, aber auch beherzt und konsequent. Gelingt es einem Helfer, zur Seele seines Schützlings in Kontakt zu treten, belebt und stimuliert er dessen Seele, ganz gleich, ob es sich um Patienten, Klienten, Schüler oder die Eltern eines Kindes handelt. Er betritt dann den Bereich, in dem zwei Seelen sich einander mit all ihren Fehlern und ihrem ganzen Glanz offenbaren.

Wenn in einer beseelten Beziehung ein konkretes Ziel wie ein Leben zu retten, eine Psyche zu heilen oder einen Weg zum Lernen zu erschließen, angestrebt wird, kann zunächst Anspannung aufkommen. Denn nun geht es nicht mehr nur um Herz und Seele, sondern auch um Hirn und Können. Bleibt die Anspannung lange genug bestehen, zeigt sich etwas Drittes, das an einem zarten, tiefen und geheimnisvollen Ort weilt. Um in diesem Raum operieren zu können – buchstäblich wie ein Chirurg oder metaphorisch in Form der Ausübung eines Berufs –, bedeutet, sich in einem Zustand des Flusses und der Anmut zu befinden. Vom eigenen Herzen, der eigenen Seele und vom eigenen Hirn und Können aus zu leben bedeutet, voll und ganz Mensch zu sein.

KAPITEL 8

Aufbau einer sicheren Umgebung in Organisationen

Die Polyvagal-Theorie zur Förderung optimaler menschlicher Funktionsfähigkeit nutzen

Ich möchte Ihnen allen ein unsichtbares Geschenk machen. Ich schenke Ihnen eine einminütige Stille, in der Sie darüber nachdenken, wer Ihnen geholfen hat, die zu werden, die Sie heute sind. ... An wen Sie auch denken mögen, vergegenwärtigen Sie sich, wie dankbar Ihnen diese Menschen dafür sein müssen, daß Sie sich in Zeiten der Stille daran erinnern, wie wichtig sie für Sie waren. Nicht Ehrungen und Preise und modische Äußerlichkeiten nähren unsere Seelen. Es geht vielmehr um die Gewißheit, daß andere uns vertrauen können. Daß wir die Wahrheit nie fürchten müssen. Daß die Grundlage unseres Lebens, von der aus wir unsere Entscheidungen treffen, ein verdammt gutes Material ist.

— Fred Rogers 2002

Die Kultur einer Organisation hat eine tiefreichende Wirkung auf die Arbeit ihrer Mitglieder und auf die Menschen, für die sie arbeiten. Die Polyvagal-Theorie lehrt, daß Menschen Sicherheit und Verbundenheit brauchen, um ihre Aufgaben optimal erfüllen zu können. Deshalb erschließt eine den Prinzipien der Polyvagal-Theorie verpflichtete Organisation allen, die zu ihr in Kontakt treten, aktiv und systematisch Anzeichen für Sicherheit, um ihr soziales Verhalten zu verbessern und ihren neurophysiologischen Zustand für Kreativität und Produktivität zu erschließen (Porges 2015a). In diesem Kapitel geht es darum, Führungskräften von Organisationen zu erläutern, was es beinhaltet, eine Organisation im Sinne der Polyvagal-Theorie zu leiten, und warum das wichtig ist. Wir werden uns mit den wichtigsten Aktivitäten befassen, die in Organisationen die Wahrnehmung des autonomen Zustandes verbessern und ihren Mitarbeitern ermöglichen, mehr Zeit im ventral-vagalen Zustand zu verbringen. Wir werden untersuchen, wie eine nach den Prinzipien der Polyvagal-Theorie gestaltete Organisation mit Training, Supervision und Struktur umgeht und wie sie die Wiederherstellung von Beziehungen fördern kann, wenn es schwierig ist zu vertrauen.

Was ist eine an der Polyvagal-Theorie orientierte Organisation?

Eine Organisation handelt im Einklang mit der Polyvagal-Theorie, wenn sie zwei Prämissen beherzigt: (1) Der autonome Zustand hat eine starke Wirkung auf die menschliche Funktionsweise; und (2) der autonome Zustand kann durch die Beziehungen, die Umgebung und die Kultur, in denen ein Mensch lebt, beeinflußt werden (Porges 2001). Diesem Paradigma gemäß sehen die Führenden von Organisationen, die sich an der Polyvagal-Theorie orientieren, den autonomen Zustand nicht mehr nur als ein Phänomen an, das sich ihrem Gewahrsein entzieht und das sie folglich auch nicht beeinflussen können. Vielmehr entscheidet der autonome Zustand darüber, worauf Menschen ihre Aufmerksamkeit richten, was sie wahrnehmen oder was sie verstehen. Er entscheidet, ob das Denken starr oder flexibel ist, und er beeinflußt, wie gut Menschen kommunizieren, zusammenarbeiten und ihre Aktivitäten koordinieren können. Dieses Wissen motiviert Organisationen, die den Prinzipien der Polyvagal-Theorie folgen, so viele Mitarbeiter wie möglich in den ventral-vagalen Zustand zu versetzen, um ihre Fähigkeit, gut zusammenzuarbeiten und die Kinder und Familien, die sie betreuen, maximal zu unterstützen.

Um diese Prinzipien zu veranschaulichen, wollen wir uns eine psychiatrische Institution für die stationäre Behandlung von Kindern und Jugendlichen vorstellen, die den Namen *Good Hands Residential Center* trägt. Das Motto der Einrichtung lautet: »Wenn du in *Good Hands* bist, *bist du in guten Händen.*« Zwar empfinden die Mitarbeiter diesen Slogan mittlerweile als ein wenig abgedroschen, aber inhaltlich gefällt ihnen das Motto immer noch, weil alle sich große Mühe geben, genau dieses Gefühl hervorzurufen. Lanelle Williams, eine schwarze Frau, die Good Hands leitet, verfolgt die Schritte, die eine Familie vollziehen muß, wenn sie ihr Kind in die Einrichtung bringt. Lanelle weiß, wie wichtig es ist, mit Neuankömmlingen einen Spaziergang zu unternehmen und sich dabei klarzumachen, wie sicher sie sich auf dem Weg fühlt, den Patienten bei ihrer Ankunft gehen. Während sie zum Parkplatz geht, wo der Weg beginnt, reflektiert Lanelle darüber, was die Familien erlebt haben mögen, bevor sie in Good Hands eintreffen. Wenn sie dort anrufen, nimmt eine für Neuaufnahmen zuständige Sekretärin das Telefonat an. Später berichten die Familien, die Aufnahmekoordinatorin habe sich große Mühe gegeben, ihre Fragen zu beantworten und ihnen das Programm der Einrichtung zu erklären. Dann schaut Lanelle das Schild an, das erst kürzlich am Zufahrtsweg nach Good Hands aufgestellt wurde. Darauf steht: »Du hast es geschafft! Du bist jetzt in guten Händen!« Zwar war sie selbst stark daran beteiligt, sich einen Willkommensgruß auszudenken, der Neuankömmlingen das Gefühl gibt, in Sicherheit zu sein, doch sie merkt, daß sie unwillkürlich lächelt und sich entspannt. Eine weiße Frau und ein Junge steigen aus einem Auto und schauen sich nervös um. Die Leiterin sagt: »Hallo, Freunde! Kann ich Ihnen helfen zu finden, was Sie suchen?« Die Frau antwortet: »Ich bringe meinen Pflegesohn Peyton her; er soll eine Weile hier bleiben. Wissen Sie, wohin wir gehen sollten?«

»Bestens«, denkt die Leiterin. »Ich kann ihnen folgen und feststellen, wie sie auf unser Programm reagieren.« Dann sagt sie laut: »Klar doch. Ich bin gerade selbst auf dem Weg zur Anmeldung. Ich bringe Sie hin. Ich heiße Lanelle, und ich leite diese Einrichtung.« Dann beugt sie sich ein wenig, schaut dem Jungen in die Augen und sagt: »Ich habe gerade gehört, daß heute ein Junge hier ankommen soll, der Peyton heißt. Wir haben dich hier schon erwartet.« Dann richtet sie sich wieder auf, um mit der Frau zu reden: »Wie lautet Ihr Name, Ma'am?« Nun stellt sich Peytons Pflegemutter vor und dankt Lanelle für ihre Hilfe. Lanelle fragt auch, wie weit sie gefahren sind und wie es ihnen auf der Reise ergangen ist. Marsha, die Pflegemutter, antwortet, sie kämen aus einer ländlichen Gemeinde, die zweieinhalb Stunden Autofahrt entfernt liege, und sie führen von dort nicht oft in die Stadt. Daraufhin fragt Lanelle Marsha, wie sie mit dem Autofahren in der Stadt zurechtkomme, und Marsha antwortet, sie finde es ziemlich anstrengend. Lanelle erwidert, sie lebe zwar schon seit 25 Jahren hier, habe sich aber immer noch nicht an den starken Verkehr gewöhnt.

Lanelle macht es Freude, mit anderen Menschen zusammenzutreffen und sie kennenzulernen, und aufgrund dieser Eigenschaft wird sie als Leiterin von Good Hands allseits respektiert. Nachdem sie die Polyvagal-Theorie kennengelernt hatte, wurde ihr klar, daß es ihr immer schon Freude gemacht hatte, dafür zu sorgen, daß sich andere Menschen wohl fühlen. Deshalb hilft sie Marsha zu spüren, daß Good Hands für sie und ihren Pflegesohn ein sicherer Ort ist. Lanelle plaudert auf dem Weg zur Anmeldung weiter mit Peyton und erfährt so, daß er elf Jahre alt und ein großer Fan von Star Wars ist.

In dem Gebäude, das mit großen Fotos von Kindern und Erwachsenen geschmückt ist, die lachen und zusammen spielen, treffen sie auf Victoria, eine Latina, die für die Anmeldungsformalitäten zuständig ist. Sie fragt die Neuankömmlinge, wie es ihnen geht und ob sie Durst oder Hunger haben. Sie zeigt ihnen die Toilette, weil sie weiß, daß nervöse Familien auf Reisen oft nicht besonders auf ihre körperlichen Bedürfnisse achten. Nachdem beide von der Toilette zurück sind, gibt Victoria Peyton ein Sandwich mit Erdnußmus und eine Flasche Wasser, wie er es sich gewünscht hatte, und Marsha erhält die gewünschte Tasse Kaffee. Dann setzt sich Victoria mit beiden hin und erklärt ihnen das Programm der Einrichtung – wobei sie auch die Namen der Mitarbeiter im Behandlungsteam nennt. Als sie Marsha die Möglichkeit gibt, Fragen zu stellen, will die Pflegemutter wissen, wann sie Peyton anrufen und mit ihm sprechen kann. Kurz danach taucht die Krankenschwester auf und untersucht Peyton im Nebenraum. Weil es ihn ein wenig nervös macht, von seiner Pflegemutter getrennt zu sein, schlägt die Krankenschwester Marsha vor, dem Jungen ihre Autoschlüssel zu geben, damit sie ihn nicht unbemerkt verlassen kann, wenn er sie nicht sieht. Während die Pflegerin Peyton mitnimmt, füllt Victoria mit Marsha zusammen einige Formulare aus und notiert Informationen, die die Institution braucht, um ein Kind in ein stationäres Betreuungsprogramm aufnehmen zu können.

Nachdem die Formulare unterzeichnet sind und die Pflegerin Peyton zurückgebracht hat, trifft Victoria wieder mit Marsha und Peyton zusammen. Diesmal konzentriert sie sich darauf, ein paar Dinge über Peyton herauszufinden. Sie fragt ihn, was er besonders gern ißt, was ihm nicht schmeckt, was ihm am meisten Freude macht und was seine Lieblingsfarbe ist. Sie möchte wissen, wer in dem Haus, in dem er wohnt, lebt, ob er ein Tier hat und welches andere Tier er gern zusätzlich hätte, wenn er es bekommen könnte. Dann fragt sie ihn, was ihm an der Schule gefällt und was nicht. Schließlich bittet sie ihn, sich in drei Worten selbst zu beschreiben. Er sagt: »schnell, Freund und ›die Macht‹«. Die Antworten leitet Victoria später an Peytons Behandlungsteam weiter, damit sich dessen Mitarbeiter ein Bild von ihm machen können, das nicht nur die Probleme umfaßt, derentwegen er nach Good Hands gekommen ist.

Lanelle, die Leiterin, will sich Good Hands weiter aus der Perspektive von Marsha und Peyton anschauen. Deshalb bleibt sie im Aufnahmebüro. Sie hat mittlerweile einige Gespräche Victorias mit der Pflegemutter und dem Jungen mitgehört und miterlebt, wie die Pflegerin dafür sorgt, daß Peyton sich sicherer fühlt, weil er die Autoschlüssel seiner Mutter aufbewahrt. Sie hört auch einige Telefongespräche der Aufnahmemitarbeiterin mit an: Ein Vater bittet um Hilfe, weil er den Therapeuten seines Kindes nicht hat erreichen können und eine Verabredung zu einem Telefongespräch mit ihm deshalb nicht zustande gekommen ist. Der Partner einer Mitarbeiterin ruft an, um wegen der Übergabe ihres gemeinsamen Kindes eine Nachricht zu hinterlassen. Ein Paketbote gibt ein Paket ab. Bei sämtlichen Interaktionen strahlt die Empfangsmitarbeiterin Wärme und Freundlichkeit aus und kommentiert das Geschehen empathisch (»Jeder verpaßt mal eine Verabredung«), unterstützt den Kollegen bei seinen Bemühungen, sein Kinderbetreuungsproblem zu lösen, und stärkt ihre gute Beziehung zu dem Paketboten, indem sie sich nach seinem Sohn erkundigt, der nach einer schwierigen Zeit nun seinen High-School-Abschluß macht. Lanelle stellt zufrieden fest, daß die Empfangsmitarbeiterin zu allen, die den Raum betreten, genau das Richtige sagt, indem sie signalisiert: »Wir sind aufgeschlossen und gute Nachbarn.«

Nadeem, der Leiter der Aufnahme, Sohn syrischer Einwanderer, führt die Neuankömmlinge zu Peytons Zimmer. Lanelle begleitet sie, weil sie sich ein Bild davon machen will, welche Fortschritte Good Hands hinsichtlich der Zielsetzung macht, Menschen in einen ventral-vagalen Zustand zu versetzen. Nadeem führt die Gruppe zu Peytons Zimmer, das ziemlich klein und karg ist. Er fragt den Jungen, wie dieser gewöhnlich schläft, was er als nützlich empfindet und was ihm eventuell Schwierigkeiten machen könnte. Dann erklärt Nadeem Peyton, daß es allmählich an der Zeit ist, sich von seiner Mutter zu verabschieden. Bevor sie sich trennen, fotografiert Nadeem die beiden, druckt das Foto aus und befestigt es in Peytons neuem Zimmer an einer Wand. Dann stellt Nadeem ihnen Kanesha vor, ein elfjähriges schwarzes Mädchen, das sei fünf Monaten in Good Hands lebt. Weil Kanesha allmählich die Fähigkeit zur Selbstregulation entwickelt, hat die Gemeinschaft der Mitarbeiter und Patienten dieser Abteilung sie beauftragt, neu eintreffende Kinder mit den örtlichen Regeln und Gepflogenheiten bekannt zu machen. Natürlich kann sich Kanesha noch gut daran erinnern, wie ihr Betreuer sie nach Good Hands brachte und sie das gleiche Ritual durchlief, das Peyton nun kennenlernt. Sie tritt also zu Peyton und Marsha in Kontakt, wie sie es vorher geübt hat, schaut ihnen in die Augen, sagt, daß sie sich über ihre Anwesenheit freue, und erklärt, sie werde dafür sorgen, daß Peyton alles kennenlerne, was er kennen müsse.

Marsha ist verblüfft über ihre eigene Reaktion auf dieses Kind. Kanesha, eine Patientin in einer stationären psychiatrischen Einrichtung, vermittelt ihr stärker das Gefühl, willkommen zu sein, als sie es jemals zuvor erlebt hat. Sie weiß, daß Peyton etwas ähnliches empfinden muß, denn er küßt Marsha auf die Wange – ein für ihn sehr seltener Ausdruck von Zuneigung –, gibt ihr dann die Autoschlüssel zurück, verabschiedet sich von ihr und macht sich mit Kanesha zu seiner Besichtigungstour durch das Gebäude auf. Als Marsha sich Lanelle zuwendet, hat sie eine Träne im Auge, und auch Lanelles Augen sind feucht. Marsha sagt: »Ich war noch nie an einem Ort wie diesem. Ich hatte zwar gehört, daß er etwas Besonderes sei, aber in den anderen Einrichtungen, die wir besucht haben, haben wir völlig andere Erfahrungen gemacht. In diesen Institutionen – es waren zwei andere Internate und fünf psychiatrische Krankenhäuser – hatte ich immer das Gefühl, daß da etwas ... ich weiß nicht was ... war, daß etwas mit mir und Peyton nicht in Ordnung sei. Natürlich hat das nie jemand gesagt, aber das Gefühl war da. Wegen dieses Gefühls hatte ich die Hoffnung verloren, daß es mir jemals gelingen würde, für Peyton die Hilfe zu finden, die er braucht. Aber hier ... ich weiß nicht ... Mir scheint, daß Sie in der Lage sind, den Peyton zu sehen, den ich zurückzubekommen versucht habe, den Peyton, den ich manchmal sehen kann, wenn er das Visier herunterklappt und wir einfach tun können, was uns Freude macht. Und Sie alle hier konnten das so schnell sehen. Weshalb ist diese Einrichtung hier so anders als die anderen, die wir uns angeschaut haben?«

Lanelle wendet sich Marsha zu und schaut sie an. Sie sagt, es tue ihr leid, daß Marsha sich anderswo nicht so wie hier gefühlt habe, und sie erklärt, sie könne sich vorstellen, daß das für sie sehr hart gewesen sei. Dann bekennt sie, daß Marsha sich einige Jahre früher vielleicht auch in Good Hands nicht wohl gefühlt hätte. Sie erklärt der Mutter, man sei dabei zu lernen, die heilsame Wirkung von Sicherheit und Verbundenheit zu nutzen. Man versuche, sich ständig zu vergegenwärtigen, daß es, wenn man sich entspannen und zueinander in Verbindung treten wolle, sehr wichtig sei, sich gesehen und gut aufgenommen zu fühlen. Sie erklärt:

> Wenn diese Art von Entspannung nicht zumindest in einem geringen Maß stattfindet, ist es schwer, etwas zu lernen, die Heilung zu fördern oder psychologisch zu arbeiten. Deshalb ist unsere höchste Priorität jetzt, eine Atmosphäre von Sicherheit zu schaffen. Ich bin froh, daß Sie das spüren, aber ich möchte Sie darauf hinweisen, daß es auch hier bei uns immer wieder Ärger gibt. Beziehungen sind nun einmal turbulent, und Gefühle können verletzt werden. Wir wollen Menschen helfen, sich von ihrem Ärger zu befreien, wenn sie selbst das Gefühl haben, daß es an der Zeit ist, das zu tun. Entwickeln sich die Dinge einmal nicht optimal, konzentrieren wir uns darauf, den Karren aus dem Dreck zu ziehen. Lernen bedeutet, Kindern verständlich zu machen, *daß nichts so stark beschädigt wird, daß wir es nicht reparieren können*; und

auch das ist eine Art, ihnen das Gefühl zu vermitteln, daß sie in Sicherheit sind. Perfektion spielt in diesem Haus keine sonderlich wichtige Rolle.

Während Marsha sich zum Aufbruch bereit macht, verspricht Lanelle, sie in den nächsten Tagen zu kontaktieren. Marsha sitzt im Auto, hält das Lenkrad und denkt darüber nach, was Lanelle vor dem Abschied zuletzt zu ihr gesagt hat. Viele Eltern, die ihre Kinder nach Good Hands bringen, hatten die Betreuung ihres Kindes mit besonderem Förderbedarf vorher als sehr belastend empfunden, sie waren aber auch sehr betroffen gewesen, wenn sie ihr Kind in der Einrichtung zurücklassen mußten. Marsha ist klar, daß sie sich sowohl bedrückt als auch erschrocken fühlt. Sie nickt vor sich hin, packt das Lenkrad fester, atmet tief ein und aus, und mit jedem Ein- und Ausatmen gesteht sie sich die Last ein, die sie getragen hat, und sie löst sich davon. Sie fühlt sich so leicht wie seit langem nicht mehr und beschließt, in einem Hotel in der Nähe zu übernachten, statt sofort die lange Fahrt nach Hause anzutreten. Plötzlich erscheinen ihr ihre aktuellen Verpflichtungen und Vorhaben nicht mehr als so dringlich, wie sie es auf der Hinfahrt nach Good Hands empfunden hatte. Und sie denkt: »Es stimmt, mein Sohn ist hier in guten Händen.«

Die Polyvagal-Theorie kann uns eröffnen, wie und warum unsere tiefsten Überzeugungen aus fundamentalen neurophysiologischen Prozessen resultieren, und Lanelle hatte einige Offenbarungen dieser Art erlebt. Schon vor ihrer ersten Begegnung mit der Polyvagal-Theorie wußte sie, daß es wichtige Hinweise auf die Kämpfe eines Kindes und seiner Familie liefert, wenn man deren Erlebnisse versteht. Ihr war klar, daß viele Kämpfe dieser Art natürliche Reaktionen auf schwierige Umstände sind. Und sie wußte auch, daß Reaktionen wie Kampf, Flucht und Rückzug es erschweren, die wesenseigenen Stärken und Möglichkeiten zu erkennen, über die solche Kinder und ihre Familien verfügen. Sie wußte auch, daß das Schaffen eines sicheren Orts, an dem die Betroffenen sich ihrer Neugier überlassen und Dinge erforschen können, ihnen die Möglichkeit gibt, einen besseren Zugang zu ihrem Gewahrsein ihrer Kraft und ihrem Können zu erschließen. Mittels der Polyvagal-Theorie kann sie nun ihre klinischen Erfahrungen und ihr Wissen über Neurobiologie und Physiologie miteinander verbinden. Das neue Wissen vermittelt ihr das Gefühl, mehr von dem, was sie weiß, in ein zunehmend ganzheitliches Verständnis dessen, was wir als Menschen sind, integrieren zu können.

Wir werden uns nun anschauen, wie Lanelle in Good Hands eine von den Prinzipien der Polyvagal-Theorie geprägte Organisation geschaffen hat.

Die Grundlagen einer von den Prinzipien der Polyvagal-Theorie geprägten Organisation

Good Hands wurde von einer Gruppe von Therapeuten aus der psychodynamischen Tradition initiiert. Sie hatten in ihrem Umfeld Kinder erkannt, deren emotionale und behaviorale Probleme intensive Behandlungsprogramme in einem stationären Rahmen erforderlich machten, die in ihrem unmittelbaren Lebensumfeld nicht existierten. Die Therapeuten setzten sich zum Ziel, ein Programm zu entwickeln, das sich im Umfeld der betroffenen Kinder realisieren ließe, so daß sie in der Nähe ihrer Familien bleiben konnten, jedoch nicht zu Hause lebten. Den Therapeuten war klar, daß die Aufrechterhaltung und Verbesserung wichtiger Beziehungen für die Heilung der Kinder und ihrer Familien eine Schlüsselrolle spielen würde. Shandra, die gemischtrassige Vorstandsvorsitzende von Good Hands, war eine Therapeutin aus der Gruppe der Initiatoren. Sie hatte drei Jahre zuvor von der Polyvagal-Theorie gehört, in der Zeit, in der Good Hands das zweite Mal einen Geschäftsführer suchte. Der Vorgänger hatte achteinhalb Jahre in der Organisation verbracht und sie in ihrer 18-monatigen Aufbauphase und während der ersten sieben Jahre ihrer Tätigkeit geleitet. Es hatte ihm Freude gemacht, eine Organisation dieser Art neu zu schaffen, doch als Good Hands eine gewisse Stabilität erreicht hatte, entschied er sich dafür, eine neue Herausforderung zu suchen.

In den ersten sieben Jahren des Bestehens der Einrichtung gelang es Good Hands, die meisten der Kinder, die in das Programm aufgenommen wurden, gut zu betreuen. Bei vier von fünf Teilnehmern trat durch die Strukturierung des Programms, die für Sicherheit sorgen sollte, und durch die freundliche und interessierte Haltung des Betreuungsteams eine deutliche Besserung ein. Die Kinder wurden ruhiger, verhielten sich weniger gewalttätig und waren besser in der Lage, mit den Erwachsenen und den anderen Kindern zu kooperieren. Aber zehn bis zwanzig Prozent der Betreuten sprachen auf die Bemühungen ihrer Eltern sowie der Lehrer und Therapeuten nicht an. Sie waren sehr versiert darin, die Erwachsenen abzuweisen, und das betraf sogar die sehr motivierten und erfahrenen Betreuer in Good Hands, die ihnen zu helfen versuchten.

Shandra ließ sich durch die Vorstellung der Polyvagal-Theorie anläßlich einer Konferenz inspirieren, und sie hoffte, das Verständnis der autonomen Zustände der Kinder, die man in Good Hands bisher nicht hatte erreichen können, werde neue Möglichkeiten, ihnen zu helfen, erschließen. Deshalb war sie bereit, das

Verständnis und die Anwendung der Polyvagal-Theorie zu einem zentralen Anliegen von Good Hands zu machen. Um dies zu erreichen, mußte sie jemanden finden, der dieses Vorhaben in die Tat umsetzen könnte, jemanden, der die Art von Sicherheit und Verbundenheit verkörperte, die sie bei dem Referenten auf der Konferenz gespürt hatte. Lanelle, eine klinische Sozialarbeiterin und die Programmleiterin des *Boys and Girls Club*, stellte sich mit besten Empfehlungen vor. Ihre Kollegen waren angetan von ihrer unerschöpflichen Energie und ihrem Verständnis der Macht persönlicher Verbindungen. Lanelle sagte gern, ihr Erfolg beruhe auf der radikalen Idee, man könne nicht viel erreichen, solange man zu den Menschen, mit denen man arbeite, kein Vertrauen aufgebaut hätte. Auch das Leitungsgremium von Good Hands nahm an einem Training in der Polyvagal-Theorie teil. Alle waren mit dem Vorschlag ihrer Leiterin einverstanden, Lanelle mit dem Auftrag zu engagieren, die Organisation so zu modifizieren, daß die Prinzipien und Werte der Polyvagal-Theorie in die Arbeit und Kultur der Institution einbezogen werden könnten.

Als Lanelle sich über die Polyvagal-Theorie informierte, wurde ihr schnell klar, daß das Personal der Einrichtung zu allererst lernen mußte, dem Vertrauen Priorität einzuräumen. In einem ihrer ersten Gespräche sagte Lanelle zu Shandra: »Diese Kinder müssen bis in ihr tiefstes Inneres hinein wissen, daß wir an ihnen interessiert sind, daß wir sie für wertvoll halten und daß wir sie nicht verletzen werden. Sie müssen in ihrem Herzen spüren, daß sie uns wichtig sind.« Sie war begeistert darüber, daß die Mitarbeiter Sicherheit durch ihre Sprachmelodie, einen offenen Gesichtsausdruck, eine Offenheit signalisierende Haltung und durch die Wertschätzung der Erlebenswelt der Kinder zum Ausdruck bringen konnten. Ihr wurde auch klar, daß die Polyvagal-Theorie eine Neurobiologie der Vertrauenswürdigkeit beschrieb, die ohnehin das Zentrum ihrer persönlichen Philosophie bildete. Lanelle und Shandra sprachen länger als zwei Stunden begeistert über das folgende Zitat aus einem Artikel von Stephen Porges: »Eine Verstärkung des Zustandes der Sicherheit ist eine Voraussetzung nicht nur für optimales soziales Verhalten, sondern auch für die Nutzung höherer Gehirnstrukturen, die es Menschen ermöglichen, kreativ und produktiv zu sein« (Porges 2015a). Sie waren begeistert von der Idee, daß sie, wenn es ihnen gelänge, die Kinder in einen ventral-vagalen Zustand zu versetzen, ihnen mehr Möglichkeiten erschließen könnten, zu lernen, sich zu entwickeln und zu heilen.

Auf dem Weg zu einer an der Polyvagal-Theorie orientierten Organisation

Lanelle und Shandra erörterten einen Plan für die Integration der Polyvagal-Theorie in die für Good Hands maßgebliche Betreuungsphilosophie. Sie wollen ihr Programm auf zwei Grundprinzipien aufbauen: (1) Der autonome Zustand hat eine tiefe Wirkung auf die menschliche Funktionsfähigkeit; und (2) der autonome Zustand kann durch die Beziehungen des betreffenden Menschen, durch seine Umgebung und durch die Kultur, in der er arbeitet, beeinflußt werden.

Die Mitarbeiter würden eine gute Schulung in der Umsetzung der beiden Prinzipien benötigen, damit sie den autonomen Zustand der Betreuten erkennen und damit umgehen könnten. Die Organisationsstruktur mußte Sicherheit ausstrahlen und eine Atmosphäre der Zugehörigkeit verkörpern, so wie es bei Marshas Eintreffen mit ihrem Pflegesohn Peyton der Fall gewesen war. Außerdem mußte die Organisation dem Mitarbeiterstab ein Gefühl der Sicherheit vermitteln. Man braucht gut regulierte Erwachsene, um dysregulierten Kindern helfen zu können, und ein Gefühl der Sicherheit ist entscheidend für die Fähigkeit, in einem regulierten Zustand zu bleiben. Außerdem brauchen die Mitarbeiter eine gute theoretische Basis für das neuartige Vorhaben, an dem sie beteiligt waren. Obwohl Lanelle und Shandra Erfahrungen mit guten Supervisoren hatten, die ein Gefühl psychischer Sicherheit hätten erzeugen können, war ihnen keine Organisation bekannt, die die Erzeugung einer Atmosphäre von Sicherheit ausdrücklich zum Zentrum ihrer Organisationskultur gemacht hatte, so wie Lanelle und Shandra es sich vorstellten. Sie wollten diese Bedürfnisse erfüllen und ihre an der Polyvagal-Theorie orientierte Organisation in fünf Schritten realisieren: Das Mitarbeiterteam über die Polyvagal-Theorie informieren; den betreuten Kindern mehr Zeit im ventral-vagalen Zustand ermöglichen; ventral-vagale Zustände der Betreuer unterstützen; Sicherheit innerhalb der Organisation durch ventral-vagale Teams fördern; eine an der Polyvagal-Theorie orientierte Kultur und Führung entwickeln.

Schritt 1: Informieren des Teams über die Polyvagal-Theorie

Kinder kommen nach Good Hands, weil sie sich oft in einem emotional und behavioral dysregulierten Zustand befinden. Es fällt ihnen schwer, mit Wut und Aggression umzugehen. Manchmal versuchen sie, mit ihrer Wut fertig zu werden, indem sie diese selbstzerstörerisch gegen sich selbst richten. Bei vielen von ihnen – und so auch bei Peyton – waren solche Probleme durch frühe traumatische Erlebnisse entstanden, nämlich durch Vernachlässigung, Mißbrauch, Mißhandlungen und Verluste. Sie hatten nicht die Art von »hinreichend guter elterlicher Zuwendung« erlebt, wie in den Kapiteln 2 und 3 beschrieben, die emotionale Regulation, Impulskontrolle und die Fähigkeit zur Zusammenarbeit hervorruft. Aufgrund der frühen schlechten Behandlung nehmen solche jungen Menschen an, daß Erwachsene sie verletzen werden und daß sie ihnen deshalb niemals vertrauen sollten. Das klinische Behandlungsteam und die Pflegekräfte müssen verstehen, daß die Wutausbrüche, Verärgerungen, Ausraster und Stimmungsschwankungen der Betreuten durch Erinnerungen an früher erlebte Gefahren und Traumata hervorgerufen werden. Gestik, Mimik, Bewegungen und verbale Äußerungen, die den Betreuern auf den ersten Blick als harmlos erscheinen, können leicht sympathische Kampf-oder-Flucht-Zustände oder dorsale Shutdown-Zustände erzeugen. Ist das den Mitarbeitern nicht klar, können sie leicht mißverstehen, was bei den Kindern vor sich geht.

Lanelle und Shandra experimentierten damit, den Mitarbeitern die drei wichtigsten Aspekte der Polyvagal-Theorie zu erklären: die Reaktionshierarchie, die Co-Regulation und die Neurozeption. Sie stießen auf ein Video, in dem eine Verkehrsampel als Metapher für die drei Zustände der Reaktionshierarchie benutzt wird (Nerd Nite 2017). Das rote Licht steht für einen dorsal-vagalen Shutdown in Reaktion auf eine Gefahr für Leib und Leben. Das gelbe Licht steht für die sympathisch gespeiste Kampf-oder-Flucht-Reaktion als Antwort auf eine Gefahr; und Grün steht für ventral-vagale Sicherheit und soziale Verbundenheit. Ihnen gefiel diese Metapher, weil sie ihnen ermöglichte, über den Unterschied zwischen den Farbwechseln der Ampel und den Wechseln zwischen den drei autonomen Zuständen zu sprechen. Beispielsweise erklärten sie den Mitarbeitern: »Eine Verkehrsampel wechselt auf Grün, wenn man ein wenig wartet. Aber wenn man einem Kind helfen will, seinen autonomen Zustand zu wechseln, kann man nicht einfach dasitzen und abwarten. Man muß etwas tun. Damit bei einem Kind die Ampel auf Grün wechselt, muß man mit lebendigem mimischem und stimmlichem Ausdruck zu ihm sprechen, verbunden mit freundlichen Gesten, oder man muß die emotionale Energie des Kindes spiegeln. Befindet sich das Kind noch nicht in einem ventral-vagalen Zustand, muß man ihm immer wieder Signale für Sicherheit übermitteln, bis es den gewünschten Zustand erreicht hat.« Mit Hilfe der Verkehrsampelmetapher wird in Good Hands erklärt, warum und wie die Mitarbeiter dafür verantwortlich sind, durch Co-Regulation den autonomen Zustand der von ihnen betreuten Kinder zu beeinflussen. Die Kinder können ihren Zustand nicht allein auf sich gestellt verändern. Könnten sie das, bräuchten sie nicht in Good Hands zu sein.

In Good Hands lernten die Mitarbeiter, den autonomen Zustand der betreuten Kinder durch Co-Regulation zu verändern und »die Ampel auf grün zu stellen«. Dies war mit jener spielerischen, akzeptierenden, neugierigen und empathischen Haltung verbunden, die Dan Hughes, Begründer der *Dyadic Developmental Psychotherapy* (DDP), propagiert hat. Lanelle und Shandra erfuhren von Hughes' Arbeitsweise im Laufe ihrer Auseinandersetzung mit der Polyvagal-Theorie. Sie entdeckten, daß die DDP eine an der Polyvagal-Theorie orientierte Therapie ist, die Kindern mit entwicklungsbezogener Traumafolgestörung hilft, eine Bindungsbeziehung zu ihren Eltern aufzubauen. Hughes und sein Kollege Jon Baylin lehrten, daß eine spielerische ***(playful)***, **a**kzeptierende, neugierige *(**c**urious)* und **e**mpathische (PACE) Haltung Kindern ermöglicht, sich auch dann sicher zu fühlen, wenn sie in Reaktion auf traumatische Erlebnisse eine generell mißtrauische Haltung entwickelt haben (Baylin & Hughes 2016). In Good Hands sollte das Betreuungspersonal mit den Erlebnissen der Kinder behutsam umgehen, damit die Betreuten ihr generelles Mißtrauen mit der Zeit abbauen könnten. Das Team wußte, daß eine Vertrauensbeziehung bei einem Kind die Basis für seine Heilung von einem Trauma bildet.

Natürlich lag der Leitung von Good Hands etwas daran, daß das Betreuungsteam verstand, daß Menschen sich selbst und die Welt anders sehen, je nachdem, in welchem der drei autonomen Zustände sie sich befinden. Deshalb wurden die Betreuer gebeten, das von Deb Dana (2018/2018) entwickelte Mapping des persönlichen Profils (dt. S. 68–74) durchzuführen, indem sie jeden der drei autonomen Zustände verkörperten und sich dann klarmachten, was sie selbst in jedem dieser Zustände dachten und empfanden. Obwohl die Betreuer in den drei Zuständen nicht genau das Gleiche erlebten, stellten sie fest, daß alle drei Zustände eine tiefe Wirkung auf Empfindungen, Mentalität und Motivation hatten. Indem sie ihre Notizen mit denen ihrer Kollegen verglichen, gelangten die Teammitglieder zu der Überzeugung, daß sie selbst sich im ventral-vagalen Zustand befinden müßten, um mit den Kindern, die man ihnen anvertraute, sinnvoll arbeiten zu können. Befanden sich die Kinder in einem Kampf-oder-Flucht-Zustand oder im Shutdown, mußten die Betreuer ihnen zunächst helfen, sich in Richtung des ventral-vagalen Zustandes zu bewegen. Um diese Erkenntnisse greifbar zu machen, entwickelten sie Slogans wie »Zustand erzeugt Zustand« und »Wir brauchen eine grüne Ampel, um losgehen zu können«.

Durch dieses Training wurde den Betreuern auch klar, daß die mentale Disposition der Kinder von der aktuellen Neurozeption der Umgebung abhängt. Nach dem Training konnten die Mitarbeiter selbst erklären, warum ein Erwachsener im Zustand der Dysregulation ein Kind im gleichen Zustand nicht regulieren kann: Das Kind erlebt aufgrund seiner Neurozeption Gefahr, und ein Erwachsener im Zustand der Dysregulation ist dann nichts anderes als ein weiteres Gefahrensignal und treibt das Kind weiter in die Defensivität hinein. Es kann in diesem Zustand nicht hören, was Betreuer zu ihm sagen. Deshalb können Erwachsene, die sich selbst im Zustand der Dysregulation befinden, nicht positiv auf die mentale Verfassung eines solchen Kindes einwirken. Außerdem verstanden die Betreuer nun, warum es oft vergeblich ist, einem Kind im Zustand der Dysregulation zu empfehlen, seine Bewältigungsfähigkeiten zu nutzen oder in seinen eigenen Worten auszudrücken, was im Gange ist. Problembewältigung im Zustand sympathischer Aktivierung bedeutet, erbitterter zu kämpfen oder noch schneller davonzulaufen. Wenn man einem Kind helfen will, sich in Richtung eines ventral-vagalen »Grüne-Ampel«-Zustandes zu bewegen, muß man selbst zur Co-Regulation in der Lage sein – eine Erkenntnis, die sich als gute Möglichkeit erwies, die Polyvagal-Theorie und die kindliche Entwicklung in einen Zusammenhang zu bringen.

Säuglinge und Kleinkinder können ihre Dysregulation nicht selbst auflösen – ihre Ampel nicht selbst wieder auf Grün stellen. Weil ihr Gehirn das noch nicht schafft, brauchen sie über viele Monate eine Co-Regulation, bevor sie sich selbst regulieren können (Porges 2011/2010). Man kann einem aufgebrachten einjährigen Kind nicht empfehlen, seine Bewältigungsfertigkeiten zu nutzen, und dann erwarten, daß es ihm auf diese Empfehlung hin problemlos gelingt, sich wieder zu fassen. In Kapitel 3 wurde beschrieben, daß kleine Kinder in zunehmendem Maße an *Serve-and-Return*-Interaktionen teilnehmen können, die für die Entwicklung ihrer Gehirnstrukturen so wichtig sind. Wenn ihr Gehirn reifer geworden ist und sie mit ihren Bezugspersonen häufig Co-Regulation praktiziert haben, können sie anfangen, sich selbst zu beruhigen.

Viele Kinder in Good Hands brauchten eine Art von Unterstützung, die normalerweise jüngere Kinder erhalten. Den Betreuern half es, daran zu denken, daß das Gehirn dieser Kinder noch nicht den für ihr Alter normalen Reifegrad hatte erreichen können. Den Betreuern gefiel die Vorstellung, daß sie den Kindern halfen, neue Schaltkreise aufzubauen, daß sie in einer eigenen »Gehirnakademie« als Instruktoren fungierten.

Schritt 2: Den betreuten Kindern mehr Zeit im ventral-vagalen Zustand ermöglichen

Der zweite Schritt, den Lanelle und Shandra unternahmen, bestand in der Suche nach Möglichkeiten, den Kindern zu helfen, sich dem ventral-vagalen Zustand zu nähern. Die Mitarbeiter wurden aber nicht nur darin geschult, den betreuten Kindern verbal und nonverbal zu signalisieren, daß sie in Sicherheit waren und geschätzt wurden, sondern ihnen war auch bewußt, daß eine strukturierte Umgebung und eine vorhersehbare Situation das Gefühl der eigenen Sicherheit verstärkt. Deshalb legten sie bestimmte Rhythmen, Routinemaßnahmen und Rituale fest und erzeugten eine Struktur, auf die sich die Kinder verlassen konnten.

Jede Betreuungsgruppe in Good Hands umfaßt acht Kinder, die als Familie zusammenleben. Ein Team, dem ein Therapeut, ein Fallkoordinator, ein Pfleger, ein Gruppenmanager und eine psychiatrische Fachkraft angehören, entwickelt ein multidisziplinäres Verständnis für die Probleme jedes einzelnen Kindes. Anschließend erarbeiten die Betreuer auf dieser Basis einen Behandlungsplan. Die eigentlichen Pfleger verbringen mit den Kindern, die sie betreuen, jeden Tag und begleiten sie durch das Programm der Einrichtung.

Jede Betreuungsgruppe hat einen eigenen Tagesplan, der auf das Alter der Kinder und die Bedürfnisse der Gruppe abgestimmt ist. Für alle Gruppen gibt es morgendliche Routineaktivitäten, die auf den Tag vorbereiten, und abendliche Routinen unmittelbar vor dem Zubettgehen. Die Tagespläne berücksichtigen die Bedürfnisse der Kinder nach vielerlei Aktivitäten, etwa das Lernen in der Schule, aber auch Spiel und Körpertraining, sowie eine gewisse Balance zwischen lauten und ruhigen Aktivitäten.

Alle Gruppen haben Rituale, die beinhalten, was Betreuer und Kinder in verschiedenen Situationen tun. Einen Teil des Willkommensrituals haben wir bereits kennengelernt; es wird vollzogen, wenn ein Kind neu in eine Gruppe aufgenommen wird. Ein Kind, das im Umgang mit seinen Emotionen und Impulsen bereits gewisse Fortschritte erzielt hat, begrüßt Neuankömmlinge, führt sie durch die Einrichtung, stellt sie den übrigen Mitgliedern ihrer zukünftigen Gruppe vor und beantwortet auftauchende Fragen. Auch für Besucher gibt es Willkommensrituale, die eine Begrüßung, die Vorstellung der Institution und die Beantwortung von Fragen umfassen. Lanelle fand heraus, daß durch das Bemühen, einem anderen Menschen ein Gefühl der Zugehörigkeit zu vermitteln, auch das eigene Zugehörigkeitsgefühl gestärkt wird. Willkommensrituale stärken folglich das Zugehörigkeitsgefühl aller Beteiligten.

Starke Gefühlsregungen kommen in Good Hands häufig auf, und das Betreuungsteam hat ein standardisiertes Verfahren für den Umgang mit ihnen entwickelt, insbesondere für Fälle, in denen solche Emotionen eine ganze Gruppe von Kindern in Aufruhr versetzen. Beim ersten Anzeichen für einen Zustand emotionaler Dysregulation machen sich die Betreuer daran herauszufinden, worum es geht, und bringen die Kinder dazu innezuhalten, indem sie beispielsweise sagen: »Wir müssen das hier jetzt einmal unterbrechen; da scheint irgendwas schief zu laufen.« Die Betreuer erkennen die Gefühle, die sie beobachten, an und fragen nach, was den emotionalen Aufruhr verursacht hat, indem sie alle beteiligten Kinder bitten, ihre Sicht der Dinge darzulegen. Sobald ihnen klar ist, was im Gange ist, greifen sie im Einklang mit dem, was sie gelernt haben, korrigierend ein. Sobald sie den Eindruck gewinnen, daß die Krise abklingt, sagen sie beispielsweise: »Denkt immer daran, daß die Ampel auf grün geschaltet werden muß, bevor wir losgehen können. Habt ihr denn alle das Gefühl, daß wir jetzt wieder normal weitermachen können?« Falls sich jemand noch nicht bereit fühlt, kann ein Betreuer ihn fragen: »Was muß noch geschehen, damit du dich wieder wohl fühlst?« Der beschriebene Prozeß wird so lange fortgesetzt, bis sich alle bereit fühlen, ihre vorherigen Aktivitäten wieder aufzunehmen.

In Good Hands weiß man auch, wie wichtig es ist, eine Balance zwischen Grenzensetzen und Empathie zu finden, zwei Aspekte, die manchmal als Gegensätze wahrgenommen werden. Durch ihre Beschäftigung mit der Dyadic Developmental Psychotherapy stießen Lanelle und Shandra auf ein Konzept mit Namen *The two hands of parenting* – »Die beiden Hände des Beelterns«: »*Hand 1* ist verbunden mit Wärme und nährender Zuwendung und ermöglicht dem Kind die seiner Entwicklungsstufe und seiner emotionalen Entwicklung entsprechende Autonomie. *Hand 2* ist für Struktur, Beaufsichtigung und Grenzensetzen zuständig. Ein Kind braucht beides: Verbundenheit und Korrektur« (Golding 2015, S. 158). Wenn eine warmherzige Verbindung entsteht, so wie es im ventral-vagalen Zustand der Fall ist, fühlt sich das Kind geschätzt und anerkannt, so wie es ist. Die Hand der Verbundenheit und Bezogenheit repräsentiert, daß Kinder wesentlich mehr sind als ihre Art, sich zu verhalten. Während sie sich entspannen und sich ihrer Umgebung und ihrem Inneren öffnen, wird ihre Einzigartigkeit gesehen und gewürdigt. Betreuer nutzen die strukturierende und korrigierende Hand, um auf Verhaltensweisen einzuwirken, die gezügelt werden müssen, und um klarzumachen, daß es gewisse Grenzen gibt. Grenzen zu setzen vermittelt ein Gefühl der Sicherheit, weil es zeigt, daß die verantwortlichen Erwachsenen die Situation nicht aus dem Ruder laufen lassen werden.

Zeigt der Erwachsene aber nicht gleichzeitig auch seine Fürsorglichkeit, wird die Disziplinierung zu einer bloßen Manipulation des kindlichen Verhaltens, wobei das Kind als Person nicht gewürdigt und geschätzt wird.

Schritt 3: Unterstützung der ventral-vagalen Zustände von Betreuern

Lanelle und Shandra war bewußt, daß sie ihren Betreuungsteams helfen mußten, selbst im ventral-vagalen Zustand zu sein, wenn sie die betreuten Kinder dazu bringen wollten, ebenfalls in diesem Zustand zu sein. Damit die Betreuer sich sicher fühlen konnten, brauchten auch sie eine strukturierte, überschaubare Umgebung mit bestimmten Rhythmen, Routineaktivitäten und Ritualen. Lanelle und Shandra wußten, daß auch bei den Betreuern nicht immer alles gut laufen würde und daß sie sich gegebenenfalls um deren emotionale Krisen kümmern müßten. Sie wollten ihren Mitarbeitern zugestehen, Fehler zu machen und aus ihnen zu lernen. Um uns zu vergegenwärtigen, wie das vonstatten gehen kann, werden wir uns nun noch einmal mit Peyton beschäftigen und schauen, wie es ihm mittlerweile geht.

In den ersten drei Wochen in Good Hands riß Peyton sich zusammen. Er blieb besonders wachsam und hütete sich, aus der Haut zu fahren, so wie es ihm zu Hause so oft passiert war. Er erinnerte sich noch vage daran, daß sein leiblicher Vater Lampen zerschlagen hatte, wenn er auf Peyton wütend war; deshalb fürchtete der Junge, was die Betreuer wohl tun würden, wenn ihnen sein Verhalten nicht gefiele. Allerdings fiel es ihm mit der Zeit immer schwerer, ständig auf der Hut zu sein, und die Zeit der »Flitterwochen« näherte sich allmählich ihrem Ende. Als er dann merkte, daß die Betreuer in der Regel sehr ruhig blieben, klappte er hin und wieder kurz »das Visier herunter«. Eines morgens fehlte ihm die Kraft oder Motivation, seine Emotionen zu unterdrücken. Deshalb explodierte er gegenüber Peggy, einer für ihn zuständigen Betreuerin. Peggy, eine weiße 22-jährige College-Absolventin, arbeitete seit etwa sechs Wochen in Good Hands in der Nachtschicht. Normalerweise endete ihre Schicht morgens um 7.00 Uhr, aber an diesem Tag hatte sie sich bereiterklärt, drei Stunden länger zu bleiben, um ein anderes Teammitglied zu vertreten, das an diesem Tag erst später kommen konnte. Peggy war von der Nachtschicht ziemlich erschöpft und frustriert, und sie sorgte sich, wie sie es schaffen sollte, alle Kinder dazu zu bringen, rechtzeitig zur Schule zu gehen. In Reaktion auf ihre wiederholten Aufforderungen, sein Zimmer aufzuräumen und sich für das Frühstück bereit zu machen, wurde Peyton plötzlich wütend und erklärte Peggy, er werde nicht tun, wozu sie ihn aufgefordert hätte, »weil das blöd ist, genauso wie du!« Daraufhin blaffte Peggy reflexhaft zurück: »Paß auf, was du sagst.«

Jonathan, ein weißer Betreuer, kam hinzu und sagte: »Peggy, was hältst du davon, daß ich das hier jetzt übernehme?« Peggy antwortete: »Ich hab das im Griff«, und forderte Jonathan auf, sich rauszuhalten.

Peytons Weigerung, sich auf die Schule vorzubereiten, zögerte das Frühstück hinaus, und schließlich zischte Peggy Peyton zu: »Ich hab's satt mit dir. Du kommst hier nie mehr heraus. Jetzt wird mir klar, warum deine Pflegemutter dich nicht mehr haben will.«

Daraufhin lief Peyton rot an, rannte in die Toilette und weigerte sich, sie wieder zu verlassen.

Peggy sackte an einer Wand zusammen, vergrub die Stirn in ihren Händen und fühlte sich wie eine Versagerin. Sie schämte sich zutiefst und dachte, sie werde wohl niemals lernen, diese Dinge richtig zu machen.

Peggy und Peyton befanden sich in einem defensiven Zustand. Als sie lauter geworden war, war bei ihm das Bedürfnis, sich zurückzuziehen, stärker geworden. Sie veranstalteten einen Wettlauf zum unteren Ende der autonomen Leiter (Dana 2018/2018), und es ist schwer zu sagen, wer von ihnen dort zuerst ankam. Doch Peggy war aufgrund ihres Trainings in der Anwendung der Polyvagal-Theorie klar, daß sie mit der Situation sehr schlecht umgegangen war.

In diesem Augenblick tauchte Nadeem, der Gruppenmanager, mit Jonathan auf und sagte zu Peggy: »Heh, was hältst du davon, wenn wir uns ein wenig Zeit für uns nehmen. Jonathan kann unterdessen die Situation mit Peyton klären.« Jonathan war klar, daß das, was geschehen war, für den Jungen aufgrund seiner Gewalterlebnisse in seiner Ursprungsfamilie wahrscheinlich eine bestimmte Bedeutung hatte. Ihm war bekannt, daß Peytons Vater immer wieder Gegenstände zerschlagen und daß seine leibliche Mutter den Vater geschlagen hatte. Jonathan wollte von Peyton hören, wie sich Peggys Dysregulation auf ihn ausgewirkt hatte, und ihm klar machen, daß die Betreuer in Good Hands einander helfen, wenn sich jemand unter ihnen in einem aufgebrachten Zustand befindet.

Nadeem führte Peggy in sein Büro und bot ihr Tee an. Er stellte fest: »War wohl ein bißchen stürmisch heute morgen, was?« Der Wasserkessel pfiff. Peggy, die einen Abschluß in psychologischer Beratung machen wollte, um Kindern wie Peyton helfen zu können, antwortete: »Ja, es war sehr stürmisch.« Sie beobachtete Nadeem sehr genau, um herauszufinden, was in ihm vor sich ging. Er sagte: »Es ist ja auch frustrierend. Wir wollen diesen Kindern wirklich helfen. Und diese kleinen Halunken haben nichts Besseres zu tun, als uns auf die Palme zu bringen und uns wegzuschubsen. Ich denke, das ist das Schwierigste an unserem Job: Wir müssen lernen, damit umzugehen, daß uns diese Kinder manchmal so unglaublich provozieren.«

Peggy war verblüfft. Sie hatte befürchtet, daß Nadeem sie anbrüllen und ihr vielleicht sogar kündigen würde. Statt dessen sorgte ihr Vorgesetzter dafür, daß sie sich besser fühlte. Sie merkte, daß ihr die Tränen kamen, bevor sie zugab: »Ich will ihnen einfach so sehr helfen. Mir war nicht klar, wie sehr ich das wollte. Glaubst du, es gibt Grund zu hoffen, daß ich das irgendwie packen werde?« Nadeem lächelte, lehnte sich vor und schaute konzentriert in Peggys ernstes Gesicht. »Ich denke, es gibt mehr als nur ein wenig Hoffnung für dich. Du nimmst deine Arbeit sehr ernst. Du möchtest etwas bewirken, und du bist bereit zu lernen, das zu schaffen. Es ist so, wie man es dir im Training gesagt hat: Es ist harte Arbeit. Aber es wird auch Tage geben, an denen du dich besser fühlst, als du es dir jemals hättest vorstellen können. Wenn du deinen Gefühlen gegenüber offen bleibst, so wie du es in diesem Moment bist, und wenn du mit uns zusammen weiter daran arbeitest, besser zu werden, gibt es keinen Grund dafür, daß du keinen Erfolg haben könntest. Willkommen in unserem Team. Heute hast du eine wichtige Prüfung bestanden.«

Nadeem sah Peggys Fähigkeit, trotz ihrer starken Scham gegenüber seinen Bemühungen, zu ihr in Kontakt zu treten, offen zu bleiben, als Zeichen dafür an, daß sie ein gutes Teammitglied werden würde. Ihm ging es darum, Peggy zu helfen, zunächst wieder in einen regulierten Zustand zu kommen und dann aus dem, was sie erlebt hatte, zu lernen. Er wollte ihr beibringen, den Kindern gegenüber das gleiche Ziel zu verfolgen, indem sie ihnen half, in den Zustand der Regulation zurückzukehren, wenn sie ihn verloren hatten, und aus dem, was geschehen war, zu lernen. In einer von den Prinzipien der Polyvagal-Theorie geprägten Organisation ist eine der wichtigsten Prioritäten, alle Beteiligten in den Zustand ventral-vagaler Regulation zu versetzen. Deshalb sprach Nadeem mit Peggy darüber, daß sie Peyton zunächst helfen müsse, in einen Zustand der Regulation zurückzukehren, bevor sie ihn auf den Gang zur Schule vorzubereiten versuche. Er erinnerte Peggy: »Die Ampel muß auf Grün wechseln, bevor wir losgehen können.«

Daraufhin erklärte Peggy Nadeem: »Als ich diese Dinge zu Peyton sagte, klang es so, wie mein Vater geredet hat. Er konnte in meiner Kindheit ein entsetzlicher Wüterich sein. Es war schrecklich, wenn er uns mit Befehlen anbellte, und ich haßte es. Manchmal sagten wir einfach ›nein‹ wenn er etwas wollte, um ihn auf die Palme zu bringen.« Nadeem erwiderte, angesichts von Peggys Erfahrungen mit ihrem Vater sei es verständlich, daß sie auf Peytons Trotz so reagiert habe. Er schaute ihr in die Augen und sagte: »Obwohl ich gut verstehe, daß das passieren konnte, darfst du es nicht noch einmal so machen. Wir müssen für die Kinder, die wir betreuen, vor allem einen sicheren Raum schaffen.« Das würde für Peggy zwar sehr schwer werden, aber sie wußte, daß Nadeem Recht hatte. Sie entwortete: »Es wird nicht mehr passieren. Ich habe heute viel gelernt. Ich werde mir in Zukunft helfen lassen, wenn ich anfange, mich auf der Leiter nach unten zu bewegen.« Nadeem versicherte, er werde ihr helfen, den Bruch in ihrer Beziehung zu Peyton zu überwinden; daraufhin entspannten sich Peggys Schultern. Nadeem nickte und lächelte. Ihm ging durch den Kopf, daß die Methode der zwei Hände für die Betreuer ebenso wichtig war wie für die Kinder. Auch das Betreuungsteam braucht nicht nur empathische nährende Zuwendung, sondern auch das Grenzensetzen, um sich sicher fühlen zu können.

Supervision ist nur eine der Arten, auf die an der Polyvagal-Theorie orientierte Organisationen ihre Mitarbeiter darin unterstützen, den ventral-vagalen Zustand zu erreichen. Außerdem können diese sich bei regelmäßigen Treffen mit ihren Vorgesetzten und Managern darüber austauschen, wie es ihnen ergangen ist. Ist es ihnen gelungen, im regulierten Zustand zu bleiben? Wenn nicht, was hat bei ihnen die Abwärtsbewegung auf der autonomen Leiter verursacht? Wie sind sie mit den Triggern umgegangen? Haben sie um Hilfe gebeten und diese erhalten? Was können sie tun, um sich auf ähnliche Probleme in der Zukunft vorzubereiten? Anläßlich der täglichen Besprechungen bei Schichtwechsel können die Gruppenleiter und Schichtsupervisoren erfahren, wie es den Kindern und ihren Betreuern am betreffenden Tag ergangen ist. Diejenigen, deren Schicht endet, sprechen über das, was während ihrer Schicht geschehen ist, und anschließend sprechen die Mitarbeiter der nächsten Schicht über ihre Pläne. Betreuern, die sich ein wenig erschöpft fühlen, hört der Manager oder Supervisor geduldig zu, um ihnen zu helfen, auf der autonomen Leiter wieder emporzusteigen. In wöchentlichen Teambesprechungen tauschen sich die Mitarbeiter über eventuelle Fortschritte der Kinder aus, sie bemühen sich zu verstehen, was in den Betreuten vor sich geht, und sie stellen fest, ob sie angestrebte Resultate erreicht haben. Außerdem finden alle zwei Wochen Gruppentreffen statt, die den reibungslosen Ablauf aller Aktivitäten innerhalb der Gruppe gewährleisten sollen. Den Mitarbeitern ist klar, daß sie während der Besprechungen jederzeit über Probleme sprechen können, beispielsweise über Meinungsverschiedenheiten, die den Umgang mit den zur Gruppe gehörenden Kindern betreffen. Die Gruppenleiter bemühen sich, es den Teilnehmern leicht zu machen, über ihre persönliche Sicht der Dinge und über eventuell aufkommenden Unmut zu berichten. Die Struktur dieser Treffen und die Bereitschaft, sich auf Diskussionen einzulassen, erzeugen eine Atmosphäre der Sicherheit, die Betreuerinnen wie Peggy ermöglicht, bei ihrer Arbeit mit Kindern wie Peyton offen und engagiert zu bleiben.

Nadeem war klar, daß die Überwindung von Beziehungsbrüchen eine spezielle Fertigkeit war, die Peggy im Rahmen ihrer Arbeit unbedingt erlernen mußte. Brüche wie derjenige, der zwischen Peggy und Peyton stattgefunden hatte, kommen zwangsläufig vor. Die Behebung dieses Bruchs ist für Peytons psychische Heilung sehr wichtig (Baylin & Hughes 2016; Dana 2018/2018). Peggys Erlebnis mit Nadeem hatte bei ihr das Verständnis gefestigt, daß Konflikte, Aufgebrachtheit und Enttäuschungen nicht zwangsläufig das Ende einer Beziehung sind. Ihr war dadurch klar geworden, daß durch das Beheben von Beziehungsbrüchen tiefere und sicherere Verbindungen möglich werden. Bestärkt durch ihr eigenes Gefühl der Sicherheit in ihrer Beziehung zu Nadeem und in dem Bewußtsein, daß in Good Hands nichts so endgültig zerbrochen wird, daß es nicht wieder repariert werden kann, machte sich Peggy daran, ihre Beziehung zu Peyton wieder instand zu setzen.

Peggy und Nadeem brachten Peyton in den Aufenthaltsraum der Gruppe und erklärten ihm zuerst, daß er nicht in Schwierigkeiten sei, denn Kinder befürchten das oft, wenn sie zu einem Gespräch mit Erwachsenen aufgefordert werden. Peggy erklärte, sie fühle sich wegen dem, was sie zu Peyton gesagt hatte, schrecklich, und sie entschuldigte sich bei ihm dafür, daß sie aus der Haut gefahren sei und so gemeine Dinge zu ihm gesagt habe. Als Peyton daraufhin sagte: »Oh, das ist schon okay«, nutzte Peggy die Verfahrensweise, die sie schon mit Nadeem geübt hatte, indem sie antwortete: »Peyton, es ist nett von dir, daß du das so sagst, aber ich nehme an, es war wirklich sehr hart für dich, mich so etwas sagen zu hören. Wie war es für dich, als ich diese entsetzlichen Dinge zu dir gesagt habe?«

Peyton schwieg einen Moment und schaute dann Nadeem an. Dieser nickte leicht und signalisierte Peyton so, daß er es okay fände, wenn Peyton sagen würde, was er dächte. Dann sagte Nadeem: »Es ist schwer, über solche Dinge zu reden. Aber es ist uns wirklich wichtig, daß wir hier gute Beziehungen zu einander haben. Deshalb sprechen wir oft über solche Gefühle.« Dann begann Peyton: »Ich, ich weiß nicht, was ich sagen soll.« Peggy atmete tief durch und sagte: »Ich nehme an, ich habe dich sehr verletzt, als ich diese Dinge zu dir sagte.« Peyton nickte, und Peggy fuhr nach einer kurzen Pause fort: »Wir waren dabei, einander kennenzulernen, und das lief auch zuerst ganz gut. Aber dann habe ich diese Dinge gesagt. Das war wohl ziemlich schockierend und verwirrend für dich.« Peyton antwortete: »Ja, das war es. Und ich wollte dich danach nicht einmal mehr sehen.« – »Wahrscheinlich hast du mich dahin gewünscht, wo der Pfeffer wächst«, antwortete Peggy. Das Gespräch ging noch eine Weile so weiter. Peggy akzeptierte Peytons Gefühle so, wie sie waren, ohne zu versuchen, ihn dazu zu bringen, sie zu verändern. Sie verfolgte nur neugierig, wie er sie zum Ausdruck brachte, und bekundete ihre Empathie in Anbetracht des Leids, das sie verursacht hatte.

Nachdem sich die Situation deutlich beruhigt hatte, schaute Peyton Peggy an und fragte sie: »Warum redest du so mit mir?« Peggy schaute Nadeem an, der antwortete: »Ich glaube, du hast noch nie erlebt, daß sich jemand auf diese Weise bei dir entschuldigt hat.« Peyton nickte. Peggy fuhr fort: »Unsere Beziehung ist mir wichtig, und ich möchte nicht, daß sie durch irgend etwas gestört wird. Du sollst wissen, daß du mir alles sagen kannst, ohne dir Sorgen machen zu müssen, daß du meine Gefühle verletzen könntest. Ich weiß, als ich diese gemeinen Sachen zu dir gesagt habe, habe ich es dir dadurch schwer gemacht, jemals wieder mit mir zu reden. Aber ich wollte herausfinden, ob du mir eine zweite Chance geben würdest.« Peyton nickte und antwortete: »Okay. Ich werde dir eine zweite Chance geben.« Dann fragten Peggy und Nadeem Peyton, ob er Lust hätte, ein paar Körbe zu werfen, denn sie wußten, daß Basketball sein Lieblingssport war. Daraufhin gingen sie zum Übungsplatz, Peyton in der Mitte, und damit begann ein neues Kapitel.

Schritt 4: Durch ventral-vagale Teams in der Organisation Sicherheit schaffen

So wirksam die Interaktionen zwischen Nadeem, Peggy und Peyton auch gewesen waren, die Vision einer auf den Prinzipien der Polyvagal-Theorie aufgebauten Organisation nach Lanelles und Shandras Vorstellung reicht weit über die Fähigkeiten von zwei oder drei Menschen, tiefe Verbindungen aufzubauen, hinaus. Lanelle und Shandra ging es darum, daß ihre Mitarbeiter einander halfen, in einem regulierten Zustand zu bleiben und zu einem Netzwerk von Menschen zu werden, die einander fragen: »Wie geht es uns?« und einander antworten:

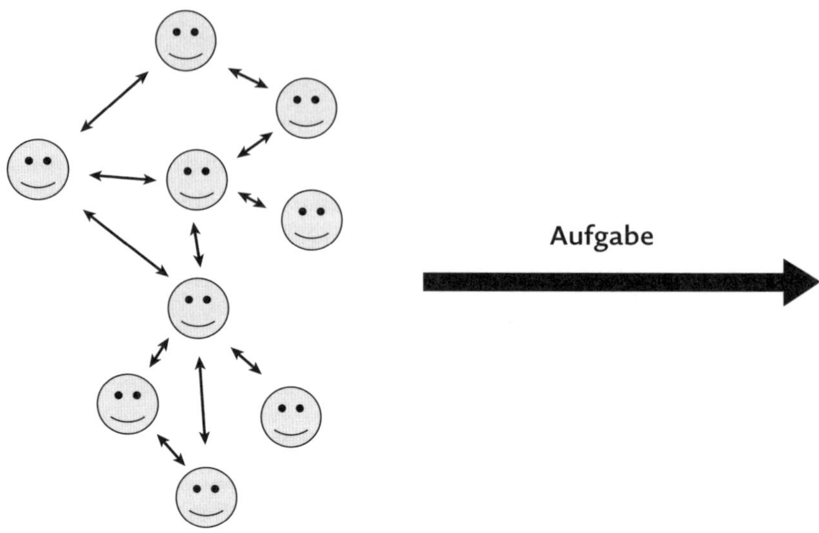

Abbildung 8.1 Wenn das Team sich bei seiner Zusammenarbeit im Bereich des Systems für soziale Verbundenheit befindet, übermitteln alle Beteiligten einander von Gesicht zu Gesicht Signale für Sicherheit, wobei sie ihre Aufmerksamkeit auf die Erfüllung ihrer Mission fokussieren können.

»Wir haben das verstanden.« Um ihre Vision zu verdeutlichen, entwickelten Lanelle und Shandra Diagramme einer solchen ventral-vagalen Struktur, damit sich auch ihre Mitarbeiter die Vision zu eigen machen konnten. Es war ihnen wichtig, dem Team das Konzept *Zustand erzeugt Zustand* immer verständlicher zu machen und ihm zu vermitteln, daß die Verbundenheit mit anderen Teammitgliedern im regulierten Zustand ihnen allen hilft, auch selbst reguliert zu bleiben. Natürlich gilt auch für die Beziehung zwischen den Teammitgliedern und den Kindergruppen, daß ein Zustand einen Zustand erzeugt, wenn Teams von gut regulierten Betreuern den Kindern klar machen, daß sie mit diesen verbunden sind und von ihnen geschützt und fürsorglich behandelt werden. Abbildung 8.1 ist eine grafische Darstellung eines gut funktionierenden Teams. Nachdem Lanelle und Shandra den Austausch von Lächeln, Vertrauen weckender Stimmlage und ermutigenden Gesten veranschaulicht hatten, durch die ein weiter werdendes Netzwerk ventral-vagaler Verbindungen geschaffen wurde, stellten sie auch bildlich dar, wie eine weniger günstige Entwicklung verliefe. Beispielsweise stellten sie die katastrophale Interaktion zwischen Peggy und Peyton in Abbildung 8.2 dar.

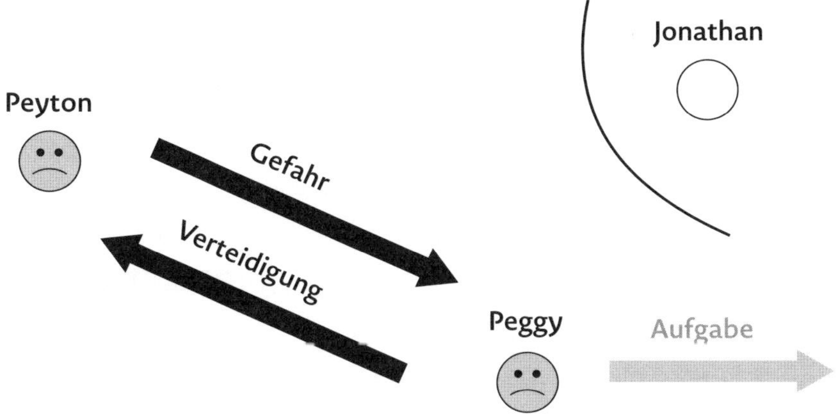

Abbildung 8.2 Peggy kann nicht aus eigener Kraft im regulierten Zustand bleiben, nachdem Peyton sich wiederholt geweigert hat, ihren Aufforderungen nachzukommen. Sie verteidigt sich Peyton gegenüber, indem sie ihn verbal angreift, statt auf ihre Aufgabe fokussiert zu bleiben, Peyton zu helfen, mit seinem Bedürfnis umzugehen, fürsorgliche Erwachsene von sich zu stoßen. Sie wiederum stößt auch ihren Kollegen Jonathan von sich. Dieser ist nicht nur Zuschauer. Als Zeuge ihrer Dysregulation, die sie selbst als beschämend empfindet, kann auch Jonathan in einen dorsal-vagalen Zustand eintreten, erstarrt, während er das Geschehen beobachtet, ohne helfend eingreifen zu können.

Lanelle und Shandra wußten, daß eine Gefahr, die eine einzelne Person in einen Kampf-oder-Flucht-Zustand versetzt, auf eine Gruppe von Menschen wahrscheinlich nicht die gleiche Wirkung hat. Wenn wir zu Teamkollegen, denen wir vertrauen, in Verbindung treten, hilft uns das, eine weniger starke Neurozeption von Gefahr zu entwickeln, selbst wenn die Gefahr, mit der wir konfrontiert werden, ebenso stark ist (siehe hierzu Abb. 8.3).

Das System für soziale Verbundenheit ermöglicht Teamarbeit, indem es unsere Verteidigungsinstinkte hemmt und uns so ermöglicht, im Dienste von nährender Zuwendung, Zusammenarbeit und Spiel zueinander in Kontakt zu treten. Die Zugehörigkeit zu einer Gruppe vermittelt uns ein Gefühl von Sicherheit. Wenn bei Peggy das Gefühl stärker wird, zu einem Team zu gehören, und wenn sie weiß, daß sie jederzeit Unterstützung bekommen kann, fühlt sie sich sicherer, und es fällt ihr leichter, in einem regulierten emotionalen Zustand zu bleiben. Gute Teamarbeit beruht auf der Resilienz, der Zurückhaltung, dem Engagement und der Zufriedenheit der Teammitglieder mit ihrer Arbeit. Gute Teamarbeit führt außerdem zu besseren sicherheitsfördernden klinischen Resultaten (Rosen, DiazGranados, Dietz et al. 2018). Gute Teamarbeit verhilft

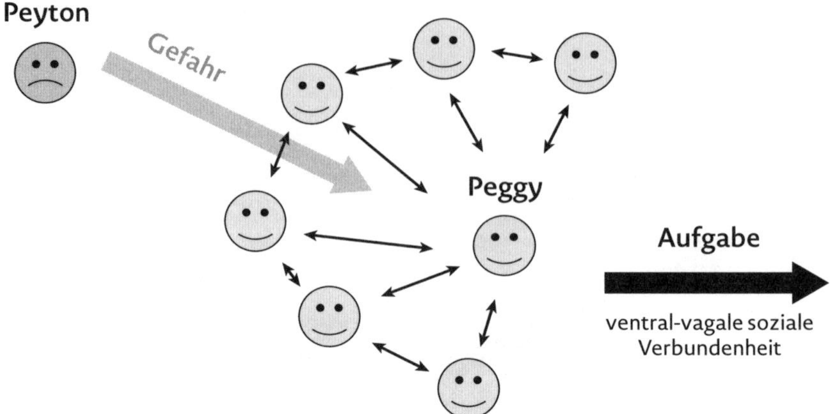

ABBILDUNG 8.3 In einem an den Prinzipien der Polyvagal-Theorie orientieren Team unterstützen alle Mitglieder einander dabei, einen Zustand emotionaler Regulation und ventral-vagaler sozialer Verbundenheit aufrechtzuerhalten. Von diesem autonomen Zustand ausgehend arbeiten sie gemeinsam am Abschluß ihrer Aufgabe.

Peggy zu der Freiheit, sich darauf konzentrieren zu können, Peyton zu helfen, statt ihre eigene Sicherheit zum Mittelpunkt ihrer Bemühungen zu machen (siehe hierzu Abb. 8.4).

Menschen, die mit Kindern arbeiten, werden oft mit Situationen konfrontiert, die ihre eigene Neurozeption für gefährlich halten kann. In Good Hands

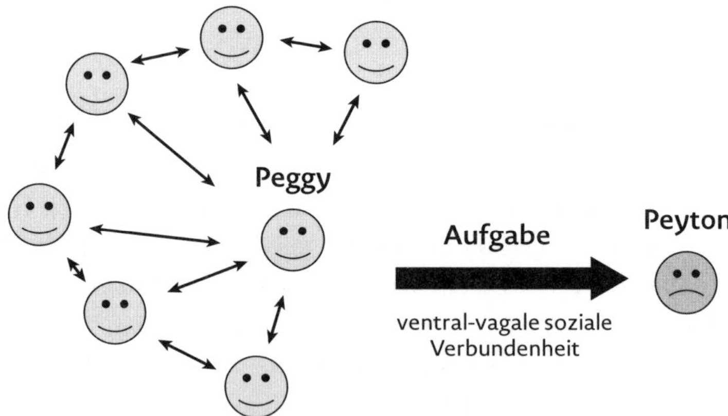

ABBILDUNG 8.4 Ein Teammitglied eines emotional regulierten Teams, das von diesem unterstützt wird, ist selbst dann in der Lage, einen ventral-vagalen Zustand aufrechtzuerhalten, der soziale Verbundenheit unterstützt, wenn es mit Kindern arbeitet, die sich in einem Zustand starker Dysregulation befinden.

kann es passieren, daß ein Kind abrupt und völlig unerwartet in Rage gerät. In Notaufnahmen von Kliniken besteht jederzeit die Gefahr, daß ein Patient stirbt. Selbst der chaotische Lärm in einer Schulcafeteria oder einer Turnhalle wird manchmal als feindselig und abweisend empfunden. Ganz gleich, um welchen Zustand es sich handelt, eine Kampf-oder-Flucht-Reaktion oder ein Shutdown kann auf ein ganzes Team übergreifen, wenn dieses mit einer Gefahrensituation konfrontiert wird. Und in einer Situation, die sie selbst als gefährlich empfinden, sind Betreuer nicht mehr zu zielführendem Handeln in der Lage. Alle tun dann, was für sie selbst am besten erscheint, und einige Teammitglieder kämpfen sogar gegeneinander (siehe Abb. 8.5).

Lanelle und Shandra arbeiteten daran, ein explizites Verständnis zu entwickeln, dem zufolge Teams in besonders schwierigen Situationen dafür sorgen, daß alle Kollegen in einem Zustand der Regulation bleiben. Selbst wenn bei einem Teammitglied die Regulation versagt, kann der Rest diesem Mitglied den Rücken freihalten. Einander zu unterstützen bedeutet, einander zu helfen, in einem Zustand der Regulation zu bleiben.

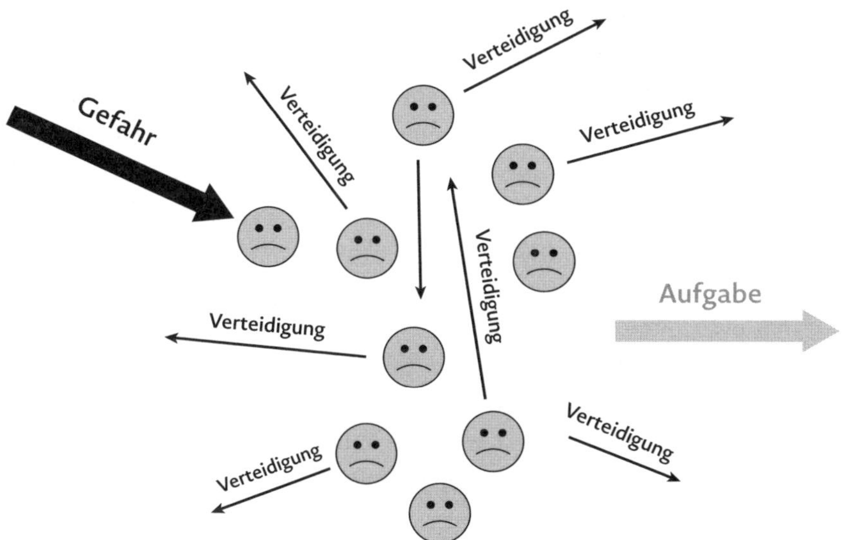

Abbildung 8.5 Wenn Teammitglieder in defensive Zustände wechseln, verstärken sie äußere Gefahrensignale. Defensive autonome Zustände verlagern den Aufmerksamkeitsfokus eines Teams von seiner Aufgabe auf die Verteidigung. Menschen im Kampf-oder-Flucht-Zustand können sich verteidigen, sie können in diesem Zustand aber keine koordinierte Reaktion auf die Bedrohung einleiten.

Wie die Situation zwischen Peggy und Peyton gezeigt hat, gilt auch für belastende Zustände, daß ein Zustand einen Zustand erzeugt. In Zusammenhang mit den Bemühungen um Heilung und um aus dem Vorfall zu lernen und das Programm zu verbessern, bildete Lanelle eine Gruppe und bat deren Mitglieder, sich ernsthaft mit der Dynamik der Situation zu befassen. Dieser Gruppe gehörten Peggy, Jonathan und der Gruppenmanager an, und sie ließen an einem Teil des Gesprächs sogar Peyton teilnehmen. Die Gruppe stellte sich die Frage: »Was von dem, was passiert ist, hat bewirkt, daß *das* passieren konnte?« Diese Frage stellten sich Mitarbeiter der Einrichtung in vielen Situationen, bezogen auf das Betreuungspersonal, die Kinder, ihre Familien und auch auf alle möglichen anderen Personen. Es ging darum herauszufinden, welcher Kontext solch eine Situation ermöglichte und wie sich dieser Kontext so verändern ließe, daß beim nächsten Mal eine andere Situation entstehen würde.

Eine Idee, die aus dieser Exploration heraus entstand, war, daß die Teams eine Code-Botschaft übermitteln könnten, um getriggerten Kollegen zu signalisieren, daß ein anderes Teammitglied einspringen würde. Man vereinbarte, in solchen Fällen zu sagen: »Im Büro ist ein wichtiges Telefongespräch für dich angekommen; du solltest sofort hingehen und es annehmen.« Sinn und Zweck dieses Manövers war, dem Teammitglied zu ermöglichen, sich im Büro zu beruhigen, bevor es in die akute Situation zurückkehrte. Weil das betroffene Teammitglied in solchen Situationen manchmal gar nicht in der Lage war, sofort auf das Signal zu reagieren, vereinbarte man, die Bitte nötigenfalls zu intensivieren durch etwas wie: »Peggy, es ist tatsächlich dringend. Hör zu, du mußt jetzt wirklich sofort ins Büro. Es geht um eine Krise, auf die du sofort am Telefon reagieren mußt.« Im Sinne der Polyvagal-Theorie geht es im konkreten Fall darum, daß Peggy sich aus ihrem Clinch mit Peyton nur lösen kann, wenn ihre Neurozeption durch die Code-Botschaft mit einer Gefahr konfrontiert wird, die ebenso stark ist wie die in ihrer Situation mit dem Jungen. So kann ein Team einem Mitglied, das sich im Zustand der Dysregulation befindet, helfen, sich den Raum zu verschaffen, den es braucht, um sich wieder zu fassen, während die Kollegen in der aktuellen Situation bleiben und ihre Funktion weiter erfüllen (siehe hierzu Abb. 8.6).

An jenem Nachmittag rief Lanelle Peytons Pflegemutter Marsha an, zu der sie Kontakt hielt. Sie hatte Marsha schon berichtet, was Peggy zu Peyton gesagt hatte, und Peggy hatte sich daraufhin bei Marsha umgehend entschuldigt. Lanelle wollte, daß Marsha nicht nur wußte, daß ihnen leid tat, was geschehen war,

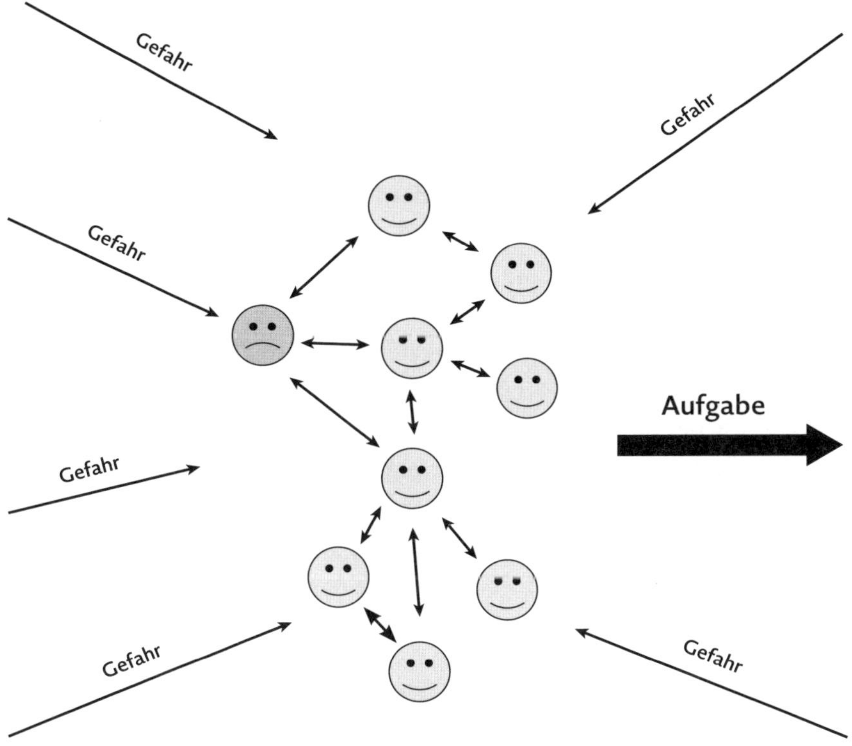

Abbildung 8.6 Ein gutes Team kann auch unter starkem Streß einen Zustand der Regulation aufrechterhalten, selbst wenn die Regulation bei einem Teammitglied versagt – ein Zustand, der in der Abbildung durch einen mißbilligenden Blick (hängende Mundwinkel) dargestellt wird. Die lächelnden Gesichter deuten darauf hin, daß die Vagusbremse gelöst wurde und daß die übrigen Teammitglieder eine Verstärkung sympathischer Energie nutzen, um ihre Aufgabe zu erfüllen. An manchen Tagen tauchen mehrere Bedrohungen gleichzeitig auf – und dies kann ein Teammitglied wie Peggy in einen Zustand der Dysregulation versetzen.

sondern daß sie darüber hinaus auch die Betreuungsstruktur verändern wollten, damit so etwas nicht noch einmal passieren könnte. Dabei hatte Lanelle die Sicherheit vermittelnde Struktur vor Augen, die ihr Team zu schaffen versuchte. Jeder Beziehungsbruch beinhaltet eine Gelegenheit, aus Fehlern zu lernen und schützende Strukturen zu stärken. Lanelle war stolz auf ihre Bemühungen und faßte erneuert den Vorsatz, das Team zu mehr Sicherheit, Verbundenheit, Zusammenarbeit und Harmonie zu geleiten.

Schritt 5: Schaffung einer an der Polyvagal-Theorie orientierten Kultur und Führung

Während Lanelle und Shandra darüber nachdachten, wie sie die Prinzipien der Polyvagal-Theorie in Good Hands besser zur Geltung kommen lassen konnten, beschäftigten sie sich natürlich auch mit der Frage, wie Organisationen ihre Kultur entwickeln. Bei der Lektüre von Daniel Coyles Buch *The Culture Code* (2018) stießen sie auf die Aussage »Eine Kultur besteht aus einer Anzahl lebendiger Beziehungen, die ein gemeinsames Ziel verfolgen«. Nach Coyle basiert eine erfolgreiche Gruppenkultur auf drei Fertigkeiten, und Lanelle und Shandra hatten beobachtet, daß diese drei Fertigkeiten den Prinzipien der Polyvagal-Theorie entsprechen: Sicherheit stärken, Verletzlichkeit eingestehen und ein Ziel festlegen. Sie fanden heraus, daß Teams erfolgreich sind, wenn sich ihre Mitglieder im Umgang miteinander psychisch sicher fühlen, ganz gleich, ob es sich um Investment-Banker, Orthopädiepfleger, Google-Angestellte oder Mitwirkende von *Saturday Night Live* handelt. »Natürlich ist das so!«, dachten sie. Die Prinzipien der Polyvagal-Theorie lassen sich nicht nur auf psychiatrische Einrichtungen anwenden. Duhigg (2016) zeigt auf, daß Menschen generell besser zusammenarbeiten und produktiver sind, wenn sie sich in ihrer Gruppe sicher fühlen.

Mit diesem Prinzip beschäftigte sich auch ein etwas ungewöhnliches Interview mit Stephen Porges, das unter dem Titel *Woran Sie erkennen können, ob Sie mit Säugetieren oder mit Reptilien zusammenarbeiten (und warum das für Ihre Kreativität wichtig ist)* (Baer 2013) publiziert wurde. Weil Säugetiere für ihre Jungen sorgen müssen, hängt deren Überleben von Verbundenheit und Zusammenarbeit ab. Reptilien-Babys hingegen sind von Anfang an in ihrem Leben völlig auf sich gestellt: Sie müssen sich den Weg aus dem Ei selbst bahnen und sich ohne jede nährende Zuwendung und Unterstützung in die Welt hinauswagen. Um seinen Ansatz zu veranschaulichen, beschreibt Stephen Porges in dem Interview, wie sich die Arbeitskultur von Reptilien und die von Säugetieren voneinander unterscheiden. Die Reptilienkultur basiert auf Furcht und Verteidigung und konzentriert sich deshalb auf die Ressourcenerhaltung sowie die Produktivitäts- und Profitmaximierung; für Säugetiergruppen hingegen ist typisch, daß sie gemeinschaftliche Arbeit als interdependente Aktivität verstehen, bei der die Förderung von Wagemut und Kreativität Empathie und Vertrauen erfordert.

Schließlich befaßten sich Lanelle und Shandra mit den Auswirkungen der Prinzipien der Polyvagal-Theorie auf die Tätigkeit von Führungskräften. Ihnen wurde klar, daß visionäre Führungskräfte Organisationen so gestalten, daß sie im Leben der Menschen etwas Wichtiges verändern. Solche Organisationen haben eine wichtige Aufgabe. Sicherheit und soziale Verbundenheit schaffen den kulturellen Kontext für erfolgreiche Zusammenarbeit, aber Zusammenarbeit ist inhaltsleer, solange sie kein Ziel hat, das der Mühe wert ist. Eine Führungskraft, die sich den Prinzipien der Polyvagal-Theorie verpflichtet fühlt, lenkt die Aufmerksamkeit ihrer Angestellten deshalb auf Sinn und Zweck der gemeinsamen Arbeit. Deshalb schulten Lanelle und Shandra ihre Mitarbeiter darin, kleine Anzeichen für Veränderungen bei den Kindern zu registrieren und sich über die Bedeutung solcher Veränderungen im Lichte ihrer Aufgabe klar zu werden. Als beispielsweise ein Mädchen, das sich notorisch geweigert hatte, Hilfe anzunehmen, eine Betreuerin bat, ihr zu helfen, sich die Schuhe auszuziehen, organisierte Nadeem mit den Betreuern eine kleine Feier und erklärte, eine Veränderung dieser Art sei der erste Schritt des Mädchens zuzulassen, daß seine Eltern ihm gegenüber Liebe und Fürsorge zum Ausdruck brächten. In einem anderen Fall wurde ein Junge vor seiner Entlassung aus Good Hands gefragt, was er dort gelernt habe. Er antwortete: »Ich habe gelernt, traurig zu sein.« Auch in diesem Fall rief Nadeem die Betreuer zu einer kleinen Feier zusammen, und er sprach darüber, wie wichtig es für den Jungen sei, sein Erleben ertragen und es als seines verteidigen zu können.

Lanelle und Shandra hatten das Gefühl, sich nun über die Elemente einer an den Prinzipien der Polyvagal-Theorie orientierten Führung im klaren zu sein. Deshalb formulierten sie vier Aktivitäten, die Führungspersonen initiieren könnten, um eine Organisation im Sinne der Polyvagal-Theorie zu gestalten.

1. Gefahren entdecken und herausfiltern
2. Die Umgebung selbst verändern
3. Organisationskultur und Betriebsklima verbessern
4. Mitarbeiter zur Zusammenarbeit im Sinne der gemeinsamen Zielsetzung anspornen

Diese Aktivitäten ergänzen die Verantwortlichkeiten, die das Führungspersonal von Organisationen ohnehin wahrnehmen muß (siehe Abb. 8.7).

Erkennen Führende Gefahren in der Arbeitsumgebung, können sie als Puffer zwischen der Umgebung und ihren Mitarbeitern fungieren. Indem sie Gefahren früh erkennen, deren Wirkung angemessen einschätzen und Möglichkeiten zu ihrer Bekämpfung entwickeln, wirken sie auf die Gefahren ein, bevor diese auf die gesamte Organisation übergreifen. Stephen Porges weist darauf hin, daß

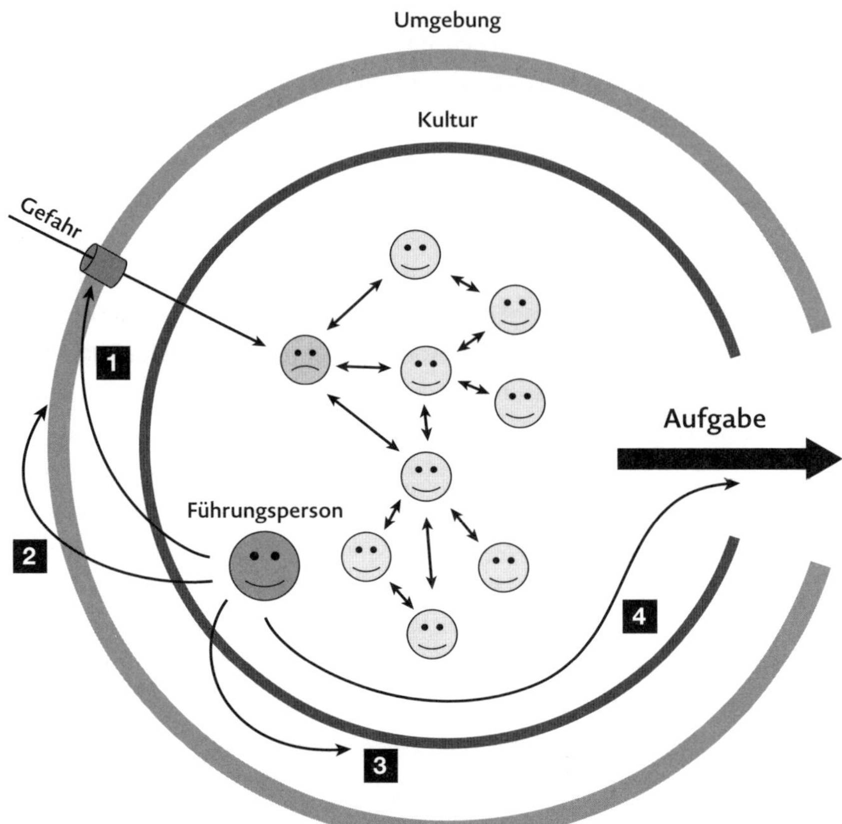

Abbildung 8.7 Eine Führungsperson, die sich mit der Polyvagal-Theorie auskennt, kann vier Dinge tun, um andere Menschen in den ventral-vagalen Zustand zu versetzen: (1) Gefahren aus der Umgebung entdecken und ausfiltern; (2) die Umgebung selbst verändern; (3) eine Organisationskultur schaffen, die ventral-vagale Zustände fördert, und an einem entsprechenden Betriebsklima arbeiten; (4) Mitarbeiter zur Zusammenarbeit anspornen, damit sie ihre Aufgabe erfüllen können.

eine Bedrohung, die genug Furcht erzeugt, immobilisierend wirkt (persönliche Mitteilung 31. Oktober 2019). Er empfiehlt Führenden, Bedrohungen zu Problemen umzudeuten, »weil ein Problem dazu anregt, Lösungen zu entwickeln, statt eine Lähmung zu erzeugen.« Ein Beispiel: Die Leiterin einer Jugendarrestanstalt fand heraus, daß ein Mitarbeiter den jugendlichen Insassen Drogen zugänglich gemacht hatte. Daraufhin rief sie ihr Führungsteam zusammen und beschrieb die Situation im Sinne einer Reihe von Problemen, die gelöst werden müßten.

Anschließend entwickelte das Team einen Plan, dem zufolge jedes Teammitglied einen bestimmten Aspekt des Problems lösen sollte.

Der Pfleger in Nadeems Gruppe erfuhr, daß ein Kind aufgenommen werden sollte, das in der Vergangenheit extrem zu Selbstverletzungen tendiert hatte. Weil das die zuständigen Betreuer extrem nervös machen würde, entwickelten die Pflegekraft, der Therapeut und Nadeem gemeinsam einen Plan, durch den sie die Sicherheit des Kindes gewährleisten wollten, und zwar vom Moment seines Eintreffens in Good Hands an Schritt für Schritt. Dann beriefen sie ein Teamtreffen ein, erklärten den Mitarbeiten Verhalten und Vorgeschichte des Mädchens und erläuterten ihren Plan. Nach den Äußerungen des Teams zu dem Plan wurde dieser in einigen wichtigen Aspekten verändert.

Die Führung kann auch die Umgebung selbst verändern, sowohl die Umgebung, in der sich die Organisation befindet, als auch die »innere Umgebung« der Betreuer. Ein Beispiel hierfür ist die Programmleiterin einer Autismus-Tagesklinik, der klar wurde, daß die regelmäßigen Feuerschutzübungen für Kinder mit besonderer auditiver Sensibilität eine erhebliche Belastung waren. Der zuständige Brandschutzbeauftragte erteilte daraufhin die Genehmigung, die betroffenen Kinder fünf Minuten vor dem Alarmsignal zu informieren, damit sie sich mental auf das laute Geräusch einstellen könnten. Er war auch damit einverstanden, den besonders empfindlichen Kindern zu gestatten, während der Brandschutzübung auf den Spielplatz zu gehen, um die belastende Situation erst gar nicht entstehen zu lassen.

Ein mit der Polyvagal-Theorie vertrauter Leiter einer Organisation kann etwas tun, um eine den Bedürfnissen von Säugetieren entsprechende Organisationskultur zu entwickeln, aufrechtzuerhalten und damit zu verbessern, und ein Arbeitsklima zu schaffen, das einer Neurozeption von Sicherheit, warmherziger Verbundenheit und gemeinsamen Werten zugute kommt. Als der klinische Leiter von KidsTLC, einer anderen psychiatrischen Klinik, sein Team aufforderte: «Schreibt euer Credo auf«, meinte er damit, die Mitarbeiter sollten ihre Grundannahmen im Hinblick auf Veränderung formulieren (M. Siegmund, persönliche Mitteilung 2015). Das Credo wurde zum Grundgesetz dieser Einrichtung, das allen neuen Mitarbeitern beigebracht und regelmäßig überprüft wird, damit es als verläßlicher Prüfstein für die Arbeit genutzt werden kann. Dieses Regelwerk kreiert und bestärkt eine Kultur, die sich um »Kinder – ihre Verbindungen, ihre Erlebnisse und ihre Entwicklung kümmert« (KidsTLC 2018, S. 1). Die Grundsätze sind überall in der Institution visuell präsent, und die Teamleiter greifen in schwierigen Situationen auf sie zurück.

Angesichts dessen, daß die drei erstgenannten Aktivitäten (S. 227) eine sichere Umgebung fördern, kann die Leitung das Augenmerk der Mitarbeiter auf die Aufgabe der Organisation fokussieren. Abgesehen vom Verständnis des »Warum?« der umfassenden Aufgabe trainierten Lanelle und Shandra ihre Manager auch darin, den Mitarbeitern das »Warum?« jeder anstehenden Aufgabe zu erläutern. Sie wollten erreichen, daß die Mitarbeiter eine Verbindung zwischen ihren Pflichten und den Gründen, aus denen sie sich für die Arbeit in Good Hands entschieden hatten, herstellten. Lanelle und Shandra hatten in C. Duhiggs (2016) Buch gelesen: »Sobald wir nach dem Warum zu fragen beginnen, werden kleine Aufgaben zu Bestandteilen eines umfassenderen Zusammenhangs wichtiger Projekte, Ziele und Werte. Wir erkennen dann, wie die Bewältigung kleiner Aufgaben zu riesigen emotionalen Belohnungen führt, indem sie uns beweisen, daß wir wichtige Entscheidungen treffen, daß wir wirklich die Kontrolle über unser Leben haben« (S. 36).

Zum Abschluß

Lanelle dachte noch einmal über die Frage nach, die Marsha ihr gestellt hatte: »Warum unterscheidet sich diese Einrichtung so stark von den anderen, die ich besucht habe?« Sie atmete tief ein und hielt den Atem einen Moment an, bevor sie die Luft wieder ausströmen ließ. Wie würde sie diese Frage jetzt beantworten? Dies ist ein Ort, an dem Menschen die Sicherheit und Unterstützung bekommen, die sie brauchen, um mit Herausforderungen fertig zu werden, die zu bewältigen für sie sehr wichtig ist. Sie tun dies mit Hilfe von Menschen, die für sie sorgen und die ihnen selbst wichtig sind. Lanelle wußte, daß ein Kind, um ein Trauma zu überwinden, entdecken muß, daß es selbst größer ist als das, was es erlebt hat. Nun wurde ihr klar, daß alle in Good Hands Betreuten eine ähnliche Chance hatten, ein Selbstempfinden zu entdecken, das größer war als die Herausforderungen, mit denen sie konfrontiert worden waren. Das betraf Peyton und Peggy ebenso wie Victoria und Marsha, alle Kinder und ihre Familien sowie das Betreuungspersonal und die Manager. Aufgrund der Arbeit, die Lanelle und Shandra beim Aufbau von Good Hands geleistet hatten, fühlten sie sich größer, aber auch demütig angesichts dessen, wie sich die Dinge entwickelt hatten. Und sie waren dankbar. Lanelle dachte: »Auch Dankbarkeit zu empfinden ist wahrscheinlich ein aus dem ventral-vagalen Zustand resultierendes Erlebnis.«

TEIL IV

Die Polyvagal-Theorie im Leben und in der Welt verkörpern

KAPITEL 9

Soziale Verbundenheit in Zeiten von COVID-19

Vertrauen ist das einzige legale leistungssteigernde Mittel. Immer wenn ein Unternehmen, ein Land oder eine Gemeinschaft stärkeres Vertrauen genießt, kann Gutes geschehen.

— Dov Seidman in Friedman 2020

Im Dezember 2019 hörten wir das erste Mal von einem neuartigen Virus, das in der Stadt Wuhan in China um sich griff. Er wurde als Coronavirus identifiziert und erhielt den Namen COVID-19. Es gelang schnell, seine genetische Sequenz zu identifizieren. Im Januar 2020 war in China bereits ein exponentieller Anstieg neuer Virusinfektionen zu erkennen, und die Zahl der Todesopfer infolge der neuartigen Krankheit stieg dramatisch. Mit Coronaviren hatten wir schon vorher Bekanntschaft gemacht. Auch die SARS- und MERS-Epidemien hatten viele Todesopfer gefordert, aber das Ausmaß der COVID-19-Epidemie war ungleich bedrohlicher. Das Virus vermochte in einem bisher unbekannten Ausmaß allem Anschein nach gesunde Junge ebenso wie Ältere und Menschen mit Vorerkrankungen zu infizieren und zu töten. Deshalb waren sowohl die amerikanischen Krankenversicherungen als auch Experten des Gesundheitswesens und einige Regierungsmitarbeiter sehr besorgt.

Im Januar 2020 wurde über erste Coronavirusfälle in den USA und auch über erste Todesopfer berichtet. Unser individuelles und kollektives ANS reagierte auf diese neuartige Bedrohung. Gefühle der Gefährdung und des Entsetzens traten schnell an die Stelle aller Neurozeptionen von Sicherheit und Geborgenheit. Gesundheitsexperten und die Medien alarmierten die Öffentlichkeit. Sie erklärten, wenn nicht sofort wirksame Maßnahmen ergriffen würden, müsse man mit Millionen von Toten rechnen. Die Weltgesundheitsorganisation bezeichnete COVID-19 als Pandemie. Inzwischen leiteten einige europäische Länder recht drastische Maßnahmen ein. Sie legten die gesamte Wirtschaft lahm und untersagten generell das Reisen. Die Regierungen zwangen die Bevölkerung, zu Hause zu bleiben. Die vorher offenen Grenzen innerhalb der Europäischen Union wurden geschlossen. Die Begriffe *social distancing* und *sheltering in place* tauchten erstmals auf.

Wir alle entwickelten in dieser Zeit neue Überlebensstrategien. Wir nutzten unser System für soziale Verbundenheit, um zu unseren Familien und Freunden in Kontakt zu treten. Wir beruhigten einander durch Präsenz und Mitgefühl. Aber unterschwellig fürchteten wir um unser eigenes Leben, das Leben unserer nächsten Verwandten und unserer Freunde, und wir fürchteten auch finanzielle Unsicherheit und den Verlust des *Lebens, wie wir es kannten*.

Im März 2020 verfügten die amerikanischen Gouverneure ein Stopp aller verzichtbaren geschäftlichen Aktivitäten. Sie forderten die Bevölkerung auf, sich möglichst wenig in der Öffentlichkeit zu bewegen und, sofern sie einer für die Infrastruktur unverzichtbaren beruflichen Tätigkeit nachgingen, in ihrem beruflichen Umfeld strikt auf Distanz zu achten. Massive Kündigungen und Beurlaubungen gefährdeten die Funktionsfähigkeit der Ökonomie. Einige Gouverneure weigerten sich, in den Staaten, die sie verwalteten, einen Shutdown durchzusetzen. Restaurants durften nur noch Speisen zum häuslichen Verzehr anbieten. Fitness-Studios und Theater schlossen, Sportveranstaltungen und sogar die Olympiade wurden abgesagt. Auch die Colleges, Universitäten und lokalen öffentlichen und privaten Schulen stellten ihren Lehrbetrieb ein. Die Studenten wurden nach Hause geschickt, oft sehr kurzfristig, und man sagte ihnen, sie würden in einigen Tagen Online-Unterricht erhalten. Die College-Studenten entließ man in die Semesterferien und wies sie an, danach nicht zurückzukehren. Lehrer und Professoren sahen sich gezwungen, sich auf Online-Unterricht umzustellen. Und die Eltern mußten die Aufgaben von Lehrern selbst übernehmen.

Die Autoren des vorliegenden Buches sind beruflich im Gesundheitsbereich tätig. Wir erleben COVID-19 sowohl als Ärzte als auch als Ehepartner und Eltern. Wir haben verfolgt, wie Ersthelfer, Mitarbeiter von Supermärkten, Lastwagenfahrer und andere, die für das Gemeinwohl wichtige Berufe ausüben, sich damit abmühten, sich auf die veränderten Bedürfnisse in der Pandemie einzustellen. Oft fehlten diesen Menschen dringend erforderliche Schutzausrüstungen. Unsere Herzen waren von Stolz erfüllt, als junge Pfleger und Ärzte ihre Examina früher ablegten und anschließend in überfüllten Notaufnahmeeinrichtungen arbeiteten. Es schmerzte uns, die vielen Geschichten über Helfer zu hören, die sich mit COVID-19 infizierten oder sogar daran starben. Wir waren entsetzt, wenn wir hörten, daß junge Pfleger mit Kindern ein Testament schrieben, um sicherzustellen, daß ihre Kinder gut versorgt würden, falls auch sie einer COVID-19-Infektion zum Opfer fielen.

Tag für Tag entdecken wir bei uns selbst eine Neurozeption von Gefahr und versuchen, unser ANS so zu beeinflussen, daß wir in der Lage sind, auf unsere Patienten, ihre Familien und unsere Mitarbeiter positiv einzuwirken. In unserem Beruf dreht sich mittlerweile ständig alles um COVID-19. Ich habe unglaublich viel Zeit damit verbracht, COVID-19-Protokolle zu entwickeln, die auf den verfügbaren Informationen basierten und den tatsächlichen Bestand persönlicher Schutzausrüstung berücksichtigten. Wir benutzen Schutzmasken mittlerweile mehrfach, obwohl deren Wiederverwendung noch vor sechs Monaten als völlig undenkbar und sogar gefährlich galt. Wir tun, was wir können, um unsere Mitarbeiter zu beruhigen, wenn sie ihre Besorgnis äußern, daß jeder neue Patient mittlerweile eine Gefahr darstellt und Schutzmaterial nur begrenzt verfügbar ist. Die Pfleger fragen sich, ob sie zu Überträgern des Virus werden und ihre Familien gefährden könnten. Sie alle sind sehr besorgt. Viele im Gesundheitswesen Tätige leben vorsichtshalber getrennt von ihren Familien, um dem Gefühl, für Ansteckungen verantwortlich sein zu können, möglichst wenig Raum zu geben. Noch schlimmer ist, daß manche im Gesundheitsbereich tätigen Eltern von ihren Ex-Partnern in Auseinandersetzungen über das Sorgerecht hineingezogen werden, weil diese keine Krankenversicherung haben (Twohey 2020).

Wir begegnen Patienten und Eltern momentan hinter einer Maske. Wir interagieren durch eine Maske. Wir übermitteln schlechte Nachrichten durch eine Maske. Wir versuchen, durch eine Maske hindurch Vertrauen aufzubauen und zu erhalten. Dazu stehen uns unsere Augen, andere nonverbale Signale und unsere Stimmen zur Verfügung. Infolge massiver Einschränkungen von Besuchsrechten waren in einer bestimmten Phase Besuche von Eltern am Krankenbett grundsätzlich verboten, und Klinikbesuche wurden auf jeweils nur einen Elternteil beschränkt. Und die Eltern müssen natürlich auch Schutzmasken tragen.

Wir sorgen uns, wir könnten an COVID-19 erkranken. Noch mehr ängstigt uns, durch eine Maske gesehen oder erlebt zu werden. Normalerweise tragen doch die Bösen Masken, nicht die Guten. Wie sollen wir unter diesen Umständen Vertrauen entwickeln und dadurch die Neurozeption von Sicherheit und Geborgenheit ermöglichen, daß wir Patienten und ihre Familien unterstützen können, von denen viele neben ihren alltäglichen Belastungen auch noch mit dem Trauma, ein krankes Kind zu haben, fertig werden müssen?

Trotz *Social Distancing* epistemisches Vertrauen schaffen

Epistemisches Vertrauen soll sicherstellen, daß Menschen gefahrlos ihre Position verändern können; es ermöglicht den Zugang zu etwas, das wir uns als eine Art epistemische Autobahn vorstellen können – einen evolutionär geschützten Mechanismus, der die Bereitschaft zum Erkenntnisgewinn signalisiert.

— Peter Fonagy & Elizabeth Allison 2014

Zu anderen Menschen in Verbindung zu treten ist für uns eine biologische Notwendigkeit. Unsere ökologische Nische beinhaltet, daß wir Sicherheit und Geborgenheit in Gegenwart anderer finden (Porges 2011/2010). Doch heute sind *Sheltering in Place* und *Social Distancing* die entscheidenden Orientierungspunkte. Krankenversicherer, Gesundheitsexperten, verantwortungsbewußte Regierungsmitarbeiter und die Medien hämmern uns Minute für Minute ein, physische Nähe zu anderen Menschen tunlichst zu meiden: Körperliche Nähe bringt Sie in Gefahr – vermeiden Sie deshalb, andere Menschen zu berühren oder gar Körperflüssigkeiten mit ihnen auszutauschen. Jede Arbeitsfläche und Theke kann zur Übertragung von Viren beitragen. Benutzen Sie außerhalb ihrer eigenen vier Wände Masken, halten Sie grundsätzlich Distanz zu anderen Menschen, tragen Sie Schutzhandschuhe, und öffnen Sie Verpackungen frühestens 24 Stunden nach Erhalt.

Zeitungen, Digitalmedien und Fernsehsender bombardieren uns mit Informationen. Wir alle sind mittlerweile Experten für Epidemiologie. Viele Menschen wissen ganz genau, wie viele neue COVID-19-Fälle, Krankenhausaufnahmen und Todesfälle es in ihrer Heimatstadt oder in ihrem Staat am vorigen Tag, in der letzten Woche oder im vergangenen Monat gab. Wie bewältigen wir diesen Informationstsunami? Wem trauen wir zu, uns zutreffend und zeitnah zu informieren?

Epistemologie ist nichts anderes als die wissenschaftliche Auseinandersetzung mit den Grundlagen des Wissens. Epistemisches Vertrauen ist »die Fähigkeit, aus der sozialen Welt eintreffende Informationen als zutreffend, zuverlässig und von persönlicher Relevanz einzuschätzen, was die Einbeziehung dieser Informationen in bereits existierende Wissensbereiche ermöglicht« (Orme, Bowersox, Vanwoerden, Fonagy & Sharp 2019, S. 14). Unsere Offenheit gegenüber neuen Informationen und wie wir sie beurteilen unterliegt dem Einfluß unserer frühesten Erlebnisse fürsorglicher Beziehungen. Epistemisches Vertrauen wächst durch ebensolche Beziehungen (siehe hierzu Abb. 9.1). Eine eingestimmte und sensible primäre Bezugsperson interagiert mit dem Neugeborenen und später mit dem Säugling oder Kleinkind im Sinne von Responsivität, Turn-taking und Freude an der Beobachtung der zunehmenden Intentionalität des Kindes. Fühlt sich das Kind von der erwachsenen Bezugsperson gekannt, so entwickelt es ein inneres Modell des Eigenwerts und Werts, und weil es sich gekannt und wertgeschätzt fühlt, vermag es darauf zu vertrauen, daß die Bezugsperson ihm verläßliche Informationen übermittelt. Für die jüngsten Kinder besteht die übermittelte Information in der zuverlässigen körperlichen und emotionalen Nähe der Bezugsperson selbst. Der Säugling wird zu einem Kind, das die sensible und eingestimmte Bezugsperson erlebt. Das Kind entwickelt das epistemische Vertrauen, daß seine primäre Bezugsperson ihm zuverlässige Informationen übermittelt. Und da es sich infolgedessen auf der epistemischen Autobahn befindet, ist es offen für den Erwerb von Wissen.

Die Entwicklung epistemischen Vertrauens hat jedoch nicht mit einer voreiligen Schlußfolgerung zu tun. Schon sehr kleine Kinder können die Verläßlichkeit von Informationen korrekt einschätzen; sie verfolgen Störungen der sozialen Verbundenheit sehr wachsam. Und eine gewisse Wachsamkeit schützt und verstärkt das Gefühl von Sicherheit und Geborgenheit. Verläßt die Mutter oder der Vater den Raum, fängt das acht Monate alte Kind möglicherweise an zu wimmern oder zu weinen. Aufgrund seines Entwicklungsstadiums fürchtet es sich davor, allein zu sein, und hat nicht das Gefühl, daß der Elternteil nach dem Verlassen des Raums noch erreichbar ist. Wenden sich die Eltern dann

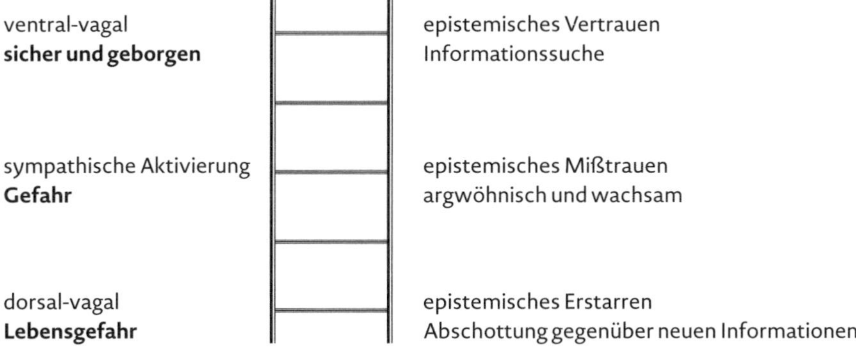

Abbildung 9.1 Polyvagal-Theorie und epistemisches Vertrauen. Diagramm auf der Grundlage von Daten, die von D. Dana (2018/2018) und P. Fonagy & E. Allison (2014) stammen.

wieder dem Bett zu und trösten und berühren das Kind, verstärken sie bei ihm die Gewißheit, daß sie nötigenfalls bei ihm sein werden. Leider sind die Bezugspersonen mancher Säuglinge diesen nur selten emotional oder körperlich nahe. Die Kinder empfinden dann epistemische Hypervigilanz und Mißtrauen und erleben dies als Gefahr für ihr Wohl. Irgendwann sitzen die Säuglinge und kleinen Kinder, die immer wieder verlassen werden, auf der untersten Stufe der autonomen Leiter, im Zustand der Erstarrung oder Lebensgefahr (Fonagy & Allison 2014).

Eine Epidemie epistemischen Mißtrauens und der Erstarrung plagt uns heute als Einzelne, in unseren Gemeinwesen und in der Gesellschaft. Angesichts von *social distancing, sheltering in place* und Isolation von unserer erweiterten Familie, unseren Freunden und den Gemeinschaften, in denen wir leben, sehnen wir uns danach, einer Autoritätsperson zu vertrauen, die uns inmitten der anhaltenden Ungewißheit rechtzeitig zutreffende Informationen übermittelt. Wir versuchen herauszufinden, was wir wissen, und den Bereich, über den wir nichts wissen, einzugrenzen. Auf uns alle kann Ungewißheit dysregulierend wirken. Für einige ist dies unerträglich, und epistemisches Erstarren tritt an die Stelle starker Überzeugungssysteme.

Wir müssen dem durch Ungewißheit verursachten Streß mit Empathie begegnen, der durch Ungewißheit verursachten Dysregulation gegenüber Mitgefühl zeigen und immer wieder auf die Notwendigkeit hinweisen, zutreffende und rechtzeitig übermittelte Informationen zu nutzen, um uns adäquat verhalten zu können. Zu Hause und am Arbeitsplatz sollten wir versuchen, Vertrauen zu entwickeln, Furcht zu verringern und denjenigen am unteren Ende der autonomen Leiter zu helfen. Wie können wir als Eltern, Ehepartner, Freunde und professionelle Helfer über den Abgrund sozialer Distanz hinüberreichen, um in ausreichendem Maße Sicherheit und Geborgenheit zu vermitteln? Als mit der Polyvagal-Theorie vertraute Kliniker möchten wir die folgenden Maßnahmen für die Linderung von durch COVID-19 verursachtem Streß anbieten. Die Pandemie mag zu dem Zeitpunkt, zu dem Sie dieses Buch lesen, schon abgeklungen sein, doch was wir in dieser Krise gelernt haben, läßt sich zweifellos auf künftige schwierige Situationen übertragen.

1. **Neubewertung unserer Quellen und die Bedeutung der rechtzeitigen Information.** Die sensorischen Signale, die wir durch Live-Fernsehsendungen, digitale Medien und Druckmedien erhalten, sind sehr unterschiedlich. Einige Nachrichtenquellen, denen wir in ruhigeren Zeiten vertrauen würden, haben

momentan eine eher dysregulierende Wirkung. Hingegen schätzen wir heute Quellen, deren Einschätzungen uns vorher als weniger zuverlässig erschienen. Mittlerweile haben wir weniger Probleme damit, ihre ungeschminkten Einschätzungen aufzunehmen und zu assimilieren. Druckmedien fehlen die Unmittelbarkeit und die multisensorische Wirkung von digitalen Produkten und Live-Sendungen. Möglicherweise erscheinen sie Ihnen momentan erträglicher. Denken Sie einmal darüber nach, ob Sie Ihre elektronischen Kommunikationsmittel für eine Weile stumm schalten könnten. Kommt es Ihrem ANS wirklich zugute, wenn Sie ständig über die neuesten Todesfallzahlen oder die Zahl der aktuellen COVID-19-Infektionen im Bilde sind?

2. **Verständigen Sie sich darüber, wie und wann Sie Informationen mit Familienangehörigen, Freunden und Arbeitskollegen austauschen wollen und was diese beinhalten sollten.** Die Nutzung der sozialen Medien ermöglicht uns, Informationen zu senden und zu empfangen. Art und Qualität dieser Informationen variiert enorm. Wie aktivierend bestimmte Nachrichten bei verschiedenen Menschen wirken, ist sehr unterschiedlich. Beispielsweise erzeugte die Überschrift »Neugeborenes unter den 16 neuen COVID-19-Todesfällen in Connecticut« in einer Lokalzeitung unter Schwangeren und jungen Müttern und ihren Familien große Beunruhigung und Furcht. Das Baby war im Alter von sechs Wochen positiv auf COVID-19 getestet worden. Woran es tatsächlich gestorben war, stand noch gar nicht fest, als die bedauerliche Überschrift publiziert wurde (Putterman 2020).

3. **Äußern Sie sich in Ihren Gesprächen explizit über Emotionen und emotionale Zustände.** Wenn wir uns nicht physisch im gleichen Raum wie unsere Gesprächspartner befinden, entgehen uns leicht die subtilen verbalen und nonverbalen Signale, die mit dem neurozeptiven Zustand eines Menschen verbunden sind. Muskelspannung, Handzeichen, Haltung und Gesichtsausdruck lassen sich am Telefon und in reinen Textmitteilungen unmöglich erkennen und sind zumindest schwerer zu deuten, wenn sie über visuelle Online-Medien kommuniziert werden. Wenn wir bedenken, welche Verständnisschwierigkeiten schon allein mit elektronischer Text- oder Online-Kommunikation verbunden sind, ist die durch COVID-19 verursachte zusätzliche allostatische Belastung sogar für diejenigen unter uns, die in der Regel voller Vertrauen sind und sich am oberen Ende der autonomen Leiter befinden, eine weitere Hürde.

Sprechen Sie über Emotionen und Gefühlszustände. Wir zögern oft, andere Menschen nach ihren Gefühlen zu fragen, und nennen als Grund dafür die Sorge um die Privatsphäre der Betreffenden. Doch nun ist es an der Zeit zu fragen und auf Fragen offen einzugehen. »Machst du dir Sorgen wegen deinem Kind, deinem Partner, deinem Job, deiner psychischen oder physischen Gesundheit, deiner Beziehung zu deinem Partner, deiner finanziellen Sicherheit? Fühlst du dich ängstlich, deprimiert oder isoliert? Wie gehst du mit deiner Angst, Depression oder Isolation um?«

Falls Sie ein Zögern bemerken, können Sie weitere Fragen stellen. »Fühlst du dich bei deinem Partner sicher? Hast du genug zu essen? Hast du genügend Geld für Miete, Essen und Medikamente? Neigst du zu gefährlichen Verhaltensweisen oder Selbstverletzungen?« Wenn Sie das Gefühl haben, daß sich die Angesprochenen in Gefahr fühlen und sich auf der autonomen Leiter abwärts bewegen, können Sie sie fragen, ob sie daran denken, sich selbst oder andere Menschen zu verletzen. Haben sie jemanden, an den sie sich wenden können, wenn sie sich verzweifelt fühlen oder wenn sie befürchten, sich selbst, ein Kind, einen Partner oder jemand anderen zu schädigen? Seien Sie besonders aufmerksam bei Gesprächen mit Menschen, bei denen große Gefahr besteht, daß sie sich selbst das Leben nehmen – was auch bei Ärzten, Pflegern und älteren Menschen der Fall sein kann (National Academy of Medicine 2020). Dies ist nicht der richtige Zeitpunkt, um sich hinter Sorgen um den Schutz der Privatsphäre zu verschanzen. Respekt vor der Privatsphäre kann andere Menschen unabsichtlich in Gefahr bringen. Ihre Fragen können einem Menschen das Leben retten.

Ethnische Unterschiede hinsichtlich der Gefahr einer COVID-19-Infektion und des Verlaufs derselben

> *COVID-19 ist ein Vergrößerungsglas, das die viel größere Pandemie ethnischer Ungleichbehandlung im Gesundheitswesen deutlich gemacht hat.*
>
> — David Williams & Lisa Cooper 2020

Wie schon in Kapitel 5 erwähnt wurde, erhalten farbige Menschen in den USA häufig eine unzulängliche gesundheitliche Versorgung, und diese Ungleichbehandlung im Gesundheitswesen ist der überwältigenden Mehrheit weißer Entscheider geschuldet. Afroamerikaner, Latinos und andere Nicht-Weiße sind stärker gefährdet, sich mit COVID-19 zu infizieren und daran zu sterben. In Chicago beispielsweise waren die Infektions- und Sterbefälle unter Afroamerikanern mehr als doppelt so hoch wie unter weißen Einwohnern (Colvin & Murphy 2020). Und in New York liegt die altersadjustierte Mortalität in Zusammenhang mit COVID-19 unter Latinos und Afroamerikanern doppelt so hoch wie unter weißen Einwohnern (Latinos: 187 pro 100 000; Afroamerikaner: 184 pro 100 000; Weiße: 93 pro 100 000) (NYC Health COVID-19 Data, 2020).

Kim und Bostwick (2020) bringen die höhere Zahl von Sterbefällen differenziert nach Wohnvierteln unter Afroamerikanern in Chicago mit erhöhter sozialer Anfälligkeit und speziellen gesundheitlichen Risiken dieser Population in Verbindung. Soziale Anfälligkeit ist ein Konstrukt, das bestimmte soziodemographische Charakteristika in Beziehung setzt, wozu die Armutsquote, die Anzahl der Personen mit geringer Schulbildung (weniger als einen High-School-Abschluß), die Zahl alleinerziehender Mütter, das durchschnittliche Haushaltseinkommen und der Erwerbstätigenprozentsatz zählen. Die Zahl der COVID-19-Todesfälle korrelierte stark mit Stadtvierteln mit starker sozialer Anfälligkeit und besonders hohen gesundheitlichen Risiken. Eine höhere Sterblichkeit infolge von COVID-19 bestand in der Regel in Vierteln mit einem hohen Anteil afroamerikanischer Bewohner, eine niedrigere in Vierteln mit geringerer sozialer Anfälligkeit, geringeren Gesundheitsrisiken und einer größeren Zahl weißer Bewohner.

Kim und Bostwick (2020) weisen darauf hin, daß diese ethnisch-rassischen Unterschiede nicht nur im Hinblick auf COVID-19 zu erkennen sind. Sie lassen sich in einer langen Geschichte von Naturkatastrophen unter Einschluß pandemischer Infektionskrankheiten nachweisen. Angesichts der Auswirkung von struktureller Stigmatisierung und systemischem Rassismus auf das Autonome System (Neblett & Roberts 2013) zwingt COVID-19 uns dazu, individuell und systemisch die Wege zu ungünstigen Prognosen zu verlassen und neue Möglichkeiten des Zusammenseins mit anderen Menschen ebenso zu entwickeln wie strukturelle Interventionen, die geeignet sind, dem Ziel der Chancengleichheit auch in diesem Bereich näherzukommen. Laut Williams und Cooper (2020) beginnt Chancengleichheit mit einer gerechten Gesundheitsversorgung; dies bezieht sich sowohl auf die Zugangsmöglichkeiten als auch auf die Qualität der Dienstleistungen. Sie weisen auch darauf hin, daß ein guter Gesundheitszustand vom freien Zugang zu den sozialen Determinanten der Gesundheit abhängt, was in rassisch getrennten, nicht-weißen Vierteln meistens nur unzureichend der Fall ist. Selbst bei gleichberechtigtem Zugang zu qualitativ hochwertiger medizinischer Versorgung bessert sich die Gesundheit marginalisierter Gruppen nicht nennenswert, solange nicht auch die Wohnsituation, das Einkommen, die schulische Erziehung, die Beschäftigungssituation und das kommunale Umfeld angeglichen werden.

Mit den Augen Kontakt aufnehmen

Those eyes so wise, so warm, so real
How I love the world your eyes reveal
— Leslie Bricusse 1967

Stephen Porges (2011/2010) beschreibt, wie soziale Verbundenheit über die Gesicht-Herz-Verbindung unser Autonomes Nervensystem und unsere neurozeptiven Zustände beeinflussen kann. In unserer gesamten biologischen Entwicklungsgeschichte hat der höher entwickelte ventrale, kluge oder soziale Vagus im Hirnstamm seine Position verändert. An seinem neuen Ursprungsort verband er die Kontrolle des Herzens mit der Regulation der Muskeln des Gesichts, des Halses und des Kopfes. Aufgrund dieser Co-Lokation senden und empfangen die Muskeln der Augen, des Mittelohrs, des Gesichts, des Mundes, des Rachens und des Halses Signale sowohl von unseren eigenen Neurozeptionen von Sicherheit oder Gefahr als auch von den Neurozeptionen anderer Menschen. Was andere in unseren Augen und unserem Gesichtsausdruck sehen, in unserer Stimme hören und in der Position unseres Kopfes erkennen, signalisiert Annäherungs- oder Vermeidungsverhalten.

Wenn wir Masken anziehen, sind die Muskeln unseres Gesichts und unseres Mundes unsichtbar; Signale unserer Stimme wirken möglicherweise gedämpft, während wir durch die Maske atmen. In einer Situation, die eine Ganzkörperschutzausrüstung erfordert, brauchen wir zusätzlich eine Schutzbrille oder Gesichtsmaske mit einem Plastikschild. In Schutzanzügen ähneln wir den Mitgliedern eines Invasionsheers aus einem Science-Fiction-Film. Zu erkennen sind in diesem Aufzug nur unsere Augen, die Position unseres Kopfes, Rhythmus und Melodie unserer Stimme und unsere Gestik.

Welche Strategien und Fertigkeiten können wir nutzen, um Annäherungs- statt Vermeidungsverhalten zu signalisieren? Wie können wir Neurozeptionen von Sicherheit und Geborgenheit in einer Umgebung stärken, in der schon die Gegenwart anderer Menschen Gefahr signalisiert? Wie können wir denjenigen, die aufgrund früherer Traumata und nicht behobener Beziehungsbrüche besonders anfällig für kurz- und langfristige Dysregulation und für das damit verbundene Leiden sind, Signale für Sicherheit übermitteln? Und wie können wir das Vertrauen dieser Menschen gewinnen?

Nach Wong (2020) hat Robertino Rodriguez, der als Atemtherapeut in San Diego arbeitet, unter Menschen, die im Gesundheitsbereich arbeiten, eine virale Bewegung initiiert, deren Anhänger sich entschlossen haben, auf ihrem PPE-Schutz auf der Brust ein großes Foto von sich selbst, das sie lächelnd zeigt, zu befestigen. Rodriguez sagte: »Ein Lächeln kann auf einen verängstigten Patienten sehr tröstlich wirken – es bringt ein wenig Helligkeit in diese dunklen Zeiten.« Wir erkennen den Wert eines Lächelns intuitiv, und die Handlungen eines einzelnen Menschen können uns an alles erinnern, was wir bereits wissen. In einem Interview der Huffington Post sagte eine Ärztin aus Los Angeles: »Ich hoffe, daß die Fotos ein wenig von der Fremdartigkeit dessen, was Patienten mit COVID-Symptomen erleben, neutralisieren.« Nach Wong erklärte die Ärztin weiter:

> »Diese Patienten kommen mit einem Husten, mit Kurzatmigkeit oder Fieber zu uns, und die Frage, die sie ebenso wie uns alle beschäftigt, lautet: ›Habe ich COVID-19?‹ Ich kann mir vorstellen, daß es sehr beängstigend wirkt, ein Team von Pflegern, Atemtherapeuten und Ärzten mit Vollschutzkleidung in den Raum kommen zu sehen, einmal ganz abgesehen von all den unbekannten Gerätschaften und Gegebenheiten. Ein Foto kann Patienten in solch einer Situation helfen, trotz des gehenden Raumanzugs vor ihnen zu einem Menschen und seinem Lächeln in Kontakt zu treten.«

Die Wirkung von COVID-19 auf das Alltagsleben und auf Beziehungen

Wenn wir neue Patienten, Klienten, Kunden oder Studenten begrüßen, können wir ausdrücklich darauf hinweisen, daß wir uns in einer ungewöhnlichen Zeit befinden. Laden Sie andere Menschen ein, mit ihnen darüber zu sprechen, wie COVID-19 ihren Alltag verändert hat, das Leben in ihrer Familie und ihre lokalen und über weitere Entfernungen bestehenden Beziehungen. Achten Sie genau auf das Narrativ Ihrer Gesprächspartner und auf ihren nonverbalen Ausdruck.

Einigen fällt es leichter, ihre Gefühle oder Schwierigkeiten in Form von Bildern zu beschreiben. An anderen Stellen in diesem Buch wurde bereits erwähnt, daß es nützlich sein kann, die von Deb Dana (2018/2018, 2020/2020) entwickelte autonome Leiter zu benutzen. Die Autorin sagt dazu: »Die autonome Leiter ermöglicht, eine gemeinsame Sprache oder Kurzschrift zu entwickeln« (persönliche Mitteilung 2020) (siehe Abb. 9.2). Nachdem Sie eine gemeinsame Sprache entwickelt haben, können Sie die Signale für Gefahr in der aktuellen Umgebung erforschen und anderen helfen, zu definieren und zum Ausdruck zu bringen, was sie brauchen, um sich sicherer zu fühlen.

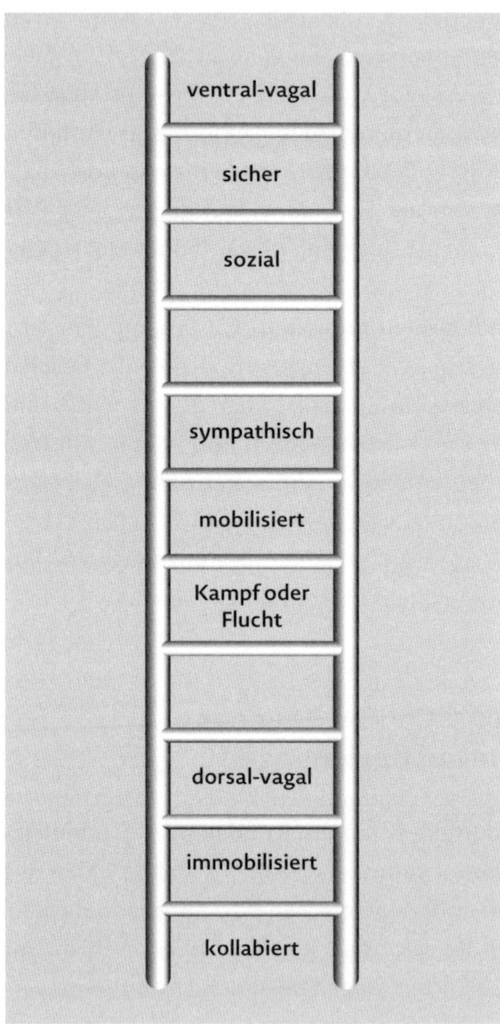

Abbildung 9.2 Die autonome Leiter. Aus *Die Polyvagal-Theorie in der Therapie* von Deb Dana (G. P. Probst Verlag). Copyright © 2018 by Deb Dana. Mit freundlicher Genehmigung von W. W. Norton & Company, Inc.

Durch proaktives Übermitteln von Informationen über Veränderungen der Umgebung Unsicherheit verringern

Während dieses Buch entsteht, befinden wir uns tief in der COVID-19-Pandemie. Viele haben durch sie ihr Leben verloren, und noch viel mehr Menschen werden daran sterben. Schutzkleidung mag für einige (z. B. Patienten) Gefahr signalisieren, für andere ist sie ein Signal für Sicherheit (z. B. Pflegepersonal, Paketboten, Ersthelfer). Für Patienten signalisiert die Notaufnahme eines Krankenhauses sowohl Erleichterung als auch Entsetzen, weil sie dort von geliebten Menschen getrennt werden, die zu ihrem Auto zurück oder nach Hause gehen, während die Patienten je nach Schwere ihrer Probleme versorgt werden. In solch einer Situation sollte man sich die Zeit nehmen, Patienten zu erklären, wie die Menschen, auf die sie nun treffen werden, gekleidet sind und warum das so ist. Dies soll den Patienten klarmachen, daß Sie bereit stehen, um ihnen zu helfen, und Sie sollten die Familien um Informationen über Vorlieben und Abneigungen der kranken Angehörigen bitten – denn all dies signalisiert Ihre Menschlichkeit und Ihr Bemühen, eine gute Versorgung der erkrankten Verwandten zu ermöglichen.

Hörst du mein Lächeln?

Bringen Sie mit Ihren Augen die Weisheit, Wärme und Fürsorge zum Ausdruck, die Sie empfinden. Seit unserer Zeit als Säugling fühlen wir uns vom direkten Blick eines anderen Menschen angesprochen. Schon vier Wochen alte Säuglinge suchen beim Stillen den Blick ihrer Mutter. Im Alter von drei Monaten lächeln sie in Reaktion auf Blickkontakt, und sie hören auf zu lächeln, sobald sich der Blick eines anderen Menschen von ihnen abwendet. Ältere Kinder und Erwachsene nutzen häufigen Blickkontakt, um eine soziale Beziehung einzuschätzen (Jarrett 2016).

Krankheit wird mit verstärkter Verletzlichkeit in Verbindung gebracht, die oft Gefahr signalisiert. Wenn Sie Ihre Ärzte oder Therapeuten kennen und ihnen vertrauen, kann diese Gefahr durch Ihre vorangegangenen Erlebnisse abgeschwächt werden und Ihnen ermöglichen, sich sicher genug zu fühlen, solange Sie gute Fortschritte machen. COVID-19 macht es uns unmöglich, uns bei gesundheitlichen Problemen an unsere gewohnten Unterstützer zu wenden. Hausärzte haben oft nur sehr wenig Zeit und besuchen ihre Patienten deshalb häufig nicht, sondern betreuen sie in einer Online-Sprechstunde. Sind Sie tatsächlich schwer krank, werden Sie an die Notfallambulanz verwiesen, wo Sie niemanden kennen und das gesamte Personal vollständig in PPE-Anzüge gekleidet ist. Familienangehörige werden in solch einer Situation gebeten, an einem anderen Ort zu warten, und ihnen ist bewußt, daß viele, die das Krankenhaus betreten, es nicht wieder verlassen. Patienten, die schon auf dem Weg nach unten auf der autonomen Leiter sind, können kaum verhindern, daß sie in einen Zustand der Immobilisierung, des Kollaps und des Entsetzens verfallen.

Wir können versuchen, unseren Patienten auf der autonomen Leiter den Weg nach oben zu bahnen, indem wir ihnen genau erklären, welche Rolle wir selbst spielen. Vielleicht tragen Sie wie Robertino Rodriguez ein Foto von sich auf Ihrem Vollschutz. Lassen Sie Ihre Augen Wärme, Fürsorglichkeit und ein Lächeln ausstrahlen, und heißen Sie die Patienten so willkommen. Sie werden das Lächeln in Ihren Augen entdecken und die Bewegung Ihrer Maske erkennen, weil Ihre Gesichtsmuskeln durch das Lächeln angespannt werden. Vielleicht möchten Sie erklären, daß Ihre Stimme wegen der Maske dumpf klingt, und die Klienten fragen, ob sie Sie hören. Die unbewußte Drehung Ihres Kopfes nach rechts ermöglicht Ihnen, von rechter Hirnhälfte zu rechter Hirnhälfte zu sprechen, während Sie herauszufinden versuchen, weshalb ein Patient vor Ihnen sitzt und wie Sie ihm helfen können. Wenn Sie sich im Zustand ventral-vagaler Präsenz befinden, beginnt der Heilungsprozeß, sobald sich der Patient in Ihrer Welt willkommen geheißen fühlt. Die Samen des Vertrauens werden möglicherweise schon früh in der Interaktion gesät. Schon in der kurzen Zeit, die Sie mit dem Patienten zusammen sind, können Sie sein Leiden durch Ihre Präsenz und Ihr Zusammensein mit ihm lindern, ganz gleich, wie sich sein Gesundheitszustand entwickeln wird.

Auch Ärzte und Pfleger sterben

Die Autoren dieses Buches haben an einer US-amerikanischen Universität ein medizinisches Studium abgeschlossen. Zusammen haben wir über 70 Jahre mit unserer Ausbildung an einer Medical School, mit einer Postgraduiertenausbildung und mit unserer klinischen Arbeit zugebracht. Unsere Ausbildung fand vor Beginn unserer klinischen Arbeit statt. Wir haben Tag für Tag unsere Arbeit verrichtet und viele Überstunden in Kauf nehmen müssen. Familienleben und Schwangerschaften wurden verschoben. Oft haben wir uns gefragt: »Wie konnten wir die langen schlaflosen Nächte durchstehen? Wie ist es uns gelungen, dauerhafte Beziehungen aufzubauen? Wie haben wir die Zeit (oder den Mut) aufgebracht, eigene Familien zu gründen und Kinder aufzuziehen, die uns etwas über Ausdauer, verpflichtendes Engagement und bedingungslose Liebe beigebracht haben?«

Die soziale Verbundenheit, die wir im Kreise der Auszubildenden erlebt haben, die Unterstützung, die unsere Freunde und Familien uns gewährten, und die Dankbarkeit unserer Patienten, ihrer Familien und unserer Kollegen halfen uns, erschöpfende und dunkle Zeiten durchzustehen. COVID-19 ist eine Störung von Schichten der Verbundenheit sowohl innerhalb als auch außerhalb des Krankenhaussystems. Diese Seuche ist für uns alle eine große Herausforderung, und einigen von uns bringt sie den Tod.

Tiefe und beständige Beziehungen haben uns als Einzelne gestützt und unsere psychische Gesundheit und unser emotionales Wohlbefinden bewahrt. Wenn uns das Geschehen auf den Stationen zu überwältigen drohte, arbeiteten wir mit Kollegen zusammen, teilten uns die Arbeitsbelastung, tauschten Verantwortlichkeiten und versuchten im Blick zu behalten, ob jemand nicht mehr zurechtkam. Wir aßen gemeinsam und genossen die wenigen Minuten zwischen Neuaufnahmen und Krisensituationen. Wir intensivierten unsere Arbeit, um einem späten Neuzugang noch helfen zu können, weil wir wußten, daß eine Kollegin zur Tagespflege mußte, um ihr Kind abzuholen, oder weil jemand von einer langen Bereitschaftsnacht erschöpft war. Wir lachten über Verrücktes, empörten uns über Unzumutbares und weinten uns in den Armen von Kollegen aus, wenn wir wieder einmal eine Tragödie miterlebt hatten. Wir bauten vertrauensvolle und unterstützende Freundschaften zu Kollegen auf, während wir gemeinsam schwierige Situationen zu bewältigen versuchten. Nur selten hatten wir Angst vor einander oder vor unseren Patienten.

Vor der COVID-19-Pandemie wiesen Southwick und Southwick (2020) auf die abnehmende soziale Unterstützung unter Ärzten in Verbindung mit der Häufung von Burnout, Einsamkeit und sozialer Isolation hin. Zu den Ursachen dieser Entwicklung zählten sie den immer größer werdenden Aufwand bei der Führung elektronischer Krankenakten, die Schichtarbeit, die zunehmende Arbeitsbelastung, die stärker werdende Ausrichtung des Gesundheitswesens gemäß den Standards der Unternehmensführung und eine Zunahme der auf die sozialen Medien verwendeten Zeit. Keiner dieser Faktoren verlor während der COVID-19-Pandemie an Bedeutung. Natürlich ist die Zahl physischer Begegnungen noch geringer geworden, und Konferenzen, Besprechungen, Weiterbildungen und Gespräche finden mittlerweile größtenteils online statt. Angesichts der steigenden Infektionszahlen werden auch viele Konsultationen mit Ärzten online durchgeführt. Online-Meetings sind derzeit eine wichtige Containment-Strategie. Die Nutzung der Möglichkeit elektronischer Sprechstunden ist insbesondere angesichts der großen Zahl stark gefährdeter Patienten sehr wichtig. Leider beraubt uns die gehäufte Nutzung solcher Möglichkeiten der Distanzierung von Kollegen und Patienten auch wichtiger positiver Ressourcen wie Kameradschaft, Kollegialität und Freude an den gemeinsamen Erfolgen eines Behandlungsteams. Die unablässige soziale Distanz führt zu einer immer weiter zunehmenden allostatischen Last, weshalb wir mit vielen negativen Begleiterscheinungen dieser Situation fertig werden müssen – mit ständiger Erschöpfung; mit Verzweiflung angesichts der hohen Sterblichkeit und unserer begrenzten Ressourcen; mit Isolation von unseren Familien, Freunden und normalen Unterstützungssystemen; und mit Furcht und Entsetzen darüber, daß beispielsweise die persönliche Schutzausrüstung weggeschlossen und wie kostbares Edelmetall zugeteilt wird. Isolierte Patienten leiden und sterben zu sehen ist für Klinikmitarbeiter schon an sich eine besondere allostatische Belastung. Der Arzt Dhruv Khullar (2020) berichtet: »Es gibt keine Familienangehörigen, die Sterbende durch ihre Gegenwart zu beruhigen versuchen oder ihnen die Hand halten. Jemanden einsam leiden zu sehen ist schon an sich eine Form von Bestrafung.« Für einige haben die Geister der Toten, die Kühltransporter vor den Kliniken und das Gefühl, nicht genug getan zu haben und für den Tod von Patienten verantwortlich zu sein, tragische Konsequenzen, denn auch das Klinikpersonal erkrankt an COVID-19, und manche Ärzte, Pfleger und andere Helfer bringen sich um (Dean 2020).

Führungsarbeit im Sinne der Polyvagal-Theorie in Zeiten von COVID-19

Die amerikanischen Bundesstaaten sind momentan dabei, die Lockdown-Vorschriften aufzuheben und Dienstleistungs- und Wirtschaftsunternehmen die Wiederaufnahme ihres Geschäftsbetriebs zu erlauben. Im Gesundheitsbereich Tätige wissen, daß ein zu starkes Abrücken vom *social distancing* zu viel Leiden und vielen weiteren Todesfällen führen wird. Allerdings steht unserer tiefen Besorgnis eine große Zahl von Gegnern jeder Einschränkung der persönlichen Freiheit und potentiell irreparabler ökonomischer Verluste gegenüber. In dieser Zeit der Ungewißheit und des Nichtwissens haben wir in vielen Bereichen Menschen gefunden, die beispielhaft eine an den Prinzipien der Polyvagal-Theorie orientierte Führung verkörpern.

Der Arzt Ken Gross (2020), Personalrat am Bryan Medical Center in Lincoln, Nebraska, erinnert seine Mitarbeiter in einem kürzlich erschienenen Newsletter: »Wenn wir uns nicht um uns selbst kümmern, können wir anderen möglicherweise auch nicht helfen. Wir alle müssen mitwirken. Es ist wie früher bei der Eimerkette. Jeder in dieser Kette war wichtig, um ein Feuer löschen zu können. Alle zählten, damit das Wasser gleichmäßig und ohne Verzögerung befördert werden konnte. Heute ist es genauso: Auch jetzt zählen wir alle.« Im weiteren Verlauf des Artikels fordert Gross seine Mitarbeiter auf, Verbindungen zueinander aufzubauen, einander zu beobachten, um Burnout und Streß zu erkennen, nach Möglichkeiten zu deren Verringerung zu suchen, sozial verbunden zu bleiben, Neues auszuprobieren und einen Aktionsplan zu entwickeln. Indem Dr. Gross die kollektiven Bemühungen durch das Bild der Eimerkette veranschaulichte, thematisierte er die virtuelle soziale Verbundenheit, und gleichzeitig arbeitete er daran sicherzustellen, daß sich seine Mitarbeiter so sicher fühlten, wie es unter den gegebenen Umständen möglich war.

Ein besonders überzeugendes Beispiel eines Beamten, der sich als Führungskraft den Prinzipien der Polyvagal-Theorie gemäß verhält, ist Tom Tait, der frühere Bürgermeister von Anaheim in Kalifornien (2010–2018), einer Stadt mit 350 000 Einwohnern (Tait, persönliche Mitteilung 2020). In seiner achtjährigen Zeit als Bürgermeister gelang es ihm, Anaheim zu einer Stadt der Güte zu machen. Er rief in den Elementarschulen von Anaheim Initiativen wie *A Million Acts of Kindness* ins Leben. Als Bürgermeister fragte er sich: »Was würde eine gütige Stadt tun?« Mit dieser Grundhaltung begegnete er den vielen Herausforderungen, mit denen er in seinem mittelgroßen, diversen Gemeinwesen konfrontiert wurde.

Tait, der auch CEO von *TAIT and Associates* ist, erklärte, was aktuell getan werden müsse, um den Bewohnern der Stadt zu helfen. »Wir haben uns als zentralen Wert zu eigen gemacht, ein Unternehmen der Güte zu sein. Ich nehme jede Woche zu Hause eine Videobotschaft auf, in der ich jedesmal über Güte spreche. Ich bitte darin meine Zuhörer, sich um Güte zu bemühen. Außerdem publizieren wir jede Woche einen Güte-Newsletter. Wir veröffentlichen darin Geschichten über gütiges Verhalten und versuchen unsere Leser dazu anzuregen, selbst solche Geschichten aufzuschreiben. Güte wirkt ansteckend. Auch ich mußte mich aus meiner Komfortzone herauswagen, um dies alles tun zu können. Wir bekommen für unsere Aktivität wunderbares Feedback.«

Tait nutzt lebhafte Vorstellungsbilder, um soziale Verbundenheit zu stärken, beispielsweise eine Geschichte über die Kindheit seiner Frau Julie auf einer Ranch in Wyoming als eines von acht Kindern. »Ihr Vater nahm ein altmodisches Streichholz und zerbrach es. Dann nahm er zehn Streichhölzer gleichzeitig in die Hand und erklärte, die könne man nicht zerbrechen. Er wollte uns klarmachen, daß wir uns alle zusammen in dieser Situation befanden. Daß wir stark und resilient sind.«

Tait erklärte, die City-of-Kindness-Kampagne in Anaheim in seiner Zeit als Bürgermeister habe es auch leichter gemacht, sich mit Gruppen mit besonderen Bedürfnissen auseinanderzusetzen. »Die Güte-Kampagne ist so, wie wenn man sich um die eigene Familie kümmert. Güte erzeugt eine besondere Verbindung und erleichtert es erheblich, das Richtige zu tun.«

»Das Wunderbare ist, daß jeder Mensch in irgendeiner Hinsicht führen kann, sei es in seiner Familie, in einer kleinen Gruppe von Freunden, als Lehrer, als Schüler in einer Klasse oder als Chef. Fängt man erst einmal an, darüber zu sprechen, ergibt sich alles Weitere von selbst.« Beispielsweise entwickelte Tait mit dem Polizeichef und der Polizeigewerkschaft ein Programm, in dem Polizisten Drogenkonsumenten dazu brachten, sich in eine Behandlung zu begeben, statt sie zu inhaftieren. Stolz berichtete Tait, die Gang- und Jugendstraftaten seien stark zurückgegangen, seit die City-of-Kindness-Initiative mit ihrer Arbeit begonnen habe. Aus dem lokalen Schulsystem war berichtet worden, die Zahl der Mobbingfälle und Schulverweise sei um die Hälfte gesunken (Tait, persönliche Mitteilung 2020).

Paula Sanders, Professorin an der Rice University, leitet das Boniuk Institute for Religious Tolerance (persönliche Mitteilung 2020). So wie Lehrende im ganzen Land mußte auch sie sich innerhalb von zwei Wochen vom Frontalunterricht auf virtuellen Unterricht umstellen. Die Studenten der Rice University stammen aus allen Teilen der USA und aus der ganzen Welt. Sanders fragte sich: »Wie soll ich ein Gefühl der Verbundenheit und Gemeinschaft erzeugen, wenn ich nur online unterrichten kann? Hier geht es nicht um Technologie, sondern um soziale und intellektuelle Probleme.« Unter Einbeziehung des laufenden Feedbacks ihrer Studenten entwickelte Paula Sanders ein Curriculum für das restliche Studienjahr. Dabei nutzte sie Emoticons und Gummientchen, um die Stimmung unter den Studierenden zu verbessern. Am Ende des Studienjahrs erhielt Sanders von ihren Studenten überwältigendes positives Feedback. »Es war für sie sehr wichtig, das Gefühl zu haben, daß sich jemand um sie kümmerte.« Wiederholt bedankten sich Studenten bei ihr für ihre Flexibilität und Freundlichkeit. Hinsichtlich der Fortführung ihrer Arbeit erklärte sie: »COVID-19 legt alle Bildungsdefizite offen, die auf tiefe strukturelle Ungerechtigkeiten zurückzuführen sind. In erster Linie geht es um ein tiefes strukturelles Defizit hinsichtlich nährender Zuwendung und einer Verbundenheit fördernden Infrastruktur (persönliche Mitteilung 2020).

Wie die Welt aussieht, wenn dieses Buch erscheint, können wir uns noch nicht vorstellen. Aber auch in dieser ungewöhnlichen Zeit gibt es Führungspersonen, die ihre eigenen Wahrnehmungen von Sicherheit, Gefahr und Lebensgefahr anderer Menschen im Blick haben. Sie alle sind Experten in ihrem Bereich, doch nur wenige verfügen über umfassende Kenntnisse hinsichtlich der Grundlagen der Polyvagal-Theorie oder haben gar ein entsprechendes Training absolviert. Indem sie ihrem eigenen ANS zuhören, fungieren sie als Alarmanlagen und Regulatoren für Leidende. Wir alle lernen etwas über uns selbst, unsere Beziehungen zu den uns nahe stehenden Menschen, zu denjenigen, für deren Wohl wir arbeiten, und zur Gemeinschaft aller Menschen. Wir sind auf Arten, die wir früher nicht für möglich gehalten hätten, beharrlich, anpassungsfähig und erfolgreich geworden. Wir lernen, auf neue Arten Sicherheit und Verbundenheit im Umgang mit anderen zu entwickeln, und fragen uns: »Was kommt als Nächstes?« Das letzte Kapitel dieses Buches befaßt sich sowohl mit den Herausforderungen, die uns in der unvorhersehbaren Zukunft erwarten, als auch mit polyvagalorientierten Arten zu sein, die uns gemeinsam stärker machen.

KAPITEL 10

Sicherheit nutzen

Die belebende Kraft des Systems für soziale Verbundenheit

Im Rahmen meiner Traumaarbeit, die sich über mittlerweile mehr als drei Jahrzehnte erstreckt, bin ich zu dem Schluß gekommen, daß Menschen die Fähigkeit angeboren ist, über Traumata zu triumphieren. Ich glaube nicht nur, daß Traumata heilbar sind, sondern auch, daß der Heilungsprozeß als Katalysator für ein tiefes Erwachen fungieren kann – als Tor zu emotionaler und echter spiritueller Transformation. Ich bin überzeugt, daß wir als Individuen, Familien, Gemeinwesen und sogar als Nationen lernen können, einen großen Teil des Schadens, den Traumata anrichten, zu verhindern. Und indem wir dies tun, stärken wir unsere Fähigkeit, sowohl unsere individuellen als auch unsere kollektiven Träume zu realisieren.

— Peter A. Levine 2008

Auch im Jahre 2021 kämpft die Welt weiter mit der COVID-19-Pandemie. Die Zahl der dokumentierten weltweiten Infektionen und Todesfälle geht mittlerweile in die Millionen. Allein in den USA haben wir über eine halbe Million coronabedingte Todesfälle zu verzeichnen (Coronavirus Resource Center 2021). Ein Ende dieser Entwicklung ist nicht absehbar. Allerdings gibt es jetzt wirksame Impfstoffe, welche die Ausbreitung des Virus einschränken und schwere Krankheitsverläufe und Todesfälle bei Infizierten oft verhindern. Dennoch ist die Zahl der täglichen Neuinfektionen weiterhin sehr hoch, und es gibt immer noch zu viele Todesfälle.

Die Nutzung der Polyvagal-Theorie kann ein wichtiger Bestandteil unserer Heilung von individuellen und kollektiven Traumata sein und uns bei dem Bemühen helfen, Dinge zu realisieren, deren Verwirklichung wir bisher nicht für möglich gehalten haben. Wie können wir die Polyvagal-Theorie in unserer momentanen Situation nutzen, in der wir um unser eigenes Leben ebenso wie um das Leben geliebter Menschen fürchten? Viele von uns können sich aufgrund ihres sozioökonomischen Status, ihrer Hautfarbe, ihrer Geschlechtsidentität und ihrer Erziehung eines von Privilegien geprägten Lebens erfreuen. Wir sind als glückliche Menschen geboren worden, müssen aber mit unseren Neurozeptionen von Gefahr und Lebensgefahr, die uns selbst und andere Menschen betreffen, fertig werden. Aber wie verstehen wir die Neurozeptionen von Gefahr und Lebensgefahr, die Kranke und Gebrechliche erleben, durch unzureichende gesundheitliche Versorgung Benachteiligte und Immigranten mit unsicherem Aufenthaltsstatus? Noch schwieriger ist es für uns, die Neurozeptionen von Gefahr und Lebensgefahr derjenigen zu verstehen, die hinsichtlich der effektivsten Möglichkeiten, die Gefahr einer COVID-19-Erkrankung zu verringern, völlig anderer Meinung als wir sind? Und wie schließlich können wir weniger glücklichen oder gar unterdrückten Menschen helfen, ihre gesundheitliche Versorgung, ihre Ausbildungschancen und ihre ökonomische Situation zu verbessern?

Unsere Neurozeptionen unterliegen dem Einfluß tief verankerter Erlebnisse früherer Generationen, die unseren eigenen Emotionen und Verhaltensweisen zugrunde liegen. In der englischen Sprache gibt es viele Idiome, die sich auf den viszeralen und körperlichen Ausdruck des ANS beziehen. »Ich spüre es in meinem Bauch«, »Ich folge meinem Herzen«, »Ich weiß es bis in die Knochen«, »Ich sitze fest« und »Ich fühle mich unwohl« sind Ausdrücke, deren Bedeutung uns intuitiv klar ist, selbst wenn wir von der Polyvagal-Theorie oder der Neurozeption noch nie gehört haben. In einem gut modulierten ANS wird der sensorische Input von »Ich fühle mich unwohl« im Präfrontalkortex verarbeitet und gelangt von dort schließlich zum Frontalkortex. Im Frontalkortex kommen unser Vorwissen, unser Erleben und Signale aus der Umgebung zur Geltung, wodurch den tiefer liegenden Gehirnzentren Sicherheit oder Gefahr signalisiert wird.

Doch in einem dysregulierten ANS, das schon früher Widrigkeiten oder wiederholte Traumata erlebt hat, erreicht das »Ich fühle mich unwohl« möglicherweise nicht den Präfrontalkortex, weil diese Empfindung aufgrund von Furcht oder Entsetzen immer wieder durch das limbische System kreist. Die Amygdala produziert ein Alarmsignal; der Hippocampus wiederholt den Notruf, während er Erinnerungen abruft; die HPA-Achse und das SNS werden aktiviert, und schließlich kommt es zu einer Adrenalin- und Kortisolausschüttung, die die betroffene Person auf der autonomen Leiter abwärts zieht, bei fortlaufender sympathischer Aktivierung oder Immobilisierung oder bei Kollaps.

Entwickeln einer impliziten und expliziten Sprache für eine auf den Erkenntnissen der Polyvagal-Theorie basierende Kommunikationsweise

Wer mit der Polyvagal-Theorie vertraut ist, übermittelt durch den Gesichtsausdruck, die Gestik und den Klang der Stimme Signale für Sicherheit. Ist der ventral-vagale Einfluß auf die Muskeln des Kehlkopfs größer, variiert der Stimmklang stärker und wirkt beruhigender. Ebenso erzeugt der Einfluß des Vagus auf die Muskeln des Mittelohrs höherfrequente sanfte Geräusche, die dem Säugetiergehirn ein Gefühl von Sicherheit vermitteln. Diesen wohltönenden stimmlichen Ausdruck, der in der entwicklungspsychologischen Literatur *motherese* (siehe z. B. Fonagy & Allison 2014) genannt wird, benutzen Erwachsene intuitiv, wenn sie mit Säuglingen sprechen; er klingt in vielen Wiegenliedern an und übermittelt Signale für Sicherheit.

In gesunden Beziehungen lernen Erwachsene, auf die Klänge zu achten, die sich die Kinder anhören, mit denen sie zusammenleben oder mit denen sie im Rahmen ihrer Arbeit konfrontiert werden. Erwachsene wissen, daß Klänge Kinder stärker beeinflussen als jedes Wort. Sofern sie die Polyvagal-Theorie kennen, bemühen sie sich beim Umgang mit Säuglingen und kleinen Kindern um emotionalen Austausch, was bewirkt, daß sich die Kinder zunehmend gesehen, gehört und gekannt fühlen. Entwickeln Bezugspersonen und ihre kleinen Kinder diese Art von Kommunikation, nutzen sie ihre Fähigkeit, verbal eine Atmosphäre von Sicherheit zu schaffen. Der Wohlklang ihrer Stimme prägt dann das kommunikative Geschehen.

In den Kapiteln 6, 7 und 8 wurden Beispiele für von der Polyvagal-Theorie beeinflußte Interaktionen beschrieben, die Kindern durch nonverbale und verbale Kommunikation ein Gefühl der Sicherheit und Ruhe vermitteln. Indem man Kindern herauszufinden hilft, wo auf der autonomen Leiter sie sich in einem bestimmten Moment befinden, trägt man zur Identifikation ihrer Empfindungen und der damit verbundenen Gefühlszustände bei. Sobald sie sich über ihre Gefühle im klaren sind, können sie die Signale und Trigger erkennen, auf die ihr ANS anspricht, und sie können mit einem vertrauenswürdigen Erwachsenen den Zusammenhang mit ihren Emotionen und Verhaltensweisen erforschen.

Nutzen Sie Ihr Verständnis des Autonomen Nervensystems, um einen Schaltkreis der Sicherheit aufzubauen

Ganz gleich, ob es um unsere Kinder, unseren Lebenspartner, unsere Ursprungsfamilie, Freunde, Arbeitskollegen oder größere Gemeinschaften geht, wenn wir Dinge aus der Perspektive der Polyvagal-Theorie angehen wollen, müssen wir immer zuerst unser eigenes ANS verstehen, akzeptieren und respektieren. Das neurosequentielle Modell des Traumaexperten Bruce Perry (2013) veranschaulicht die Bottom-up-Organisation des Gehirns vom Hirnstamm zum limbischen System im Mittelhirn, von dort zum Präfrontalkortex und schließlich zum Neokortex. Im Laufe seiner Entwicklung nimmt das Säugetierhirn sowohl an Plastizität als auch an Komplexität zu. Perry weist darauf hin, daß wir uns zunächst mit dem Einfluß des Hirnstamms, des Mittelhirns und des limbischen Systems bei Traumata befassen müssen, bevor wir unser Verhalten signifikant verändern können.

Mit zunehmender Kenntnis der Polyvagal-Theorie lernen wir, die körperlichen Empfindungen wahrzunehmen, die unseren Affekten und Emotionen und den ihnen folgenden Verhaltensweisen zugrunde liegen. Begegnen wir diesem Prozeß mit Neugier, verbinden sich Empfindungen und Affekt zu einer kohärenten Erzählung über unser Leben. Die zunehmende Kohärenz unserer Erzählung ermöglicht uns, unser Verhalten zu modifizieren, so daß wir ruhig bleiben und sympathische Aktivierung, Immobilisierung oder Erstarrung minimieren. Jeder von uns hat einen individuellen neurozeptiven Fingerabdruck (ein eigenes autonomes Profil). Aber im Gegensatz zu unserem Fingerabdruck läßt sich unsere Neurozeption oft modifizieren. Begegnen wir unseren Körperempfindungen mit Selbstmitgefühl und bewußter Aufmerksamkeit, wird uns klar, daß unsere Neurozeptionen von Gefahr und Lebensgefahr vielfach unsere Vergangenheit repräsentieren, nicht unsere Gegenwart oder die Zukunft, die wir uns wünschen. Sofern es uns gelingt, unser Körpergewahrsein zu stärken und kohärente Narrative zu entwickeln, entstehen Sicherheitsschaltkreise, die uns im Alltagsleben begleiten.

Im Idealfall erleben wir Sicherheit in unseren frühesten Beziehungen, wodurch ventral-vagale soziale Verbundenheit entsteht (siehe Abb. 10.1). Weil soziale Verbundenheit das Gefühl der Sicherheit stärkt, entwickeln wir eine Bindung zu einer oder mehreren frühen Bindungsfiguren. Durch diese frühen Bindungen entsteht ein positives Modell der eigenen Person, das wiederum das Gefühl von Sicherheit verstärkt und uns dadurch einen immer stabileren Kreis von Personen erschließt, zu denen wir in Verbindung treten und eine Bindung entwickeln.

Unterbricht eine temporäre Fehleinstimmung die Verbindung, können Bezugspersonen die Beziehung wiederherstellen, indem sie den disharmonischen Zustand anerkennen, Empathie zum Ausdruck bringen, sich für entstandene Unannehmlichkeiten entschuldigen und ausdrücklich darauf hinweisen, wie viel ihnen die Beziehung bedeutet.

Nicht behobene frühe Beziehungsstörungen beeinträchtigen diesen Sicherheitsschaltkreis. Aus der Entwicklungszeit stammende Traumata wie Kindesmißbrauch, Vernachlässigung oder Gleichgültigkeit der Eltern dem Kind gegenüber sind frühe und schwerwiegende Störungen. Sich nicht geliebt zu fühlen hat für die Betroffenen katastrophale Folgen. Solche Kinder wachsen oft ohne jedes positive Modell ihrer selbst auf, sie fühlen sich wertlos, nicht geliebt und schämen sich. Manchmal stellen sie Fragen wie: »Verdiene ich es auch nur zu existieren?« Ihre Neurozeptionen signalisieren Gefahr oder Lebensgefahr, weil sie in den prägenden Jahren allein gelassen wurden. Außerdem belasten sie die Narben und Schürfwunden ihrer frühen Verletzungen, die in Form von chronischer Depression, Suizidalität, Substanzmißbrauch oder Arbeitssucht zum Ausdruck kommen können.

Wenn wir uns weiter bemühen, Erkenntnisse der Polyvagal-Theorie in Beziehungen, in der Erziehung und in Programmen zur Geltung zu bringen, können professionelle Helfer Eltern dabei unterstützen, belastende Zustände des Geistes und Körpers zu verändern, statt ihnen weiter hilflos ausgeliefert zu bleiben. Solche Programme könnten im Rahmen einer speziell hierfür geschaffenen Akademie realisiert werden, in der sowohl Betreuungspersonal als auch Klienten lernen, ihr Nervensystem gezielt zu beeinflussen. Sie könnten ihr ANS formen und

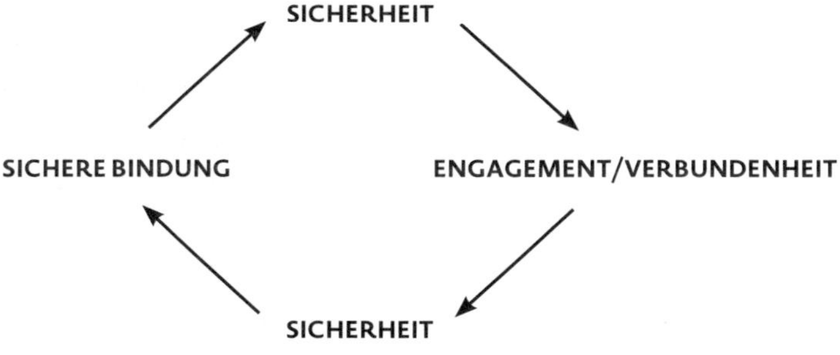

Abbildung 10.1 Der Sicherheitsschaltkreis

trainieren und sich eine persönliche »neurozeptive Diät« zusammenstellen. Sie könnten gemeinsam daran arbeiten, sich in befähigende und erfreuliche Geist-/Körperzustände zu versetzen und von diesem Punkt ausgehend zu lernen, jedes Hindernis zu überwinden, resiliente Beziehungen aufzubauen und zu erhalten und gemeinsam zu arbeiten und zu spielen.

Die Kenntnis der Polyvagal-Theorie eröffnet die Möglichkeit, uns selbst und andere in resiliente und aktive Agenten der Veränderung zu verwandeln. In diesem Zusammenhang sehen wir Implikationen für Elternkurse, berufliche Weiterbildung und Trainingssysteme, für die Entwicklung frühkindlicher Hilfsangebote und für die Schaffung von Regelwerken, die den Verletzlichsten unter uns Schutz, Sicherheit und Unterstützung bieten.

Indem wir Eltern über die Grundlagen der Polyvagal-Theorie informieren, initiieren wir eine generationenübergreifende Übermittlung von autonomem Wissen und Kompetenz

> *Ich hoffe, Sie werden sich für den Schlachtruf der Weisheit entscheiden, statt in eine Schuldhaltung wie »Ich bin eine schlechte Mutter / ein schlechter Vater/ Lehrer« zu verfallen, und Sie werden verkünden: »Ich sehe jetzt viel klarer – und ich nutze meine Kraft, um zu entscheiden, wohin ich von hier aus gehe.«*
>
> — Claire Wilson 2018

Es ist nie zu früh, werdende Eltern, frisch gewordene Eltern und erfahrene Eltern über Neurozeption und das Autonome Nervensystem zu informieren. Wir alle treffen in Kliniken und in den vielen kommunalen und lokalen Einrichtungen, die Säuglinge, kleine Kinder und ihre Familien betreuen, frisch gewordene Eltern. Ihnen allen ist wichtig, daß Sie ihr Kind schätzen. Nehmen Sie deshalb jede Gelegenheit wahr, ein Baby mit »Oooh« und »Ahhh« willkommen zu heißen, wobei Sie insbesondere darauf achten sollten, daß Babys ihre Eltern durch Blicke und stimmliche Äußerungen zu lokalisieren versuchen. Achten Sie darauf, wie schön es für sensible und auf ihr Kind eingestimmte Eltern ist, vom Baby erkannt zu werden. Nehmen Sie sich ein wenig Zeit für das Baby, und kommentieren Sie, was Sie sehen: »Sehen Sie doch nur, wie er Sie anschaut … was für wunderschöne Augen er hat … sein Lächeln, wenn er Sie ansieht, läßt mich dahinschmelzen.« Niemand weiß von der Geburt an, was es bedeutet, Mutter oder Vater zu sein, und wenn Eltern von Ihnen Bestätigung erhalten, stärkt das ihre

Kompetenz und ihr Vertrauen zu ihrer eigenen fürsorglichen Aktivität. Glauben Sie nicht, daß irgendeine Ausbildung oder Sachkompetenz die Fertigkeit vermittelt, die man braucht, um hinreichend gut die Aufgaben eines Vaters oder einer Mutter erfüllen zu können.

Wenn Sie mit Eltern über ihre Aufgaben sprechen, sollten Sie darauf achten, wie gut die Betreffenden in der Lage sind, das Erleben ihres Kindes zu mentalisieren. Fonagy und Target (1997) definieren das Mentalisieren als die »Fähigkeit, sich mentale Zustände bei sich selbst und anderen vorzustellen« (S. 679), und diese hängt davon ab, inwieweit die erwachsenen Bezugspersonen in der Lage sind, über ihren eigenen sensorischen Input zu reflektieren, der vom ANS verarbeitet wird und als Neurozeptionen zum Ausdruck kommt. Wenn Sie nicht in der Lage sind, Ihr eigenes ANS zu respektieren, können Sie auch Ihre eigenen Neurozeptionen nicht würdigen, und folglich können Sie nicht über Ihren eigenen mentalen Zustand reflektieren. Sie müssen Ihre eigenen Neurozeptionen von Sicherheit, Gefahr und Lebensgefahr erkennen können, um das Erleben eines anderen Menschen mentalisieren zu können. Als Helfende können wir Eltern beibringen, auf ihre eigenen automatischen Reaktionen und Entspannungsreaktionen zu achten und dann ihr Selbstgewahrsein zu nutzen, um Veränderungen des Zustandes ihrer Kinder zu erkennen.

Das *Center for the Study of Social Policy* (CSSP) hat eine Initiative mit Namen *Strengthening Families* ins Leben gerufen (Doyle et al. 2019), um die Stärkung elterlicher Resilienz und sozialer Verbundenheit als wichtigste Schritte auf dem Weg zu einer gesunden Entwicklung und zur Risikominimierung zu propagieren. Außerdem empfiehlt das CSSP Helfern, die regelmäßigen Routineuntersuchungen von Kindern für positives Feedback zu nutzen. Die CSSP-Website (2020) enthält viele wertvolle Informationen für Betreuer und Familien. Die Website enthält auch Tipps, die Familien und Betreuern helfen sollen, besser mit der COVID-19-Pandemie fertig zu werden.

Die Einbeziehung von Erkenntnissen der Polyvagal-Theorie in die Arbeit mit Eltern ist insofern eine Bereicherung, als sie den »Was tun?«-Empfehlungen neurophysiologische und biologische »Warum?«-Informationen hinzufügt. Und zu wissen, warum man etwas tun sollte, trägt zur Klärung und zum Verständnis des »Was tun?« bei. Vor allem in Anbetracht der Kontroversen über die Balance zwischen Risiko und Freiheit trägt die Unterstützung von Familien in dem Bemühen, soziale Verbundenheit zu fördern, einerseits dazu bei, daß wir das »Was tun?« besser verstehen, und andererseits stärkt es Möglichkeiten, zu den Menschen, die wir lieben, in Verbindung zu treten.

Ein Beispiel für einen der Polyvagal-Theorie entsprechenden Rahmen für das Beeltern ist der von Powell, Cooper und Hoffman entwickelte *Kreis der Sicherheit* (2013/2015). Er hilft Eltern und anderen Bezugspersonen, die sichere Basis zu bieten, die Kinder brauchen, um ihre Umgebung zu erforschen. Und er bietet kleinen Kindern einen sicheren Hafen, wenn ihre Neurozeption Gefahr oder Lebensgefahr wittert. Beim Kreis der Sicherheit wird Wert darauf gelegt, daß Bezugspersonen Beziehungsfähigkeiten entwickeln, statt Techniken zu erlernen. Der Kreis der Sicherheit geht auch auf Störungen der Verbundenheit ein, indem er Eltern beibringt, ihr Kind zum Ausdruck von Gefühlen anzuleiten, wobei die Eltern auch über ihre eigenen Gefühle sprechen und sie physisch präsent bleiben, bis sich das Kind beruhigt hat. Cooper und Kollegen (2018) stellen fest: »Die Beziehung (und nur die Beziehung) stärkt die Fähigkeit des Kindes, seine Gefühle zu organisieren. Das Problem meines Kindes mag den Eindruck erwekken, jemand hätte etwas absichtlich getan. Aber letztlich geht es darum, die Verbindung wiederherzustellen und zu lernen, mit schwierigen Gefühlen auf eine Sicherheit vermittelnde Weise umzugehen.«

Indem man Eltern die Polyvagal-Theorie erklärt, kann man einigen der Arten der Weitergabe von Traumaeinflüssen von einer Generation zur nächsten entgegenwirken. In den Kapiteln 4 und 5 wurde erläutert, wie Traumanachwirkungen, die unbeachtet bleiben, über Generationen weitergegeben werden. Erziehen Eltern und andere Bezugspersonen Kinder in Kenntnis der Polyvagal-Theorie, bereiten sie diese darauf vor, den Herausforderungen des Lebens gefaßter entgegenzutreten. Als Erwachsene sind sie dann besser in der Lage, schwierige Situationen unbeschadet durchzustehen, weil sie wissen, was sie tun können, wenn sie durch eine Neurozeption von Gefahr auf der autonomen Leiter abwärts gedrängt werden. Sie sind dann in der Lage, Maßnahmen zu ergreifen, um in den ventral-vagalen Zustand zurückzukehren und bei Bedarf um Hilfe zu bitten.

Wenn Bezugspersonen sich um einen den Prinzipien der Polyvagal-Theorie entsprechenden Umgang mit ihren Kindern bemühen, wirken sie dadurch nicht nur auf ihre eigenen Familien positiv ein, denn von jedem mit der Polyvagal-Theorie vertrauten Menschen gehen Wellen der Sicherheit aus. Wenn die Kinder später selbst Eltern werden, bemühen sie sich spontan um die Co-Regulation der eigenen Kinder, weil ihnen klar ist, daß sie diese, wenn es ihnen nicht gut geht, zunächst in die soziale Verbundenheit zurückgeleiten müssen, bevor sie andere Ziele anstreben können. Stellen Sie sich vor, daß jede Generation ein wenig besser reguliert, ein wenig mehr ihres autonomen Zustandes gewahr und ein wenig besser verbunden ist. Kindererziehung im Sinne der Polyvagal-Theorie könnte die generationenübergreifende Übermittlung autonomer Weisheit und autonomer Kompetenz initiieren.

Übermitteln Sie in der beruflichen Ausbildung Signale für Sicherheit, und beheben Sie Störungen der Verbundenheit

> *Wir müssen uns um die Neurozeptionen von Medizinstudenten kümmern und ihnen helfen, sich so sicher zu fühlen, daß sie in der Lage sind, das Beste aus sich hervorzulocken.*
>
> — Isabella Knox 2020

Professionelle Weiterbildungs- und Trainingsprogramme, ob im Bereich der Gesundheitspflege, der Erziehung, der Sozialdienste oder anderer Berufe, die das Leben von Menschen direkt beeinflussen, erfordern eine solide Basis. Berufliche Kompetenz wird in der Regel durch einen Abschluß an einer anerkannten Ausbildungsinstitution dokumentiert, an der standardisierte Prüfungen und Graduiertenprogramme durchgeführt und durch Abschlußzeugnisse und Lizenzen belegt werden. Doch abgesehen von den vermittelten Inhalten, technischen Fertigkeiten und Kompetenzen gibt es ein anderes, implizites Curriculum, das den Aufbau und Erhalt von Beziehungen betrifft. In dieser Hinsicht profitieren professionelle Lehrkräfte und ihre Studenten in allen Berufsbereichen von einer Sicherheit ausstrahlenden Situation.

Im Sinne der Polyvagal-Theorie vermitteln Erzieher Signale für Sicherheit und kümmern sich um Beziehungsbrüche, die sie möglichst beheben. Wie die erwachsenen Betreuer bei den Interaktionen im Sinne des Kreises der Sicherheit bieten sie eine sichere Basis, von der aus Lernende erforschen, erwägen, schaffen und lernen können. Außerdem fungieren die Erziehenden als sicherer Hafen, in den sich Lernende zurückziehen können, um sich zu beruhigen, wenn sie Gefahren kommen sehen. Insofern kann ein Lehrer für Lernende zu einer Bindungsfigur werden. John Bowlby (1988) erinnerte: »Wir alle sind von der Wiege bis zur Bahre am glücklichsten, wenn das Leben wie eine Folge von Ausflügen organisiert ist, die unsere Bindungsfigur(en) uns von der sicheren Basis aus ermöglichen« (S. 61).

Die folgende Vignette veranschaulicht, wie die Anwendung der Polyvagal-Theorie das Erleben von Lernenden verändern kann.

Jack, ein Asiat, hat sein Medizinstudium kürzlich abgeschlossen und mit einer chirurgischen Facharztausbildung begonnen. Jack ist eifrig, sorgfältig und fleißig. Und er hat einen warmherzigen, sanften und großzügigen Charakter. Viele waren überrascht, als sie hörten, daß Jack sich für die Chirurgie entschieden hatte, und sie sorgten sich, daß die angestrebte Facharztausbildung sich als Fehlentscheidung erweisen könnte.

In der ersten Rotationsphase seiner Ausbildung wird er von einem fachlich ausgezeichneten Chirurgen betreut, dessen unvorhersehbare Wutausbrüche allerdings berüchtigt sind. Während der ersten beiden Operationen mit Dr. Berüchtigt, einem Weißen, verläuft die Zusammenarbeit unproblematisch, und Dr. Berüchtigt ist mit Jacks Leistung zufrieden. Die dritte Operation dauert wegen starker Blutungen länger als geplant. Jack fühlt sich benommen, und ihm wird so übel, daß er den OP-Saal verlassen muß. Als Jack sich entfernt, schaut Dr. Berüchtigt ihm nach und zischt durch die Zähne: »Das war's dann wohl mit Ihrer Evaluation für die nächste Rotation. Wenn Sie es nicht einmal schaffen, auf dem Posten zu bleiben, wie wollen Sie dann als Chirurg arbeiten?« In Jacks restlicher Zeit bei Dr. Berüchtigt vermeidet dieser ganz bewußt, Jack in die OP-Vorbereitung einzubeziehen und ihn als Assistenten einzusetzen. Jack wird sogar schon ängstlich, wenn er auf den Gängen an Dr. Berüchtigt vorbeigeht. Er versucht dann, Blickkontakt aufzunehmen und freundlich Hallo zu sagen, aber Dr. Berüchtigt ignoriert ihn und geht weiter. Allmählich entwickelt Jack das Gefühl, als Looser gebrandmarkt zu werden. Auch bei den folgenden Rotationen fürchtete er, nicht sein Bestes zu geben, und mittlerweile denkt er ernsthaft über einen Wechsel in eine andere Facharztausbildung nach.

Was wäre, wenn statt dessen folgendes geschähe:

Als Jack den OP-Saal verläßt, trifft er den Chefarzt der Chirurgie, Dr. Großzügig, der ihn neugierig fragt: »Alles in Ordnung, Jack? Vielleicht sollten wir nachher mal miteinander reden.« Nachdem Dr. Großzügig mit seinen OPs fertig ist, sucht er Jack, setzt sich mit ihm zusammen und fragt ihn freundlich und neugierig: »Wie war das, was Sie gerade im OP-Saal erlebt haben, für Sie?« Jack versucht, Dr. Großzügig in die Augen zu blicken, aber das fällt ihm schwer. Er antwortet: »Ich weiß selbst nicht genau, was da los war. Die Patientin erinnerte mich an meine Mutter. Mir war plötzlich übel und schwindelig, und ich hatte das Gefühl, im nächsten Moment in Ohnmacht zu fallen.« Mit einem sanften Lächeln antwortet Dr. Großzügig: »Oh, ich verstehe. Das ist mir am Anfang auch manchmal passiert. Jedesmal wenn ich es mit Patienten zu tun hatte, die mich an jemanden aus meiner Familie erinnerten, bekam ich starke Angst. Einmal bin ich sogar tatsächlich in Ohnmacht gefallen. Das war mir peinlich, ich fühlte mich gedemütigt, und ich zweifelte, ob ich es jemals schaffen würde, als Chirurg zu arbeiten. Dann erzählte ich einer der OP-Schwestern, was passiert war. Sie antwortete, sie glaube, es bedeute, daß ich meine Verpflichtung gegenüber allen Patienten so verstünde, als ob sie Mitglieder meiner Familie seien, und daß ich ihnen ebensoviel fürsorgliche Zuwendung zukommen lassen wolle wie meiner Familie. Sie meinte, meine Sensibilität werde mich zu einem sehr guten Chirurgen machen, zu jemandem, dessen Dienste sich die Patienten für sich selbst und ihre Familien wünschen würden.« Jack spürt daraufhin, daß er anfängt, sich zu entspannen, und daß seine Herz- und Atemfrequenz allmählich sinkt. Dr. Großzügig sagt noch: »Sie sind wirklich talentiert, Jack, und ich glaube, daß Sie ein sehr guter Chirurg werden können. Geben Sie niemals Ihre Menschlichkeit auf.«

Im ersten Szenario riefen Jacks körperliche Empfindungen bei ihm eine Neurozeption von Gefahr hervor und versetzten ihn in den Zustand der Immobilisierung (und brachten ihn an den Rand einer Ohnmacht). Die verärgerte Stimme von Dr. Berüchtigt verstärkte Jacks Neurozeption von Gefahr, und seine Bemerkung, Jack habe sich seine Bewertung ruiniert, beförderte ihn auf der autonomen Leiter noch weiter nach unten. Weil niemand ihm auf der Leiter wieder emporhalf, zweifelte er an seinen Fähigkeiten und schließlich sogar an seiner Entscheidung für die chirurgische Facharztausbildung. Bliebe sein dorsal-vagaler Zustand weiter bestehen, würde er sich vermutlich noch mehr Geschichten über seine Inkompetenz, sein Versagen und die Unsinnigkeit jedes weiteren Versuchs, die Situation zum Guten zu wenden, erzählen. Das Phänomen des dorsal-vagalen Kollaps hat die Welt sehr viel Human- und Sozialkapital gekostet. Im zweiten Szenario fängt Dr. Großzügig Jack auf der autonomen Leiter ab, indem er sich ihm gegenüber als neugierig zeigt und ihm anbietet, zu einem späteren Zeitpunkt mit ihm zu sprechen. Dr. Großzügig macht sich mit Jack vertraut *(befriend)* und beachtet ihn *(attend)* (und sein ANS), indem er ihn fragt, ob mit ihm alles in Ordnung ist, und indem er Jack ein Gespräch anbietet. Dr. Großzügig erzählt, was er selbst erlebt hat, und stellt so eine Resonanz zu Jacks ANS her, und in diesem Moment beginnt Jack, auf der autonomen Leiter wieder emporzusteigen (Dana 2018/2018). In einem 5–10-minütigen Gespräch gelingt es Dr. Großzügig, Jack zum Zustand ventral-vagaler Sicherheit zurückzugeleiten, und so ermöglicht er ihm, seine chirurgische Facharztausbildung fortzusetzen.

Es ist wohl klar zu erkennen, daß Dr. Großzügig bei der Beratung jüngerer Kollegen einem von der Polyvagal-Theorie inspirierten Ansatz folgt, wohingegen Dr. Berüchtigt das nicht tut. Wenn wir uns fragen, wie die Irritation von Dr. Berüchtigt zu verstehen ist, denken wir vielleicht an das, was wir über »disruptive« Ärzte oder über destruktives Verhalten in der Supervisor-Supervidierten-Beziehung wissen. Nun mag diese Sicht zwar in einem gewissen Maße zutreffen, aber wenn wir die Situation nur durch diese Linse betrachten, könnten wir Gelegenheiten ungenutzt lassen, Dr. Berüchtigt zu helfen, sich Jacks Übelkeit aus einer anderen Perspektive zu nähern. Was wäre, wenn Dr. Berüchtigt selbst eine Supervisorin gehabt hätte, die sich mit der geschilderten Situation auseinandergesetzt und sie aus Sicht der Polyvagal-Theorie betrachtet hätte? Sie könnte an die Diskussion aus Kapitel 6 gedacht haben, wo es um Behandler ging, deren Vagusbremse zu schnell außer Funktion gesetzt wurde. Sie könnte sich auch an das Gespräch in Kapitel 7 erinnern, wo es um den Unterschied zwischen der Aussage, jemand befinde sich in einem Zustand der Dysregulation, und der Feststellung, jemand sei ein disruptiver Arzt, ging. Ob man die fragliche Situation zwischen Jack und Dr. Berüchtigt aus Sicht der Polyvagal-Theorie betrachtet oder nicht, könnte darüber entscheiden, ob einem jungen Assistenzarzt eine Karriere als erfolgreicher Chirurg ermöglicht wird oder ob er sich völlig von seinem Vorhaben abwendet.

Sowohl Lehrer als auch Lernende messen Erfolg in der Medizin oft ausschließlich am Aspekt der technischen Kompetenz (beispielsweise konkret an der Fähigkeit, einen schwierigen intravenösen Zugang anzulegen) sowie aufgrund bestimmter kognitiver Fertigkeiten (z. B. der Entwicklung einer komplizierten Differentialdiagnose). Der sachgerechte Umgang mit menschlichen Beziehungen hingegen wird oft nicht thematisiert; diesbezügliche Erwartungen sind nebulös, und die Lernenden oder Auszubildenden bleiben in dieser Hinsicht ohne jede fachkundige Anleitung sich selbst überlassen. Bestenfalls bringt man ihnen in neurowissenschaftlichen, verhaltensmedizinischen oder psychiatrischen Kursen bei, daß das Sympathische und das Parasympathische Nervensystem antagonistisch agieren und einander ausschließen. Evolutionsbiologischen Aspekten und der zwingenden Notwendigkeit fürsorglicher Beziehungen hingegen wird wenig Aufmerksamkeit geschenkt. Viele Verhaltensweisen werden im pathologischen Sinne statt als adaptive Reaktionen auf Streß verstanden. Der besonderen Bedeutung von Bindungsbeziehungen als Grundlage zukünftiger Gesundheit und Entwicklung wird zu wenig Beachtung geschenkt, und manchmal werden Bindungsbeziehungen sogar als pathologische Abhängigkeitsbeziehungen verstanden.

Als Ärzte haben wir, die Autoren dieses Buches, eine allopathisch orientierte medizinische Ausbildung erhalten, und insofern sind uns die Curricula und Ausbildungserwartungen im Medizinstudium wohlbekannt. Doch unsere Empfehlungen lassen sich häufig auch auf andere Ausbildungs- und Studienprogramme im Bereich der helfenden Berufe übertragen. Wir empfehlen unseren Lesern, sich damit zu beschäftigen, wie die Polyvagal-Theorie in Ausbildungsprogrammen ihres eigenen Fachbereichs zur Geltung gelangen könnte.

Nach unserer Auffassung gibt es universelle Aspekte des Aufbaus von Beziehungen, die für alle Arten von professionellen Helfern wichtig sind und die man ihnen allen beibringen könnte, seien es nun Ärzte und Pfleger, Sozialarbeiter, Erzieher, Lehrer oder Rechtsanwälte. Beispielsweise sprechen sich Bailey (2020) und Brenner (2018), beide Anwälte, dafür aus, die Polyvagal-Theorie bei hochstrittigen Sorgerechtsauseinandersetzungen und bei Mediationen anzuwenden.

Das Konzept des problembasierten Lernens erschließt eine einzigartige Gelegenheit, das Verständnis der Polyvagal-Theorie und des Autonomen Nervensystems in professionelle Fortbildungsprogramme einzubeziehen. Barrows und Tamblyn (1980) äußern sich dazu wie folgt:

> Problembasiertes Lernen ist eine Form des Lernens, die aus dem Bemühen von Menschen resultiert, ein Problem zu verstehen oder zu lösen. Man begegnet dem Problem dabei zuerst im Lernprozeß ... Problembasiertes Lernen ist ein sehr nützlicher Ansatz für interprofessionelles Lernen im Bereich der helfenden Berufe. Weil der Patient mit seinem Problem im Fokus steht und sich alle Mitarbeiter des Behandlungsteams mit ihren Aktivitäten darauf beziehen, kann das Problem Studierenden verschiedener Berufsfelder ermöglichen, Sorgen und Fertigkeiten anderer Beteiligter zu verstehen und eine das ganze Team einbeziehende Vorgehensweise zu entwickeln (S. 1).

Versuchen Sie einmal, sich vorzustellen, wie wirksam kollaborative Bildungsforen sein könnten, in denen sich erfahrene Dozenten und Auszubildende aus der Gesundheitspflege, dem Psychosozialbereich, dem Erziehungsbereich und der Jurisdiktion auf die Wirkung des ANS auf das Verhalten konzentrieren. Versuchen Sie sich vorzustellen, wie alle diese Fachleute mit einem achtjährigen Kind umgehen würden, das wiederholt wegen Asthmaanfällen die Notaufnahme aufsucht? Alle diese Fachleute bringen die Inhalte und das Wissen ihrer jeweiligen Disziplin mit. Während sie zu einander in Kontakt treten, werden sie mit sämtlichen vertretenen Sichtweisen konfrontiert. Ventral-vagale Fremdbestäubung vermag neue Verständnisweisen und Ansätze für den Umgang mit medizinischen Symptomen und Streßmanagement und für den Umgang mit vermeidbarem Leiden hervorzubringen. Solch ein umfassendes Curriculum könnte zu jener Transformation und zu dem Triumph über das Trauma führen, den Peter Levine prognostiziert hat.

Frühkindliche Betreuung im Sinne der Polyvagal-Theorie

Wir beabsichtigen, ein System für die Betreuung kleiner Kinder und ihrer Familien aufzubauen, in dem Experten vieler Disziplinen ihre Kenntnis der Wirkmacht sozialer Verbundenheit nutzen, um Eltern und anderen primären Bezugspersonen zu helfen, Beziehungen aufrechtzuerhalten und Programme und Dienstleistungen zur Förderung von Gesundheit und Wohlbefinden im ganzen Leben anzubieten. In Anbetracht dessen, wie viele Kinder und Familien schädlichen Streß und frühe Widrigkeiten erleben, ist es wahrscheinlich, daß Helfer und Behandelnde, die Kinder betreuen, in ihren Büros, Kliniken und Klassenzimmern immer wieder mit solchen Fällen konfrontiert werden. Den Patienten kommt es zugute, wenn sich diese Fachleute mit der Traumaproblematik auskennen und wenn sie entsprechende Hilfe anbieten können. Dabei geht es in erster Linie darum, Retraumatisierungen zu vermeiden. Die Arbeit zielt darauf, Neurozeptionen von Gefahr zu verringern oder zu eliminieren. An der Polyvagal-Theorie orientierte Hilfsangebote erweitern die Perspektive. Helfer, die in diesem Sinne arbeiten, entwickeln Programme, die Signale für Sicherheit übermitteln und dafür sorgen, daß die Kinder und ihre Familien auf der obersten Stufe der autonomen Leiter bleiben. Natürlich müssen wir Hindernisse, die Beziehungen beeinträchtigen und gesunde Entwicklung sabotieren, kommen sehen und meiden. Doch neben der Heilung von Störungen der Verbundenheit müssen wir uns produktiven und kreativen Möglichkeiten der Zusammenarbeit zuwenden, die aus den individuellen und kollektiven ventral-vagalen Zuständen resultieren.

Hilfsangebote für Kinder werden momentan nur ziemlich lückenhaft angeboten. Kinder treffen an einem Ort einen Arzt, an einem anderen den Zahnarzt, und die Kinderbetreuung oder die Früherziehung findet an einem dritten Ort statt. Wird die Hilfe von Sozialarbeitern oder von Psychotherapeuten empfohlen, finden diese Dienstleistungen an einem weiteren anderen Ort statt. Transportprobleme, die Arbeitszeiten der Eltern, unzureichende Versicherungen, Sprachbarrieren und systemische Diskriminierung können zusätzlich erschweren, die verschiedenen Hilfsangebote überhaupt zu nutzen. Im übrigen kommunizieren die verschiedenen Diensteanbieter so gut wie nie miteinander und führen Datenschutz, Terminschwierigkeiten und zu starke Belastung als Gründe an.

Man stelle sich einmal ein anderes System vor, in dem Hilfsangebote, die auf die Bedürfnisse von Kindern und ihren Familien zugeschnitten sind, am gleichen Ort angeboten werden. Denken Sie an die Gruppe auszubildender Helfer, die wir uns in einer problematischen Lernsituation vorgestellt haben, wie sie nun gemeinsam in einer an den Prinzipien der Polyvagal-Theorie orientierten Organisation arbeiten. Sie treffen in regelmäßig stattfindenden GIST-Sitzungen (*Group Interactive Structured Treatment Session*) zusammen, an der alle Helfer teilnehmen, denen etwas daran liegt, das Wohlbefinden der Patienten und Familien zu optimieren. Die von einer Sozialarbeiterin geleitete GIST-Gruppe bezieht auch den Büroleiter, die Pfleger der Notaufnahme, die Pflegekoordinatorin, die Gemeindepflegerin, den Kinderarzt, den Zahnarzt, den Psychologen, den Rechtsanwalt und einen Repräsentanten des städtischen Gesundheitsamtes ein. Falls sich einige dieser Personen nicht physisch im gleichen Gebäude befinden, können sie über eine Online-Verbindung hinzugezogen werden. Schauen wir uns einmal an, wie Matthew, der achtjährige schwarze Junge, den wir in Kapitel 6 kennengelernt haben, von solch einer Gruppe von Fachleuten profitieren könnte, die miteinander reden.

Barb, eine schwarze Sozialarbeiterin, ist die Versammlungsleiterin. Sie sagt: »Wir beginnen jetzt mit dem Meeting. Wer hat ein GIST betreffendes Problem, über das wir sprechen sollten?«

Louise, eine weiße Pflegerin aus der Notaufnahme, antwortet: »Ich habe einen Bericht aus dem Kinderkrankenhaus erhalten. Matthew war gestern abend wegen seines Asthmas in der Notaufnahme. Das ist sein dritter Besuch in der Notaufnahme in einem Monat. Ich fürchte, daß sich an seiner Situation etwas verändert hat. Ich weiß, daß seine Mutter sehr gestreßt ist – sie hat letztes Mal erwähnt, daß sie sich wegen ihres Jobs Sorgen macht.«

Poonam, eine Kinderärztin, deren Eltern aus Indien stammen, sagt: »Ich mache mir auch Sorgen. Matthew ist kürzlich nicht zu seiner jährlichen Vorsorgeuntersuchung bei mir erschienen. Er ist einer meiner Lieblingspatienten, weil er ein so lustiges und kontaktfreudiges Kind ist. Er bringt mich immer wieder zum Lachen. Wir haben versucht, seine Mutter telefonisch zu erreichen, aber wir haben offenbar nicht die richtige Telefonnummer.«

Rina, eine Gemeindeschwester aus den Phillipinen, sagt: »Ich habe Matthew und seine Mutter im vorigen Monat gesehen. Die Mutter wirkte nicht so, wie ich sie sonst kannte. Sie war immer sehr freundlich und hat gern mit mir geplauscht. Diesmal blieb sie an der Tür stehen und wirkte abgelenkt.«

Anthony, ein lateinamerikanischer Anwalt, sagte: »Ich betreue die Mutter wegen ihrer Probleme mit der Wohnung. Ihr ist kürzlich irgendwo Schimmel aufgefallen, und sie sorgt sich, daß das Matthews Asthma verschlimmert. Ihr Vermieter reagiert nicht auf ihre Bitten, sie anzurufen. Wir haben eine Beschwerde an das Bauamt geschickt, aber Sie wissen sicher, wie lang es dauern kann, bis so ein Brief bearbeitet wird.«

Rebecca, eine weiße Frau aus dem städtischen Gesundheitsamt, sagt: »Anthony, ich bin froh, daß Sie uns das gesagt haben. Mein Arbeitsplatz ist einen Flur vom Bauamt entfernt. Ich habe dort eine Freundin, die sehr hilfsbereit ist, und das ist ganz sicher so, wenn sie hört, daß es um die Gesundheit eines Kindes geht.«

Anne, eine gemischtrassige Psychologin, sagt: »Ich mache mir auch Sorgen. Matthew hat wegen seines Asthmas starke Angst. Er hat das Gefühl, nie voraussehen zu können, wann er wieder einen Anfall bekommen wird. Er ist besonders besorgt, weil die Basketball-Saison gerade wieder begonnen hat und weil er so gern Basketball spielt. Wenn es nicht gelingt, sein Asthma unter Kontrolle zu bringen, und er deshalb nicht spielen kann, wirkt sich das sicher ziemlich negativ auf ihn aus. Er bekommt von seinem Basketball-Coach viel positives Feedback. Ich arbeite mit Matthew an Möglichkeiten, seine ruhigen Phasen beispielsweise mit Hilfe von Atemübungen zu verlängern.

Barb, die Sozialarbeiterin, sagt: »Okay, ich höre, daß alle hier wegen Matthew und seiner Mutter sehr besorgt sind. Es klingt, als ob die Verstärkung seiner Asthmaanfälle mit seiner Wohnsituation zusammenhängt. Ich schlage vor, daß Anthony und Rebecca sich um die Schimmelproblematik kümmern. Rina, bist zu bereit, die Mutter noch einmal aufzusuchen und

Näheres über die aktuelle Situation herauszufinden? Ich sehe auf seiner Karteikarte, daß wir die Telefonnummer der Großmutter haben. Vielleicht können wir über sie die Mutter erreichen. Sag ihr, daß wir an dem Schimmelproblem arbeiten und daß Poonam und Anne hoffen, Matthew bald wiederzusehen. Schließlich hat er mit dem Basketball-Training gerade erst begonnen, und wir wollen doch dafür sorgen, daß er während der ganzen Saison spielen kann.

Wir treffen uns kommenden Montag und sehen dann, welche Fortschritte wir in dieser Sache inzwischen erzielt haben.

Hätte Matthews Kinderarzt oder Psychotherapeut diesen Plan allein entwickeln können? Sie mögen zwar auch Fragen oder Gedanken zum umfassenderen Bild gehabt haben, aber die Informationen zu sammeln und den Plan zu formulieren, hätte sie zweifellos überfordert. Was macht die beschriebene Interaktion zu einem Beispiel für den heilsamen Einfluß der Polyvagal-Theorie? In einer von der Polyvagal-Theorie beeinflußten Organisation spielt die typische Hierarchie der Fachleute eine sehr geringe Rolle. Die Sorgen, ANS-Reaktionen und Neurozeptionen aller Beteiligter werden gleichermaßen berücksichtigt. Die Qualifikation zur Teilnahme ist die Bereitschaft, das eigene ANS und die Neurozeptionen anderer Menschen zu untersuchen. Die Kinderärztin erkennt Matthews typische ventral-vagale Zustände, sie bemerkt ihre Verbundenheit mit dem Jungen und ist sich über ihre gegenseitige Co-Regulation im klaren, über die sie sagt, daß auch Matthew ihr zu einem guten Gefühl verhilft. Die Psychologin sieht, daß Matthews Asthma ihn in einen Zustand sympathischer Aktivierung versetzt hat, und sie wittert die Gefahr, daß der Junge die Verbindung zu seinem Team und zum Coach verlieren wird. Der Anwalt und die Mitarbeiterin des Gesundheitsamtes bestätigen die Neurozeption von Gefahr, die andere Teammitglieder wahrgenommen haben, und sie wollen gemeinsam verhindern, daß Matthew und seine Mutter auf der autonomen Leiter absinken, und die Gemeindeschwester wird der Mutter und Matthew mitteilen, daß Hilfe naht. Die Sozialarbeiterin schließlich sorgt dafür, daß Fortschritte zeitnah überprüft werden und der Plan nötigenfalls modifiziert wird. Denken Sie an das Motto: *Es geht nicht darum, was mit dir nicht in Ordnung ist; es geht darum, was mit dir geschehen ist.* Das beschriebene Team bemüht sich sorgsam, die Situation zu verstehen, die Mutter und Kind erlebt haben, und darauf einzugehen.

Head Start, ein von der amerikanischen Bundesregierung initiiertes und finanziertes Programm für Kinder bis zum Alter von fünf Jahren und für schwangere Frauen, beinhaltet viele der Komponenten des weiter oben beschriebenen Modells. Head Start wurde im Jahre 1965 im Rahmen des von Lyndon B. Johnson initiierten *War on Poverty* (»Krieg gegen die Armut«) ins Leben gerufen. Sowohl *Head Start* als auch *Early Head Start* erhalten alljährlich überparteiliche finanzielle Unterstützung. Die beiden Programme helfen jedes Jahr mehr als einer Million Kindern. Ursprünglich war vorgesehen, vier Programmkomponenten zu fördern: Erziehung, Einbeziehung der Eltern, Sozialdienste und Gesundheit. Hinsichtlich der Gesundheit bestanden die Ziele von Head Start (Zigler, Piotrkowski & Collins 1994) anfangs darin, »ein umfassendes Programm zu schaffen, das ein großes Spektrum medizinischer, zahnmedizinischer, diätetischer und psychiatrischer Hilfsangebote umfaßte, einschließlich der Betreuung von Kindern mit besonderen Bedürfnissen; weiterhin sollten Hilfsangebote und Frühinterventionen gefördert und es sollte versucht werden, die Familien der Kinder in das Gesundheitssystem einzubeziehen, um sicherzustellen, daß die Kinder auch nach Abschluß des Head-Start-Programms eine umfassende gesundheitliche Versorgung genießen können« (S. 519). Zu Beginn der Arbeit im Rahmen des Programms beteiligten sich Hunderte von Ärzten und psychologischen Fachkräften freiwillig daran. Wie Head Start zeigt, gibt es professionelle, öffentliche und politische Unterstützung für solche auf Zusammenarbeit zielenden Modelle. Politiker berufen sich häufig auf das Kosten-Nutzen-Verhältnis, wenn sie die Schwierigkeiten, ein neues kreatives Programm zu fördern, begründen wollen. Doch in unserem Fall sprechen die Fakten für sich: Zehn Minuten interdisziplinärer Beratung stehen vielen Besuchen in der Notaufnahme gegenüber.

In guten Händen: Fördern des intentionalen »Wir« durch soziale Verbundenheit

> *COVID-19 greift unseren Körper an, aber auch die kulturellen Grundlagen unseres Lebens, den Werkzeugkasten der Gemeinschaft und der Verbundenheit, der für Menschen das ist, was bei einem Tiger die Klauen und Zähne sind.*
>
> — Wade Davis 2020

Die Polyvagal-Theorie macht deutlich, warum und wie Gemeinschaft und Verbundenheit das menschliche Überleben sichern. Eine Theorie, welche die Chancen des Fortbestehens der Zivilisation vergrößern soll, muß getestet, bestätigt, verkörpert und in die Tat umgesetzt werden. Wir verweisen hier auf eigenständige Möglichkeiten, die Polyvagal-Theorie in das Alltagsleben zu integrieren, um unsere individuellen und kollektiven Überlebenschancen zu vergrößern.

Die transformativen Verbesserungen hinsichtlich Gesundheit und Wohlbefinden, die als staatliche Maßnahmen zur Sicherung der Gesundheit begannen – etwa die sanitäre Versorgung, sauberes Wasser und regelmäßige Impfungen – messen dem kollektiven Verhalten und Wohlbefinden einen höheren Stellenwert bei als der Autonomie des Einzelnen. Ende 2020, viele Monate nach Beginn der COVID-19-Epidemie, warteten wir begierig auf eine effektive Impfung, die uns vor der Krankheit, vor dem Verlust unseres Lebens und vor Einsamkeit und Isolation infolge der Pandemie bewahren sollte. Inständig hoffen wir auf die Wiederherstellung der Illusion der Vorhersehbarkeit und Ordnung. Wir alle, ganz gleich, ob wir persönlich oder innerhalb unserer Familie eine COVID-19-Erkrankung erlebt haben oder nicht, sehnten uns nach der sozialen Verbundenheit, die uns nähren und stützen würde – die Verbundenheit, die Stephen Porges (2015a) zufolge eine biologische Notwendigkeit ist, ohne die Säugetiere nicht überleben können. Die momentanen Störungen unserer Verbundenheit sind umfassend und hartnäckig; die Chancen zur Wiederherstellung der Beziehung fordern unsere Kreativität und Findigkeit. Ganz gleich, wie wir damit umzugehen versuchen, virtuelle Kommunikation ist für unser belastetes ANS faktisch nicht das gleiche wie Begegnungen von Mensch zu Mensch.

Während wir in der unsicheren Zeit der Pandemie Strategien zur Wiederherstellung der Normalität formuliert haben und wir hier und jetzt und in Zukunft mit Herausforderungen konfrontiert werden, kann uns die Polyvagal-Theorie als Grundlage für die Entwicklung von Regelwerken und Programmen dienen, die uns das kollektive Gefühl vermitteln, daß wir in guten Händen sind. Wenn unser ANS spürt, daß wir in guten Händen sind, fühlen wir uns sicher. Eine Voraussetzung für die Entwicklung einer an der Polyvagal-Theorie orientierten Gesellschaft ist das Verständnis, daß ein Zustand einen Zustand erzeugen kann und daß laufende ventral-vagale Zustände sichere Umgebungen fördern, in denen sich Menschen als Einzelne und als Gruppen gut aufgehoben fühlen.

Doch eine an der Polyvagal-Theorie orientierte Kultur konfrontiert einige Beteiligte mit einer Kontroverse, die ihre individuellen Werte Handlungsfähigkeit und Autonomie zum Gegenstand hat. Wenn wir uns unserem nächsten Schritt zuwenden, so erinnert uns die von E. M. Rogers so genannte *Diffusion of Innovation Theory* (1995) daran, daß Innovatoren und Führungspersonen Gesellschaften dabei helfen können, neuartige Konzepte aufzugreifen und mit kulturellen

Übergangssituationen fertig zu werden. Rogers unterschied fünf Gruppen von Menschen anhand der Sequenz, in der sie auf neue Produkte, Ideen oder Arten, Dinge zu tun, reagierten (und diese akzeptierten): Innovatoren, Frühnutzer, frühe Mehrheit, späte Mehrheit und Nachzügler. Innovatoren wie John Bowlby, Stephen Porges, Deb Dana, Dan Hughes und Heidelise Als sind die ersten, die grundsätzliche Abweichungen vom Vertrauten befürworten. Diese abenteuerlustigen Pioniere fördern Ideen, derentwegen sie von Gleichaltrigen, Kollegen und ihrem gesamten Umfeld zunächst wenig Unterstützung erhalten. Sie sind in der Lage, komplexe technische Zusammenhänge zu verstehen und zu nutzen und ein hohes Maß an Unsicherheit zu ertragen.

Rogers erklärt weiter, daß die nächste Gruppe, die Innovationen gutheißt, die *Frühnutzer* sind, Meinungsmacher, von denen sich andere Informationen über die neuesten Trends und Ideen erhoffen. Darauf folgt die größte Gruppe, die der *frühen Mehrheit*, die sich Zeit nimmt, um darüber zu entscheiden, ob sie sich eine Innovation zu eigen machen will. Dies sind weder die Ersten, wenn es darum geht, etwas Neues auszuprobieren, noch sind sie die letzten, die dazu bereit sind. Zur *späten Mehrheit* zählen die Zweifler und Hinterfrager, die eine Innovation erst dann übernehmen, wenn sie gar keine andere Wahl mehr haben. Und die *Nachzügler* schließlich sind an die Vergangenheit gefesselt, und ihre Entscheidungen basieren auf dem, was sie vorher getan haben. Innovatoren und Agenten der Veränderung sind dieser letzten Kategorie grundsätzlich verdächtig.

Die Bewegung in Richtung einer von der Polyvagal-Theorie geprägten Gesellschaft verlangt uns allen ab, unsere eigenen Neurozeptionen zu erkennen und auf die Neurozeptionen anderer Menschen zu achten, unabhängig von ihrer Offenheit für Innovation oder ihrer Bereitschaft, Veränderungen zuzulassen. Im Sinne der Förderung sozialer Verbundenheit mit dem Ziel, unseren kollektiven vagalen Tonus zu verstärken, müssen wir alle Neurozeptionen als gültigen Ausdruck der Lebenserfahrungen früherer und aktueller Generationen (an)erkennen. Das ist nicht gleichbedeutend mit dem Akzeptieren aller Verhaltensweisen. Wenn wir die Neurozeptionen von Gefahr und Lebensgefahr derjenigen verstehen, mit denen wir nicht übereinstimmen, beginnen wir, eine Plattform für neue Kommunikationen zu entwickeln, die uns auf der autonomen Leiter gemeinsam emporsteigen läßt.

Was Leistung für Menschen, die der Polyvagal-Theorie bewußt sind, beinhaltet

Sicherheit ist sehr wichtig, aber nicht das letztendliche Ziel des Menschseins. Noch wichtiger sind die Errungenschaften und Erlebnisse, die durch Neurozeptionen von Sicherheit möglich werden. Von einer Grundlage ventral-vagaler sozialer Verbundenheit ausgehend, gelingen Teams erstaunliche Leistungen, die ein einzelner Mensch nie erreichen könnte. Je größer die gemeinsame Errungenschaft, um so größer der persönliche Lohn. Jede Führungsperson, die dies weiß, treibt ihre Mitarbeiter zu Höchstleistungen an. Präsident Kennedy brachte uns so auf den Mond, und Martin Luther King Jr. fokussierte uns auf das Gelobte Land, indem er uns mit scheinbar unerreichbaren Zielen konfrontierte. Beide wußten offenbar, daß kühne Ziele zu heroischen Taten inspirieren. Sich in solchen Höhen zu bewegen wirkt beängstigend, aber auch stärkend und ist zutiefst befriedigend.

Es gibt keinen Arbeitsplan und keine Anleitung zu einem von der Polyvagal-Theorie geprägten Leben oder zum Aufbau einer entsprechenden Gemeinschaft. Diese Ziele werden Augenblick für Augenblick in den Interaktionen und Beziehungen von Menschen realisiert, die alle einen einzigartigen neurozeptiven Fingerabdruck haben. Unsere Reise in das Land der Polyvagal-Theorie begann mit einer Einführung in das Werk von Stephen Porges, woran sich Deb Danas Einladung in die Familie der an der Polyvagal-Theorie orientierten Praktiker anschloß. Durch unsere Zusammenarbeit hat sich unsere Reise vertieft. Wir kennen die Macht eines von der Polyvagal-Theorie geprägten Gewahrseins und die daraus resultierende Meisterschaft und möchten sie auch Ihnen zugänglich machen.

Wir laden Sie dazu ein, Ihre wichtigsten Beziehungen, Ihren Arbeitsplatz, das Gemeinwesen, in dem Sie leben, und Ihre weitere Umgebung auf Möglichkeiten hin zu untersuchen, die Polyvagal-Theorie zu nutzen. Wir empfehlen Ihnen, sich angesichts Ihres neurozeptiven Fingerabdrucks folgende Frage zu stellen: Wie wollen Sie sich selbst und Ihre Familie, Ihre Kollegen und das Gemeinwesen, in dem Sie leben, nähren? Wir laden Sie weiterhin ein, Beziehungen und Umgebungen auszuwählen und neu zu schaffen, die alle daran Beteiligten mit Signalen für Sicherheit versorgen. So können Sie zu einem Zentrum ventral-vagaler Regulation werden, das Wellen von Sicherheit in die Welt aussendet. Sie sind ein integraler Bestandteil einer größeren Familie, die sich zum Ziel gesetzt hat, der autonomen Weisheit und Kompetenz mehr Geltung zu verschaffen. Wir empfehlen Ihnen, Ihre Grundlagen von Sicherheit zu nutzen, um Ihre eigenen phantastischen Innovationen zu kreieren.

Werden Sie zum Frühnutzer der Polyvagal-Theorie, lassen Sie Ihr Leben von ihr durchdringen, und genießen Sie die positiven Wirkungen ventral-vagaler sozialer Verbundenheit. In Dankbarkeit unseren eigenen Mentoren gegenüber heißen wir auch Sie in der Polyvagal-Familie willkommen.

Literatur

Die nachfolgende Literaturliste finden Sie auch bei der Titelpräsentation auf der Verlags-Webseite www.gp-probst.de. Dort haben Sie die Möglichkeit, die zahlreichen verlinkten Literaturquellen anzuklicken, die zumeist zu Abstracts bzw. direkt zu den Aufsätzen führen.

Adler, H. M. (2002). The sociophysiology of caring in the doctor-patient relationship. *Journal of General Internal Medicine, 17*(11), 883–890. https://doi.org/10.1046/j.1525-1497.2002.10640.x

Agorastos, A. et al. (2019). Developmental trajectories of early life stress and trauma. *Frontiers in Psychiatry, 10.* https://doi.org/10.3389/fpsyt.2019.00118

Ailes, E. C. et al. (2015). Opioid prescription claims among women of reproductive age — United States, 2008–2012. *Morbidity and Mortality Weekly Report (MWR), 64*(2), 37–41.

Ainsworth, M. D. S. et al. (1978). *Patterns of attachment.* Mahwah: Lawrence Erlbaum.

Aktar, E. et al. (2019). Fetal and infant outcomes in the offspring of parents with perinatal mental disorders. *Frontiers in Psychiatry, 10.* https://doi.org/10.3389/fpsyt.2019.00391

Als, H. (1982). Toward a synactive theory of development: Promise for the assessment and support of infant individuality. *Infant Mental Health Journal, 3*(4), 229–243.

Als, H., & Gilkerson, L. (1997). The role of relationship-based developmentally supportive newborn intensive care in strengthening outcome of preterm infants. *Seminars in Perinatology, 21*(3), 178–189. https://doi.org/10.1016/s0146-0005(97)80062-6

American Academy of Pediatrics (2021). www.aap.org

American Association of Medical Colleges (2019). Diversity in medicine: Facts and figures 2019. https://www.aamc.org/data-reports/workforce/interactive-data/figure-18-percentage-all-active-physicians-race/ethnicity-2018

Ammaniti, M., & Gallese, V. (2014). *The birth of intersubjectivity.* New York: Norton.

Anda, R. F. et al. (2006). The enduring effects of abuse and related adverse experiences in childhood. *European Archives of Psychiatry and Clinical Neuroscience, 256*(3), 174–186. https://doi.org/10.1007/s00406-005-0624-4

Arnold, L., & Thompson, G. (2010). Defining and nurturing professionalism. In: J. Spandorfer et al. (Eds.), *Professionalism in medicine* (S. 7–21). Cambridge: Cambridge University Press.

Ayanian, J. Z. et al. (1999). The effect of patients' preferences on racial differences in access to renal transplantation. *New England Journal of Medicine, 341*(22), 1661–1668.

Bach, P. B. et al. (1999). Racial differences in the treatment of early-stage lung cancer. *New England Journal of Medicine. 341*(16), 1198–1205.

Baer, D. (2013, Febr. 3). How to know if you're working with mammals or reptiles (and why it matters to your creativity). *Fast Company.* https://www.fastcompany.com/1682363/how-to-know-if-youre-working-with-mammals-or-reptiles-and-why-it-matters-to-your-creativity

Bailey, B. et al. (2020). The application of the polyvagal theory to high-conflict co-parenting cases. *Family Court Review, 58*(2), 535–543.

Barcelona de Mendoza, V. et al. (2018). Perceived racial discrimination and methylation among African American women in the InterGEN study. *Biological Research for Nursing, 20*(2), 145–152.

Barker, D. J. et al. (1989). Weight in infancy and death from ischaemic heart disease. *Lancet, 2,* 577–580. https://doi.org/10.1016/S0140-6736(89)90710-1

Barker, D. J. P. (2007). The origins of the developmental origins theory. *Journal of Internal Medicine, 261*(5), 412–417. https://onlinelibrary.wiley.com/doi/10.1111/j.1365-2796.2007.01809.x

Barnett, E. S., & Chung, P. J. (2018). Responding to parental incarceration as a priority pediatric health issue. *Pediatrics, 142*(3), e20181923. https://doi.org/10.1542/peds.2018-1923

Barrows, H. S., & Tamblyn, R. M. (1980). *Problem-based learning.* New York: Springer.

Bartholomew, K., & Horowitz, L. M. (1991). Attachment styles among young adults. *Journal of Personality and Social Psychology, 61*(2), 226–244.

Baylin, J., & Hughes, D. A. (2016). *The neurobiology of attachment-focused therapy.* New York: Norton.

Beebe, B., & Lachman, F. (2002). Organizing principles of interaction from infant research and the lifespan prediction of attachment. *Journal of Infant, Child, and Adolescent Psychotherapy,* 2(4), 61–89. https://doi.org/10.1080/15289168.2002.10486420

Beebe, B. et al. (2010). The origins of 12-month attachment: A microanalysis of 4-month mother-infant interaction. *Attachment & Human Development, 12*(1–2), 3–141. https://doi.org/10.1080/14616730903338985

Beeney, J. E. et al. (2017). Disorganized attachment and personality functioning in adults. *Personality Disorders: Theory, Research, and Treatment, 8*(3), 206–216. https://doi.org/10.1037/per0000184

Behnke, M., Smith, V. C., Committee on Substance Abuse, & Committee on Fetus and Newborn (2013). Prenatal substance abuse. *Pediatrics, 131*(3), e1009–e1024. https://doi.org/10.1542/peds.2012-3931

Bennett, J. K. et al. (2011). The role of patient attachment and working alliance on patient adherence, satisfaction, and health-related quality of life in lupus treatment. *Patient Education and Counseling, 85*(1), 53–59. https://doi.org/10.1016/j.pec.2010.08.005

Berridge, K. C., & Kringelbach, M. L. (2013). Neuroscience of affect. *Current Opinion in Neurobiology, 23*(3), 294–303. https://doi.org/10.1016/j.conb.2013.01.017

Black, L. L. et al. (2015). The relationship between perceived racism/discrimination and health among Black American women. *Journal of Racial and Ethnic Health Disparities,* 2(1), 11–20.

Bowlby, J. (1969). *Attachment and loss: Vol. 1. Attachment.* New York: Basic Books; dt. (1975). *Bindung.* München: Kindler.

Bowlby, J. (1973). *Attachment and loss: Vol. 2. Separation: Anxiety and anger.* New York: Basic Books; dt. (1976). *Trennung.* München: Kindler.

Bowlby, J. (1980). *Attachment and loss: Vol. 3. Loss: Sadness and depression.* New York: Basic Books; dt. (1983). *Verlust, Trauer und Depression.* Frankfurt/M.: Fischer Tb-Verlag.

Bowlby, J. (1988). *A secure base.* New York: Routledge.

Bradford, K. et al. (2012). Association between early adverse life events and irritable bowel syndrome. *Clinical Gastroenterology & Hepatology, 10*(4), 385–390. e1-3. https://doi.org/10.1016/j.cgh.2011.12.018

Braun, K., & Champagne, F. (2014). Paternal influences on offspring development. *Journal of Neuroendocrinology, 26*, 697–706.

Braveman, P., & Gottleib, L. (2014). The social determinants of health. *Public Health Reports, 129*(2), 19–31.

Brenner, M. (2018). Mediation – Engaging the rhythm of polyvagal regulation. https://www.mediate.com/articles/brenner-polyvagal.cfm

Brindley, P. G., & Reynolds, S. F. (2011). Improving verbal communication in critical care medicine. *Journal of Critical Care, 26*(2), 155–159. https://doi.org/10.1016/j.jcrc.2011.03.004

Bronfenbrenner, U. (1991). What do families do? *Institute for American Values. Winter/Spring, 2.*

Bunn, H. F. (1997). Pathogenesis and treatment of sickle cell disease. *The New England Journal of Medicine, 337*(11), 762–769. https://doi.org/10.1056/NEJM199709113371107

Bureau of Labor Statistics, U. S. Department of Labor, The Economics Daily (2017). Employment in families with children in 2016. https://www.bls.gov/opub/ted/2017/employment-in-families-with-children-in-2016.htm

Bystrova, K. et al. (2009). Early contact versus separation. *Birth, 36*(2), 97–109. https://doi.org/10.1111/j.1523-536X.2009.00307.x

Callaghan, T. et al. (2011). Children of substance-using mothers. *Journal of Paediatrics and Child Health, 47*(4), 223–227. https://doi.org/10.1111/j.1440-1754.2010.01930.x

Campbell, L. et al. (2018). Preschool children's coping responses and outcomes in the vaccination context. *Pain, 159*(2), 314–330. https://doi.org/10.1097/j.pain.0000000000001092

Carson, E. A., & Sabol, W. J. (2012). Prisoners in 2011. https://www.bjs.gov/content/pub/pdf/p11.pdf

Carter, C. S. (2017). The oxytocin-vasopressin pathway in the context of love and fear. *Frontiers in Endocrinology, 8.* https://doi.org/10.3389/fendo.2017.00356

Cataldo, I. et al. (2019). The influences of drug abuse on mother-infant interaction through the lens of the biopsychosocial model of health and illness. *Frontiers in Public Health, 7*, 45. https://doi.org/10.3389/fpubh.2019.00045

Center for the Study of Social Policy (2020). Building resilience in troubled times. https://cssp.org/building-resilience-in-troubled-times-a-guide-for-parents/

Center for the Study of Social Policy (o. D.). Strengthening families. https://cssp.org/our-work/project/strengthening-families/

Center on the Developing Child, Harvard University (2009). Maternal Depression Can Undermine the Development of Young Children: Working Paper No. 8. https://developingchild.harvard.edu/resources/maternal-depression-can-undermine-the-development-of-young-children/

Center on the Developing Child, Harvard University (o. D.). Serve and Return. https://developingchild.harvard.edu/science/key-concepts/serve-and-return/

Center on the Developing Child, Harvard University (o. D.). Toxic Stress. https://developingchild.harvard.edu/science/key-concepts/toxic-stress

Chamberland, C. et al. (2011). Emotional maltreatment in Canada (CIS2). *Child Abuse & Neglect, 35*(10), 841–854. https://doi.org/10.1016/j.chiabu.2011.03.010

Champagne, F. A. (2013). Early environments, glucocorticoid receptors, and behavioral epigenetics. *Behavioral Neuroscience, 127*(5), 628–636. https://pubmed.ncbi.nlm.nih.gov/24128352/

Ciechanowski, P. S. et al. (2001). The patient-provider relationship. *American Journal of Psychiatry, 158*(1), 29–35. https://doi.org/10.1176/appi.ajp.158.1.29

Circle of Security (o. D.). Early intervention programs for parents & children. https://www.circleofsecurityinternational.com/circle-of-security-model

Cohn, J. F., & Tronick, E. Z. (1987). Mother-infant face-to-face interaction: The sequence of dyadic states at 3, 6, and 9 Months. *Developmental Psychology, 23*(1), 68–77. https://doi.org/10.1037/0012-1649.23.1.68

Colvin, R., & Murphy, Z. (2020, June 25). We've been failed. *The Washington Post.* https://www.washingtonpost.com/graphics/2020/national/black-chicagoans-covid-19-high-death-rate-system-of-neglect/

Cooklin, A. (2006). Being seen and heard: The needs of children of parents with mental illness (DVD). Royal College of Psychiatrists.

Cooper, G. et al. (2018). Repairing relationships with a time-in. https://www.circleofsecurityinternational.com/wp-content/uploads/COS_Time-In-1.pdf

Costello, P. C. (2013). *Attachment-based psychotherapy.* Washington: American Psychological Association.

Council on Community Pediatrics, American Academy of Pediatrics (2013). Providing care for immigrant, migrant, and border children. https://doi.org/10.1542/peds.2013-1099

Coyle, D. (2018). *The culture code: The secrets of highly successful groups.* New York: Bantam.

Curley, J. P. et al. (2011). Epigenetics and the origins of paternal effects. *Hormones and Behavior. 59*(3), 306–314.

Dalia, C. et al. (2013). G49 Resilience, post-traumatic stress, burnout and coping in medical staff on the paediatric and neonatal intensive care unit (P/NICU). *Archives of Disease in Childhood, 98*(Suppl 1), A26–A27. http://dx.doi.org/10.1136/archdischild-2013-304107.061

Dana, D. A. (2018). *The polyvagal theory in therapy.* New York: Norton; dt. (2018). *Die Polyvagal-Theorie in der Therapie.* Lichtenau: G. P. Probst Verlag.

Dana, D. A. (2020). *Polyvagal exercises for safety and connection.* New York: Norton; dt. (2020). *Arbeiten mit der Polyvagal-Theorie: Übungen zur Förderung von Sicherheit und Verbundenheit.* Lichtenau: G. P. Probst Verlag.

Dartmouth College Office of Communications (2018, March 27). Revisiting Fred Rogers' 2002 Commencement Address. *Dartmouth News.* https://news.dartmouth.edu/news/2018/03/revisiting-fred-rogers-2002-commencement-address

Davis, W. (2020). The unravelling of America. *Rolling Stone.* https://www.rollingstone.com/politics/political-commentary/covid-19-end-of-american-era-wade-davis-1038206/

Deans, C., & Maggert, K. A. (2015). What do you mean, »epigenetic«?. *Genetics, 199*(4), 887–896.

Dean, W. (2020). Health care worker suicides hint at Covid-19 mental health crisis to come. *STAT.* https://www.statnews.com/2020/04/30/suicides-two-health-care-workers-hint-at-covid-19-mental-health-crisis-to-come/

DeCasper, A. J. et al. (1994). Fetal reactions to recurrent maternal speech. *Infant Behavior and Development, 17*(2), 159–164. https://doi.org/10.1016/0163-6383(94)90051-5

Deci, E. L. et al. (1999). A meta-analytic review of experiments examining the effects of extrinsic rewards on intrinsic motivation. *Psychological Bulletin, 125*(6), 627–668. https://doi.org/10.1037/0033-2909.125.6.627

DeFede, J. (2003). *The day the world came to town: 9/11 in Gander, Newfoundland.* New York: Regan Books.

Delahooke, M. (2019). *Beyond behaviours.* Eau Claire: PESI; dt. (2020). *Mehr als Verhalten: Neurowissenschaft und Mitgefühl helfen, Verhaltensprobleme von Kindern zu verstehen und zu lösen.* Lichtenau: G. P. Probst Verlag.

Devine, P. G. et al. (2012). Long-term reduction in implicit race bias. *Journal of Experimental Social Psychology, 48*(6), 1267–1278. https://doi.org/10.1016/j.jesp.2012.06.003

Dickerson, C., & Fernandez, M. (2018, June 20). What's Behind the ›Tender Age‹ Shelters Opening for Young Migrants. *The New York Times.* https://www.nytimes.com/2018/06/20/us/tender-age-shelters-family-separation-immigration.html

Dobbing, J., & Sands, J. (1973). Quantitative growth and development of human brain. *Archives of Disease in Childhood, 48,* 757–767.

Doyle S. et al. (2019, Sept.). Fostering social and emotional health through pediatric primary care. Center for the Study of Social Policy.

Drury, S. S. et al. (2012). Genetic sensitivity to the caregiving context. *Physiology & Behavior, 106*(5), 728–735. https://doi.org/10.1016/j.physbeh.2011.11.014

Duhigg, C. (2016). *Smarter faster better.* New York: Random House.

Edmondson, A. (1999). Psychological safety and learning behavior in work teams. *Administrative Science Quarterly, 44*(2), 350–383.

Engel, G. L. (1992). How much longer must medicine's science be bound by a seventeenth century world view? *Psychotherapy and Psychosomatics, 57,* 3–16.

Feagin, J., & Bennefield, Z. (2014). Systemic racism and U.S. health care. *Social Science & Medicine, 103,* 7–14.

Felger, J. C., & Lotrich, F. E. (2013). Inflammatory cytokines in depression: Neurobiological mechanisms and therapeutic implications. *Neuroscience, 246,* 199–229. https://doi.org/10.1016/j.neuroscience.2013.04.060

Felitti, V. J. et al. (1998). Relationship of childhood abuse and household dysfunction to many of the leading causes of death in adults. *American Journal of Preventative Medicine, 14*(4), 245–258.

Fenwick, J. et al. (2001). »Chatting«: An important clinical tool in facilitating mothering in neonatal nurseries. *Journal of Advanced Nursing, 33*(5), 583–593. https://pubmed.ncbi.nlm.nih.gov/11298194/

Field, T. (1998). Maternal depression effects on infants and early interventions. *Preventive Medicine, 27*(2), 200–203.

Field, T., & Diego, M. (2008). Vagal activity, early growth and emotional development. *Infant Behavior and Development, 31*(3), 361–373. https://doi.org/10.1016/j.infbeh.2007.12.008

Finnegan, L. P. et al. (1975). Neonatal abstinence syndrome. *Addictive Diseases,* 2(1–2), 141–158.

Fonagy, P., & Allison, E. (2014). The role of mentalizing and epistemic trust in the therapeutic relationship. *Psychotherapy, 51*(3), 372–380. https://doi.org/10.1037/a0036505

Fonagy, P., & Target, M. (1997). Attachment and reflective function. *Development and Psychopathology, 9,* 679–700. https://doi.org/10.1017/S0954579497001399

Friedman, T. L. (2020, April 21). We need great leadership now, and here's what it looks like. *The New York Times.* https://www.nytimes.com/2020/04/21/opinion/covid-dov-seidman.html

Fries, A. B. W. et al. (2005). Early experience in humans is associated with changes in neuropeptides critical for regulating social behavior. *PNAS USA, 102*(47), 17237–17240. https://doi.org/10.1073/pnas.0504767102

Garber, J. et al. (2011). Remission of depression in parents: Links to healthy functioning in their children. *Child Development, 82*(1), 226–243.

Garcia, S. E. (2020, April 6). Easter bunny and tooth fairy deemed essential workers in New Zealand. *The New York Times.* https://www.nytimes.com/2020/04/06/world/australia/jacinda-ardern-easter-bunny-essential-worker-tooth-fairy.html

Gerretsen, P., & Myers, J. (2008). The physician: A secure base. *Journal of Clinical Oncology, 26*(32), 5294–5296. https://doi.org/10.1200/JCO.2008.17.5588

Gilchrist, V. (2005). Physician activities during time out of the examination room. *The Annals of Family Medicine, 3*(6), 494–499. https://doi.org/10.1370/afm.391

Gladstone, B. M. et al. (2011). Children's experiences of parental mental illness. *Early Intervention in Psychiatry, 5*(4), 271–289. https://doi.org/10.1111/j.1751-7893.2011.00287.x

Glaze, L., & Maruschak, L. (2010). Parents in prison and their minor children. https://www.bjs.gov/content/pub/pdf/pptmc.pdf

Golding, K. S. (2015). Connection before correction: Supporting parents to meet the challenges of parenting children who have been traumatised within their early parenting environments. *Children Australia, 40*(2), 152–159.

Gomez-Pomar, E. & Finnegan, L. P. (2018). The epidemic of neonatal abstinence syndrome, historical references of its origins, assessment, and management. *Frontiers in Pediatrics, 6.* https://doi.org/10.3389/fped.2018.00033

Gross, K. (2020, April 20). Covid-19 news. Bryan Medical Center.

Grossman, M. R. et al. (2017). An initiative to improve the quality of care of infants with neonatal abstinence syndrome. *Pediatrics, 139*(6), e20163360. https://doi.org/10.1542/peds.2016-3360

Hagiwara, N. et al. (2020). A call for grounding implicit bias training in clinical and translational frameworks. *Lancet (London, England), 395*(10234), 1457–1460. https://doi.org/10.1016/S0140-6736(20)30846-1

Hall, S. L. et al. (2017). The neonatal intensive parenting unit. *Journal of Perinatology, 37*(12), 1259–1264. https://doi.org/10.1038/jp.2017.108

Harrell, C. J. et al. (2011). Multiple pathways linking racism to health outcomes. *Du Bois Review: Social Science Research on Race, 8*(1), 143–157. https://doi.org/10.1017/S1742058X11000178

Hatzenbuehler, M. L., & Link, B. G. (2014). Introduction to the special issue on structural stigma and health. *Social Science and Medicine, 103*, 1–6.

Hebb, D. O. (1949). *The organization of behavior.* Hoboken: Wiley.

Herman, J. P. et al. (2005). Limbic system mechanisms of stress regulation. *Progress in Neuro-Psychopharmacology and Biological Psychiatry, 29*(8), 1201–1213. https://doi.org/10.1016/j.pnpbp.2005.08.006

Hobfoll, S. E. et al. (2007). Five essential elements of immediate and mid-term mass trauma intervention. *Psychiatry, 70*(4), 283–315. https://doi.org/10.1521/psyc.2007.70.4.283

Hobfoll, S. E. et al. (2015). Expanding the science of resilience. *Psychological Inquiry, 26*(2), 174–180. https://doi.org/10.1080/1047840X.2015.1002377

Holt-Lunstad, J. et al. (2015). Loneliness and social isolation as risk factors for mortality. *Perspectives on Psychological Science, 10*(2), 227–237. https://doi.org/10.1177/1745691614568352

Holt-Lunstad, J. et al. (2017). Advancing social connection as a public health priority in the United States. *American Psychologist, 72*(6), 517–530. https://doi.org/10.1037/amp0000103

Honein, M. A. et al. (2019). Public health surveillance of prenatal opioid exposure in mothers and infants. *Pediatrics, 143*(3). https://doi.org/10.1542/peds.2018-3801

Hughes, D. A., & Baylin, J. (2012). *Brain-based parenting.* New York: Norton.

Hughes, D. A. (2018). *Building the bonds of attachment.* Rowman & Littlefield.

Hynan, M. T., & Hall, S. L. (2015). Psychosocial program standards for NICU parents. *Journal of Perinatology, 35*(S1), S1–S4. https://doi.org/10.1038/jp.2015.141

Institute of Medicine. Committee on Quality of Health Care in America, Kohn, L. T. et al. (Eds.) (2000). *To err is human: Building a safer health system.* National Academies Press.

Jansson, L. M. et al. (2007). Maternal vagal tone change in response to methadone is associated with neonatal abstinence syndrome severity in exposed neonates. *The Journal of Maternal-Fetal & Neonatal Medicine, 20*(9), 677–685.

Jarrett, C. (2016). The psychology of eye contact, digested. *Research Digest.* https://digest.bps.org.uk/2016/11/28/the-psychology-of-eye-contact-digested/

Jinpa, T. (2015). *A fearless heart.* New York: Penguin Random House.

Johns Hopkins University of Medicine Coronavirus Resource Center (2021). https://coronavirus.jhu.edu/

Kajstura, A. (2019). Women's mass incarcerations. https://www.prisonpolicy.org/reports/pie2019women.html

Keene, E. A. et al. (2010). Bereavement debriefing sessions: An intervention to support health care professionals in managing their grief after the death of a patient. *Pediatric Nursing, 36*(4), 185–189.

Khullar, D., & Chokshi, D. A. (2019). Challenges for immigrant health in the USA. *Lancet, 393*(10186), 2168–2174. https://doi.org/10.1016/S0140-6736(19)30035-2

Khullar, D. (2020, April 8). »A disembodied voice«: The loneliness and solidarity of treating the coronavirus in New York. *The New Yorker*. https://www.newyorker.com/science/medical-dispatch/a-disembodied-voice-the-loneliness-and-solidarity-of-treating-the-coronavirus-in-new-york

KidsTLC Constitution. (2018). KidsTLC, Inc. https://www.kidstlc.org/wp-content/uploads/2020/11/KidsTLC-Constitution-2020-update-B.pdf

Kirby, M. L. (2007). *Cardiac development*. Oxford: OUP.

Kok, B. E., & Fredrickson, B. L. (2010). Upward spirals of the heart. *Biological Psychology, 85*(3), 432–436. https://doi.org/10.1016/j.biopsycho.2010.09.005

Kim, S. J., & Bostwick, W. (2020). Social vulnerability and racial inequality in Covid-19 deaths in Chicago. *Health Education and Behavior, 47*(4), 509–513.

Korn, D. L. (2015). Treating complex trauma. Cape Cod Institute. Eastham.

Kosfeld, M. et al. (2005). Oxytocin increases trust in humans. *Nature, 435*(7042), 673–676. https://doi.org/10.1038/nature03701

Landi, N. et al. (2011). Maternal neural responses to infant cries and faces: Relationships with substance use. *Frontiers in Psychiatry*, 2. https://doi.org/10.3389/fpsyt.2011.00032

Layne, C. M. et al. (2014). Cumulative trauma exposure and high risk behavior in adolescence. *Psychological Trauma: Theory, Research, Practice, and Policy, 6*(Suppl 1), S40–S49. https://doi.org/10.1037/a0037799

LeBaron, C. W. et al. (1999). How much time is spent on wellchild care and vaccinations? *Archives of Pediatrics & Adolescent Medicine, 153*(11), 1154. https://doi.org/10.1001/archpedi.153.11.1154

LeDoux, J. (2007). The amygdala. *Current Biology, 17*(20), R868-R874. https://doi.org/10.1016/j.cub.2007.08.005

Lepine, J. P., & Briley, M. (2011). The increasing burden of depression. *Neuropsychiatric Disease and Treatment, 7*(1), 3–7.

Lester, B. M. et al. (2016). Introduction to the special section on epigenetics. *Child Development, 87*(1), 29–37. https://doi.org/10.1111/cdev.12489

Lester, B. M. et al. (2018). Epigenetic programming by maternal behavior in the human infant. *Pediatrics, 142*(4), e20171890. https://doi.org/10.1542/peds.2017-1890

Levine, P. A. (2006). *Healing trauma*. Louisville: Sounds True; dt. (2007). *Vom Trauma befreien*. München: Kösel.

Levine, P. A. (2010). *In an unspoken voice*. Berkeley: North Atlantic Books; dt. (2011). *Sprache ohne Worte*. München: Kösel.

Lipari, R. N., & Van Horn, S. L. (2017). Children living with parents who have a substance use disorder. Substance Abuse and Mental Health Services Administration (U. S.). https://www.ncbi.nlm.nih.gov/books/NBK464590/

Liu, D. et al. (1997). Maternal care, hippocampal glucocorticoid receptors, and hypothalamic-pituitary-adrenal responses to stress. *Science, New Series, 277*(5332), 1659–1662.

Lyons, D. M., & Parker, K. J. (2007). Stress inoculation-induced indications of resilience in monkeys. *Journal of Traumatic Stress, 20*(4), 423–433. https://doi.org/10.1002/jts.20265

Main, M., & Solomon, J. (1990). Procedures for identifying infants as disorganised/disoriented during the Ainsworth Strange Situation. In: M. T. Greenberg et al. (Hrsg.), *Attachment in the preschool years* (S. 121–160). Chicago: University of Chicago Press.

Malins, P. (2004). Machinic assemblages: Deleuze, Guattari and an ethico-aesthetics of drug use. *Janus Head, 7*(1), 84–104.

Manning, F. A. et al. (1987). Fetal assessment based on fetal biophysical profile scoring: II. An analysis of false-negative fetal deaths. *American Journal of Obstetrics & Gynecology, 157*(4), 880–884. https://doi.org/10.1016/S0002-9378(87)80077-7

Marlier, L. et al. (1998). Neonatal responsiveness to the odor of amniotic and lacteal fluids. *Child Development, 69*(3), 611–623.

Maslach, C., & Leiter, M. P. (2016). Understanding the burnout experience. *World Psychiatry, 15*(2), 103–111. https://doi.org/10.1002/wps.20311

Mason, O. et al. (2005). Early maladaptive schemas and adult attachment in a UK clinical population. *Psychology and Psychotherapy: Theory, Research and Practice, 78*(4), 549–564. https://doi.org/10.1348/147608305X41371

Masten, A., & Barnes, A. (2018). Resilience in children. *Children, 5*(7), 98. https://doi.org/10.3390/children5070098

Mattejat, F., & Remschmidt, H. (2008). The children of mentally ill parents. *Deutsches Ärzteblatt Online*, 105(23), 413–418. https://doi.org/10.3238/arztebl.2008.0413

Mattina, G. F. et al. (2019). Inflammation, depression and cardiovascular disease in women. *Therapeutic Advances in Cardiovascular Disease, 13*, 1753944719851950. https://doi.org/10.1177/1753944719851950

Mayberry, R. M. et al. (2000). Racial and ethnic differences in access to medical care. *Medical Care Research and Review, 57*, 108–145.

Mauer, M. (2013). The changing racial dynamics of women's incarceration. https://www.ojp.gov/ncjrs/virtual-library/abstracts/changing-racial-dynamics-womens-incarceration

McEwen, B. S. (1998). Stress, adaptation, and disease. *Annals of the New York Academy of Sciences, 840*(1), 33–44. https://doi.org/10.1111/j.1749-6632.1998.tb09546.x

McEwen, B. S. (2005). Stressed or stressed out: What is the difference? *Journal of Psychiatry and Neuroscience, 30*(5), 315–318.

McEwen, B. S., & Gianaros, P. J. (2010). Central role of the brain in stress and adaptation. *Annals of the New York Academy of Sciences*, 1186, 190–222. https://doi.org/10.1111/j.1749-6632.2009.05331.x

McGlade, A. et al. (2009). Child protection outcomes for infants of substance-using mothers. *Pediatrics, 124*(1), 285–293. https://doi.org/10.1542/peds.2008-0576

Meaney, M. J. et al. (2000). Postnatal handling increases the expression of cAMP-inducible transcription factors in the rat hippocampus. *The Journal of Neuroscience, 20*(10), 3926–3935. https://doi.org/10.1523/JNEUROSCI.20-10-03926.2000

Meaney, M. J., & Szyf, M. (2005). Environmental programming of stress responses through DNA methylation. *Dialogues in Clinical Neuroscience, 7*(2), 103–123.

Méndez-Bértolo, C. et al. (2016). A fast pathway for fear in human amygdala. *Nature Neuroscience, 19*(8), 1041-1049. https://doi.org/10.1038/nn.4324

Merwin, S. M. et al. (2018). Outcomes of early parent-child adrenocortical attunement in the high-risk offspring of depressed parents. *Developmental Psychobiology, 60*(4), 468–482. https://doi.org/10.1002/dev.21623

Mesquita, A. R. et al. (2007). Neurodevelopment milestone abnormalities in rats exposed to stress in early life. *Neuroscience, 147*(4), 1022–1033. https://doi.org/10.1016/j.neuroscience.2007.04.007

Michael, N. (2020a, Sept. 1). Neurobiology of implicit bias part 1 [Webinar]. NEFESH Intern. https://therapistexpress.com//workshops/NancyMichael/login

Michael, N. (2020b, Sept. 8). Neurobiology of implicit bias part 2: Implicit biases, racism and transgenerational trauma [Webinar]. NEFESH International. https://therapistexpress.com//workshops/NancyMichael/login

Mickelson, K. D. et al. (1997). Adult attachment in a nationally representative sample. *Journal of Personality and Social Psychology, 73*(5), 1092–1106.

Mimura, C., & Norman, I. J. (2018). The relationship between healthcare workers' attachment styles and patient outcomes. *International Journal for Quality in Health Care, 30*(5), 332–343. https://doi.org/10.1093/intqhc/mzy034

Morsy, L., & Rothstein, R. (2016). Mass incarceration and children's outcomes. https://www.epi.org/files/pdf/118615.pdf

Muennig, P. et al. (2010). The relative health burden of selected social and behavioral risk factors in the United States. *American Journal of Public Health, 100*(9), 1758–1764.

Murphy, G. et al. (2018). Adult children of parents with mental illness. *BMC Psychology, 6*(1), 37. https://doi.org/10.1186/s40359-018-0248-x

Murray, J. et al. (2012). Children's antisocial behavior, mental health, drug use, and educational performance after parental incarceration. *Psychological Bulletin, 138*(2), 175–210. https://doi.org/10.1037/a0026407

National Academy of Medicine (2020). Resources to support the health and well-being of clinicians during the Covid-19 outbreak. https://nam.edu/initiatives/clinician-resilience-and-well-being/clinician-well-being-resources-during-covid-19/#.XtT8O2KZoFI.email

National Child Traumatic Stress Network (2004). Child traumatic grief educational materials. http://dcfs.nv.gov/uploadedFiles/dcfsnvgov/content/Tips/Child_Safety/ChildhoodTraumaticGriefEducationalMaterials1013.pdf

National Child Traumatic Stress Network, Secondary Traumatic Stress Committee (2011). Secondary traumatic stress. https://www.nctsn.org/sites/default/files/resources/fact-sheet/secondary_traumatic_stress_child_serving_professionals.pdf

National Child Traumatic Stress Network (2021). www.nctsn.org

National Human Genome Research Institute (n. d.). Human genome project results. https://www.genome.gov/human-genome-project/results

National Institutes of Health (2018). Intramural research program personnel demographics (end FY 18). https://oir.nih.gov/sourcebook/personnel/irp-demographics/intramural-research-program-personnel-demographics-end-fy18

Neblett, E. & Roberts, S. O. (2013). Racial identity and autonomic responses to racial discrimination. *Psychophysiology, 50*(10), 943–953. https://doi.org/10.1111/psyp.12087

NEJM Catalyst (2017). Social Determinants of Health (SDOH). https://catalyst.nejm.org/doi/full/10.1056/CAT.17.0312

Nelson, C. A. et al. (2019). How early experience shapes human development. *Neural Plasticity*, 2019, 1–12. https://doi.org/10.1155/2019/1676285

Nerd Nite (2017, Nov. 4). The Polyvagal Theory: The new science of safety and trauma, Seth Porges, presenter [Video]. YouTube. https://youtu.be/br8-qcbjIgs

Neumann, I. D. (2008). Brain oxytocin. *Journal of Neuroendocrinology, 20*(6), 858–865. https://doi.org/10.1111/j.1365-2826.2008.01726.x

Nosek, M. et al. (2019). Youth experiences of parent incarceration. *Journal of Psychosocial Nursing and Mental Health Services, 57*(6), 22–29. https://doi.org/10.3928/02793695-20181220-03

Nuru-Jeter, A. et al. (2009). »It's the skin you're in«. *Maternal and Child Health Journal, 13*(1), 29–39. https://doi.org/10.1007/s10995-008-0357-x

Office of Refugee Resettlement, U. S. Department of Health and Human Services (2018). Facts and data. https://www.acf.hhs.gov/orr/about/ucs/facts-and-data

Ogden, P. et al. (2006). *Trauma and the body*. New York: Norton; dt. (2010). *Trauma und Körper*. Paderborn: Junfermann.

Ogden, P. (2018). Polyvagal theory and sensorimotor psychotherapy. In: S. W. Porges & D. Dana (Eds.), *Clinical applications of the polyvagal theory*. New York: Norton; dt. (2019). Die Polyvagal-Theorie und die Sensumotorische Psychotherapie. In: S. W. Porges & D. Dana (Hrsg.), *Klinische Anwendungen der Polyvagal-Theorie*. Lichtenau: G. P. Probst Verlag.

Olausson, H. et al. (2002). Unmyelinated tactile afferents signal touch and project to insular cortex. *Nature Neuroscience, 5*(9), 900–904.

Onaka, T. et al. (2012). Roles of oxytocin neurones in the control of stress, energy metabolism, and social behaviour. *Journal of Neuroendocrinology, 24*(4), 587–598. https://doi.org/10.1111/j.1365-2826.2012.02300.x

Orme, W. et al. (2019). The relation between epistemic trust and borderline pathology in an adolescent inpatient sample. *Borderline Personality Disorder and Emotion Dysregulation, 6*, 13–21. https://doi.org/10.1186/s40479-019-0110-7

Panksepp, J. et al. (1994). Effects of neonatal decortication on the social play of juvenile rats. *Physiology & Behavior, 56*(3), 429–443. https://doi.org/10.1016/0031-9384(94)90285-2

Panksepp, J. et al. (2003). Modeling ADHD-type arousal with unilateral frontal cortex damage in rats and beneficial effects of play therapy. *Brain and Cognition*, *52*(1), 97–105. https://doi.org/10.1016/S0278-2626(03)00013-7

Panter-Brick, C., & Leckman, J. F. (2013). Editorial commentary: Resilience in child development. *Journal of Child Psychology and Psychiatry*, *54*(4), 333–336. https://doi.org/10.1111/jcpp.12057

Paquette, D. (2004). Theorizing the father-child relationship. *Human Development*, *47*(4), 193–219.

Parker, K. J. et al. (2006). Maternal mediation, stress inoculation, and the development of neuroendocrine stress resistance in primates. *PNAS USA*, *103*(8), 3000–3005. https://doi.org/10.1073/pnas.0506571103

Parker, K. J., & Maestripieri, D. (2011). Identifying key features of early stressful experiences that produce stress vulnerability and resilience in primates. *Neuroscience & Biobehavioral Reviews*, *35*(7), 1466–1483.

Patrick, S. W. et al. (2015). Prescription opioid epidemic and infant outcomes. *Pediatrics*, *135*(5), 842–850.

Paulson, J. F., & Bazemore, S. D. (2010). Prenatal and postpartum depression in fathers and its association with maternal depression. *JAMA*, *303*(19), 1961–1969.

Pereyra, P. M. et al. (1992). Development of myelinated and unmyelinated fibers of human vagus nerve during the first year of life. *Journal of the Neurological Sciences*, *110*(1–2), 107–113. https://doi.org/10.1016/0022-510X(92)90016-E

Perry, B. D., & Dobson, C. L. (2013). Application of the neurosequential model of therapeutics (NMT) in maltreated children. In: J. D. Ford & C. A. Courtois (Eds.), *Treating complex traumatic stress disorders in children and adolescents.* New York: Guilford Press.

Pew Research Center (2015). Parenting in America: Outlook, worries, aspirations are strongly linked to financial situation. https://www.pewresearch.org/wp-content/uploads/sites/3/2015/12/2015-12-17_parenting-in-america_FINAL.pdf

Phillips, R. (2013). The sacred hour: Uninterrupted skin-to-skin contact immediately after birth. *Newborn and Infant Nursing Reviews*, *13*(2), 67–72. https://doi.org/10.1053/j.nainr.2013.04.001

Pompa, C. (2019, June 24). Immigrant kids keep dying in CBP detention centers, and DHS won't take accountability. ACLU. https://www.aclu.org/blog/immigrants-rights/immigrants-rights-and-detention/immigrant-kids-keep-dying-cbp-detention

Porges, S. W. (1995). Orienting in a defensive world. A Polyvagal Theory. *Psychophysiology*, *32*(4), 301–318; dt. (2010): Orientierung in einer Welt voller Feinde. In: *Die Polyvagal-Theorie.* S. 43–82. Paderborn: Junfermann.

Porges, S. W. (1996). Physiological regulation in high-risk infants: A model for assessment and potential intervention. *Development and Psychopathology*, *8*, 43–58.

Porges, S. W. (2001). The polyvagal theory: Phylogenetic substrates of a social nervous system. *International Journal of Psychophysiology*, *42*(2), 123–146.

Porges, S. W. (2011). *The polyvagal theory.* New York: Norton; dt. (2010): *Die Polyvagal-Theorie. Neurophysiologische Grundlagen der Therapie.* Paderborn: Junfermann.

Porges, S. W. (2014). The transformative power of feeling safe. Presented at the Cape Cod Institute. Eastham, Mass.

Porges, S. W. (2015a). Making the world safe for our children: Down-regulating defence and up-regulating social engagement to ›optimise‹ the human experience. *Children Australia, 40*(2), 114.

Porges, S. W. (2015b). Play as a neural exercise. In: D. Pearce-McCall (Ed.), *The power of play for mind brain health* (S. 3–7); dt. (2021). Spiel als neuronales Training. In: S. W. Porges, *Heilen mit der Polyvagal-Theorie: Neuronales Training für Körper, Herz und Hirn.* S. 37–43. Lichtenau: G. P. Probst Verlag.

Porges, S. W. (2019). Social connectedness as a biological imperative: Implications of Polyvagal Theory in the Classroom. Presented Sept. 20, 2019. Butler University, Indianapolis.

Porges, S. W., & Dana, D. (2018). *Clinical applications of the polyvagal theory.* New York: Norton; dt. (2019). *Klinische Anwendungen der Polyvagal-Theorie: Ein neues Verständnis des Autonomen Nervensystems und seiner Anwendung in der therapeutischen Praxis.* Lichtenau: G. P. Probst Verlag.

Porges, S. W., Doussard-Roosevelt, J. A., & Maiti, A. K. (1994). Vagal tone and the physiological regulation of emotion. *Monographs of the Society for Research in Child Development,* 59(2/3), 167. https://doi.org/10.2307/1166144

Porges, S. W., & Furman, S. A. (2011). The early development of the autonomic nervous system provides a neural platform for social behaviour. *Infant and Child Development, 20*(1), 106–118. https://doi.org/10.1002/icd.688

Powell, B. et al. (2013). *The Circle of Security Intervention.* New York: Guilford; dt. (2015). *Der Kreis der Sicherheit: Die klinische Nutzung der Bindungstheorie.* Lichtenau: G. P. Probst Verlag.

Putterman, A., & Fawcett, E. (2020, April 1). Newborn baby among 16 additional COVID-19 deaths in Connecticut, as state opens new mobile hospital. *Hartford Courant.*

Pynoos, R. S. et al. (2014). Modeling constellations of trauma exposure in the National Child Traumatic Stress Network Core Data Set. *Psychological Trauma: Theory, Research, Practice, and Policy, 6*(Suppl 1), S9–S17. https://doi.org/10.1037/a0037767

Raby, K. L. et al. (2017). Attachment states of mind among internationally adoptive and foster parents. *Development and Psychopathology.* 29(2), 365–378. https://doi.org/10.1017/S0954579417000049

Redford, G. (2019, Nov. 12). Amy Edmondson: Psychological safety is critically important in medicine. *AAMC News & Insights.* https://www.aamc.org/news-insights/amy-edmondson-psychological-safety-critically-important-medicine

Reihl, K. M. et al. (2015). Neurobiology of implicit and explicit bias. *The Journal of Neuropsychiatry and Clinical Neurosciences, 27*(4), 248–253. https://doi.org/10.1176/appi.neuropsych.15080212

Reilly, K. (2013, June 21). Sesame Street reaches out to 2.7 million American children with an incarcerated parent. Pew Research Center, Fact Tank. https://www.pewresearch.org/fact-tank/2013/06/21/

Rifkin-Graboi, A. et al. (2013). Prenatal maternal depression associates with microstructure of right amygdala in neonates at birth. *Biological Psychiatry, 74*(11), 837–844. https://doi.org/10.1016/j.biopsych.2013.06.019

Riley, R. (2020, Jan. 9). Mich. kids are going to school traumatized – and teachers lack training, resources to help. *Detroit Free Press.* https://www.freep.com/in-depth/news/columnists/rochelle-riley/2019/12/13/special-education-trauma-kids-michigan-schools/3739003002/

Robinson, B. (2008). A review of NICHD standardized nomenclature for cardiotocography: The importance of speaking a common language when describing electronic fetal monitoring. *Reviews in Obstetrics and Gynecology, 1*(2), 56–60.

Rogers, E. M. (1995). *Diffusion of innovations.* (4th ed.). New York: Free Press.

Rogers, F. D. et al. (2018) Longitudinal trajectories and interparental dynamics of prairie vole biparental care. *Frontiers in Ecology and Evolution.* https://doi.org/10.3389/fevo.2018.00073

Rosen, M. A. et al. (2018). Teamwork in healthcare. *American Psychologist, 73*(4), 433–450.

Sambo, C. F. et al. (2010). Knowing you care: Effects of perceived empathy and attachment style on pain perception. *Pain, 151*(3), 687–693. https://doi.org/10.1016/j.pain.2010.08.035

Sameroff, A. (2010). A unified theory of development. *Child Development, 81*(1), 6–22.

SAMHSA, Center for Behavioral Health Statistics and Quality, National Surveys on Drug Use and Health (NSDUHs), 2009–2014.

Sanders, M. R., & Hall, S. L. (2018). Trauma-informed care in the newborn intensive care unit: Promoting safety, security and connectedness. *Journal of Perinatology, 38*(1), 3–10. https://doi.org/10.1038/jp.2017.124

Sanders, M. R. (2018). Strengthening the safety circuit. In: S. W. Porges & D. Dana (Hrsg.), *Clinical applications of the polyvagal theory.* (S. 359–377). New York: Norton; dt. (2019). Stärkung des Sicherheitsschaltkreises – Anwendung der Polyvagal-Theorie auf die Arbeit in einer Intensivstation für Neugeborene. In: S. W. Porges & D. Dana (Hrsg.), *Klinische Anwendungen der Polyvagal-Theorie* (S. 389–406). Lichtenau: G. P. Probst Verlag.

Sandhu, N. et al., for the Canadian Pediatric Simulation Network (CPSN) Debriefing Consensus Group (2014). Postresuscitation debriefing in the pediatric emergency department. *Canadian Journal of Emergency Medicine, 16*(05), 383–392. https://doi.org/10.2310/8000.2013.131136

Sandman, C. A. et al. (2011). Prenatal programming of human neurological function. *International Journal of Peptides, 2011*, 1–9. https://doi.org/10.1155/2011/837596

Schaal, B. et al. (1998). Olfactory function in the human fetus. *Behavioral Neuroscience, 112*(6), 1438–1449. https://doi.org/10.1037/0735-7044.112.6.1438

Schirmer, S. et al. (2009). *Incarcerated parents and their children* (1991–2007). Washington: The Sentencing Project.

Schmidt, L. A. et al. (2016). Themed issue on developmental origins of adult mental health and illness. *Journal of Developmental Origins of Health and Disease, 7*(6), 564. https://doi.org/10.1017/S204017441600060X

Schore, A. N. (1996). The experience-dependent maturation of a regulatory system in the orbital prefrontal cortex and the origin of developmental psychopathology. *Development and Psychopathology, 8*, 59–87. https://doi.org/10.1017/S0954579400006970

Schore, A. N. (2014). Early interpersonal neurobiological assessment of attachment and autistic spectrum disorders. *Frontiers in Psychology, 5*, 1–13. https://doi.org/10.3389/fpsyg.2014.01049

Shatz, C. J. (1992). The developing brain. *Scientific American, 267*(3), 60–67. http://www.jstor.org/stable/24939213

Sherman, M. D., & Hooker, S. A. (2018). Supporting families managing parental mental illness. *The International Journal of Psychiatry in Medicine, 53*(5–6), 361–370. https://doi.org/10.1177/0091217418791444

Shin, L. M. et al. (2006). Amygdala, medial prefrontal cortex, and hippocampal function in PTSD. *Annals of the New York Academy of Sciences, 1071*, 67–79. https://doi.org/10.1196/annals.1364.007

Shonkoff, J. P., & Phillips, D. A. (Eds.). (2000). *From neurons to neighborhoods.* Washington: National Academy Press.

Shonkoff, J. P., Garner, A. S., Committee on Psychosocial Aspects of Child and Family Health, Committee on Early Childhood, Adoption, and Dependent Care, and Section on Developmental and Behavioral Pediatrics, Siegel, B. S. et al. (2012). The lifelong effects of early childhood adversity and toxic stress. *Pediatrics, 129*(1), e232–e246. https://doi.org/10.1542/peds.2011-2663

Short, T. D. et al. (2019). Gastroschisis trends and ecologic link to opioid prescription rates – United States, 2006–2015. *Morbidity and Mortality Weekly Report (MMWR), 68*, 31–36. http://doi.org/10.15585/mmwr.mm6802a2

Siegel, D. J. (1999). *The developing mind.* New York: Guilford Press; dt. (2006). *Wie wir werden, die wir sind.* Paderborn: Junfermann.

Simmons, R. A. (2009). Developmental origins of adult disease. *Pediatric Clinics of North America, 56*(3), 449–466. https://doi.org/10.1016/j.pcl.2009.03.004

Skogen, J. C., & Overland, S. (2012). The fetal origins of adult disease. *JRSM Short Reports, 3*(8), 1–7. https://doi.org/10.1258/shorts.2012.012048

Smyke, A. T. et al. (2010). Placement in foster care enhances quality of attachment among young institutionalized children. *Child Development, 81*(1), 212–223. https://doi.org/10.1111/j.1467-8624.2009.01390.x

Sonu, S. et al. (2019). Adverse childhood experiences and the onset of chronic disease in young adulthood. *Preventive Medicine, 123*, 163–170. https://doi.org/10.1016/j.ypmed.2019.03.032

Sørensen, H. J. et al. (2011). The contribution of parental alcohol use disorders and other psychiatric illness to the risk of alcohol use disorders in the offspring. *Alcoholism: Clinical and Experimental Research, 35*(7), 1315–1320. https://doi.org/10.1111/j.1530-0277.2011.01467.x

Southwick, S. M., & Southwick, F. S. (2020). The loss of social connectedness as a major contributor to physician burnout. *JAMA Psychiatry, 77*(5), 449–450. https://doi.org/10.1001/jamapsychiatry.2019.4800

Specter, M. (2020, April 20). How Anthony Fauci became America's doctor. *The New Yorker.* https://www.newyorker.com/magazine/2020/04/20/how-anthony-fauci-became-americas-doctor

Spinazzola, J. et al. (2014). Unseen wounds: The contribution of psychological maltreatment to child and adolescent mental health and risk outcomes. *Psychological Trauma: Theory, Research, Practice, and Policy, 6*(Suppl 1), S18–S28. https://doi.org/10.1037/a0037766

Steinberg, A. M. et al. (2014). The National Child Traumatic Stress Network Core Data Set. *Psychological Trauma: Theory, Research, Practice and Policy, 6*(S1), S50–S57.

Steinberg, Z., & Kraemer, S. (2010). Cultivating a culture of awareness. *Zero to Three Journal, 31*(20), 15–21.

Steinberg, Z., & Patterson, C. (2017). Giving voice to the psychological in the NICU. *JICAP, 16*(1), 25–44. https://doi.org/10.1080/15289168.2016.1267539

Substance Abuse and Mental Health Services Administration (2017). Children living with parents who have a substance use disorder.
https://www.samhsa.gov/data/sites/default/files/report_3223/ShortReport-3223.pdf

Szabo, S. et al. (2012). The legacy of Hans Selye and the origins of stress research. *Stress, 15*(5), 472–478. https://doi.org/10.3109/10253890.2012.710919

Thompson, G. (2018). Brain-empowered collaborators: Polyvagal perspectives on the doctor-patient relationship. In: S. W. Porges & D. Dana (Eds.), *Clinical applications of the polyvagal theory*. New York: Norton; dt. (2019). Die Arzt-Patient-Beziehung im Lichte der Polyvagal-Theorie. In: S. W. Porges & D. Dana (Hrsg.), *Klinische Anwendungen der Polyvagal-Theorie* (S. 145–168). Lichtenau: G. P. Probst Verlag.

Toepfer, P. et al. (2017). Oxytocin pathways in the intergenerational transmission of maternal early life stress. *Neuroscience & Biobehavioral Reviews, 73*, 293–308.
https://doi.org/10.1016/j.neubiorev.2016.12.026

Torvik, F. A. et al. (2011). Parental alcohol use and adolescent school adjustment in the general population. *BMC Public Health, 11*(1). https://doi.org/10.1186/1471-2458-11-706

Trevarthen, C. (1996). Lateral asymmetries in infancy. *Neuroscience & Biobehavioral Reviews, 20*(4), 571–586. https://doi.org/10.1016/0149-7634(95)00070-4

Tronick, E. Z. & Cohn, J. F. (1989). Infant-Mother face-to-face interaction. *Child Development, 60*, 85–92.

Tronick, E. Z. (2007). *The neurobehavioral and social-emotional development of infants and children.* New York: Norton.

Twohey, M. (2020, April 7). New battle for those on coronavirus front lines: Child custody. *The New York Times.*
https://www.nytimes.com/2020/04/07/us/coronavirus-child-custody.html

Ulmer-Yaniv, A. et al. (2018). Maternal depression alters stress and immune biomarkers in mother and child. *Depression and Anxiety, 35*(12), 1145–1157.
https://doi.org/10.1002/da.22818

United Health Foundation (2017). America's Health Rankings 2016.
https://www.americashealthrankings.org/

U. S. Census Bureau (2019). Quick facts.
https://www.census.gov/quickfacts/fact/table/US/PST045219

U. S. Customs and Border Protection. U. S. Border Patrol southwest border apprehensions by sector FY2018. https://www.cbp.gov/newsroom/stats/usbp-sw-border-apprehensions

van Dernoot Lipsky, L. (2009). *Trauma stewardship*. Oakland: Berrett-Koehler Publishers.

Verghese, A. (2009). *Cutting for stone*. New York: Knopf.

Verschueren, K. (2020). Attachment, self-esteem, and socio-emotional adjustment. *Attachment & Human Development, 22*(1), 105–109.

Videlock, E. J. et al. (2009). Childhood trauma is associated with hypothalamic-pituitaryadrenal axis responsiveness in irritable bowel syndrome. *Gastroenterology, 137*(6), 1954–1962. https://doi.org/10.1053/j.gastro.2009.08.058

Waller, E. et al. (2004). Attachment representation and illness behavior in somatoform disorders. *The Journal of Nervous and Mental Disease, 192*(3), 200–209. https://doi.org/10.1097/01.nmd.0000116463.17588.07

Washington, H. A. (2006). *Medical apartheid*. New York: Random House.

Weinstein, A. (2016). *Prenatal development and parents' lived experiences*. New York: Norton.

Widström, A. M. et al. (1990). Short-term effects of early suckling and touch of the nipple on maternal behaviour. *Early Human Development, 21*(3), 153–163. https://doi.org/10.1016/0378-3782(90)90114-X

Williams, D. R., & Cooper, L. A. (2020). COVID-19 and health equity. *Journal of the American Medical Association, 323*(24), 2478–2480. https://doi.org/10.1001/jama.2020.8051

Williams, J. F., Smith, V. C., & the Committee on Substance Abuse (2015). Fetal alcohol spectrum disorder. *Pediatrics, 136*(5) e1395–e1406. https://doi.org/10.1542/peds.2015-3113

Williams, S. K., & Johns, J. M. (2014). Prenatal and gestational cocaine exposure. *Pharmacology Biochemistry and Behavior, 119*, 10–21. https://doi.org/10.1016/j.pbb.2013.07.004

Wilson, C. (2018). *Grounded: Discovering the missing piece in the puzzle of children's behaviour*. CHEW Initiatives.

Winnicott, D. W. (1960). The theory of the parent-infant relationship. *The International Journal of Psychoanalysis, 41*, 585–595. dt. (1974): Die Theorie von der Beziehung zwischen Mutter und Kind. In: *Reifungsprozesse und fördernde Umwelt*. München: Kindler.

Wong, B. (2020, April 10). Medical workers wear pics of themselves smiling to comfort COVID-19 patients. *HuffPost*. https://www.huffpost.com/entry/medical-workers-pics-smiling-covid-19-patients_l_5e8f725bc5b6b371812da523

Wordsworth, W. (1802). *My heart leaps up*. Poems in Two Volumes (Published 1807).

World Health Organization (2008). Closing the gap in a generation. https://www.who.int/social_determinants/final_report/csdh_finalreport_2008.pdf

Yamamoto, R., & Keogh, B. (2018). Children's experiences of living with a parent with mental illness. *Journal of Psychiatric and Mental Health Nursing, 25*(2), 131–141. https://doi.org/10.1111/jpm.12415

Yule, A. M. et al. (2018). Does exposure to parental substance use disorders increase offspring risk for a substance use disorder? *Drug and Alcohol Dependence, 186*, 154–158. https://doi.org/10.1016/j.drugalcdep.2018.01.021

Zanetti, D. et al. (2018). Birthweight, type 2 diabetes mellitus, and cardiovascular disease. *Circulation: Genomic and Precision Medicine, 11*(6), e002054. https://doi.org/10.1161/CIRCGEN.117.002054

Zeanah, C. H. et al. (2009). Institutional rearing and psychiatric disorders in Romanian preschool children. *American Journal of Psychiatry, 166*, 777–785.

Zigler, E. et al. (1994). Health services in Head Start. *Annual Review of Public Health, 15*, 511–534.

Zigmont, J. J. et al. (2011). The 3D model of debriefing: Defusing, discovering, and deepening. *Seminars in Perinatology, 35*(2), 52–58. https://doi.org/10.1053/j.semperi.2011.01.003

Personen- und Stichwortverzeichnis

T

U

Über die Autoren

Marilyn R. Sanders, M. D., arbeitet als Kinderärztin und Neonatologin am Connecticut Children's Medical Center in Hartford, Connecticut, und als Professorin für Pädiatrie an der School of Medicine der University of Connecticut. Sie bezieht die Prinzipien der Polyvagal-Theorie in die Intensivpflege schwerkranker Babys und ihrer Familien ein. Dr. Sanders betreut Babys auch nach ihrem Aufenthalt in einer Neugeborenen-Intensivstation. Außerdem gehört sie dem Beraterstab des Polyvagal Institute an und referiert und lehrt national und international.

George S. Thompson, M. D., widmet sich als Psychiater der Betreuung und Beratung von Familien und Institutionen der Gesundheitspflege in ihren Bemühungen, eine emotional sichere, neugierige und kollaborative Atmosphäre zu fördern, in der Traumanachwirkungen in Weisheit umgewandelt werden können. Er gehört dem Beratergremium des Polyvagal Institute und dem Board of Directors des Dyadic Developmental Psychotherapy Institute an. Dr. Thompson vermittelt in seinen Lehrveranstaltungen seine Beobachtung, daß Vertrauen entsteht, wenn wir zum Ausdruck bringen, daß wir das Erleben anderer verstehen. Er lebt mit seiner Familie in Lawrence, Kansas, und arbeitet mit seinem Team an der Entwicklung eines stationären psychiatrischen Betreuungsprogramms für Jugendliche, das in den Thompson Centers for Heroic Change angeboten wird

Mona Delahooke

Mehr als Verhalten

Neurowissenschaft und Mitgefühl helfen, Verhaltensprobleme von Kindern zu verstehen und zu lösen

Übersetzt von Theo Kierdorf & Hildegard Höhr
336 Seiten, Klappenbroschur, mit Lesezeichen

»In diesem Buch wendet Mona Delahooke die von Stephen W. Porges entwickelte Polyvagal-Theorie auf die Arbeit mit Kindern an ... Delahooke verhilft uns zu der Erkenntnis, daß Kinder ausagieren, wenn sie sich unter Streß fühlen, und daß folglich unser wichtigstes Werkzeug immer unsere Verbundenheit mit dem Kind ist, weil sie in der Lage ist, das Gefühl der Sicherheit wiederherzustellen. Dieses bahnbrechende Buch hilft uns, Kinder mit ›Verhaltensauffälligkeiten‹ in einem neuen Licht zu sehen, und regt uns als Therapeuten, Lehrer, Erzieher und Eltern dazu an, unser eigenes Paradigma zu verändern, um diesen Kindern helfen zu können.«

— Laura Markham

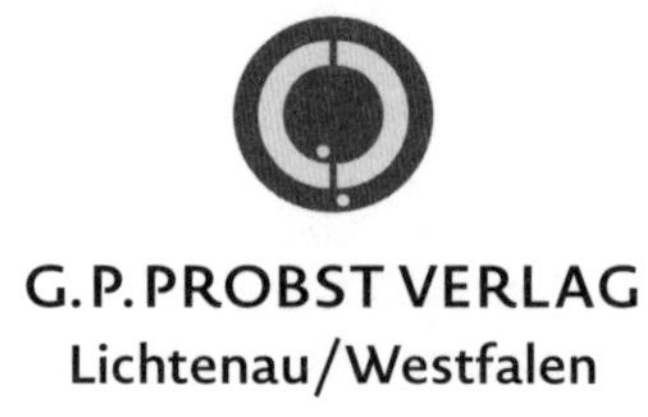

G. P. PROBST VERLAG
Lichtenau/Westfalen

Bert Powell, Glen Cooper, Kent Hoffman, Bob Marvin

Der Kreis der Sicherheit

Die klinische Nutzung der Bindungstheorie

Übersetzt von Theo Kierdorf & Hildegard Höhr
464 Seiten, Klappenbroschur, mit Lesezeichen

Dies ist die erste ausführliche Beschreibung der Circle of Security Intervention (COS). Das Buch erläutert sowohl theoretisch als auch praktisch, wie man Eltern helfen kann, besser auf die emotionalen Bedürfnisse ihrer Kinder bis zum Alter von fünf Jahren einzugehen. Die konzeptionellen Grundlagen der COS werden anschaulich erläutert und die innovativen bindungsorientierten Einschätzungs- und Interventionsstrategien in allen klinischen Facetten geschildert.

»Das Buch beschreibt diesen neuen Ansatz brillant und kreativ … Die Autoren haben die Bindungstheorie zu einer wissenschaftlich fundierten, innovativen Intervention transformiert, die kleinen Kindern und ihren Eltern hilft, innere Sicherheit zu entwickeln und ein von Resilienz und Wohlbefinden geprägtes Leben zu führen. Wenn Sie sich vom Wissen dieser Meister inspirieren lassen, werden Sie ihnen zeitlebens dankbar sein – jedenfalls bin ich das.« — Daniel Siegel

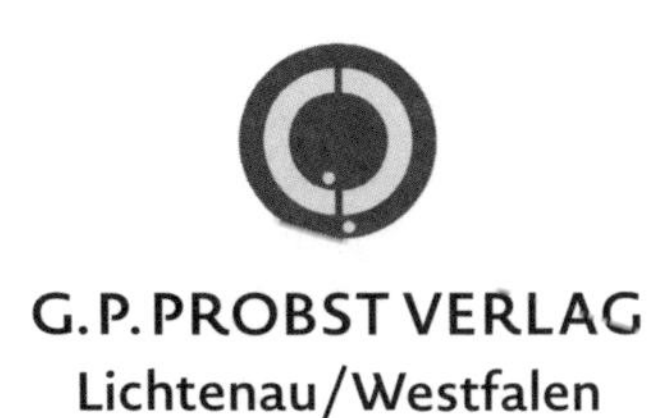

Titelliste

Eine ausführliche Präsentation sämtlicher lieferbaren und geplanten Titel unseres Verlages finden Sie im Internet unter *www.gp-probst.de*

TITELLISTE – AUSWAHL

Band 2 — Emerson & Hopper: *Trauma-Yoga* (4. Aufl.)
Band 3 — Williams & Poijula: *Das PTBS-Arbeitsbuch* (3. Aufl.)
Band 10 — Hyman & Pedrick: *Arbeitsbuch Zwangsstörungen* (2. Aufl.)
Band 12 — Putnam: *Handbuch Dissoziative Identitätsstörung* (2. Aufl.)
Band 13 — Scaer: *Das Trauma-Spektrum* (2. Aufl.)
Band 14 — Kluft: *Pacing in der Traumatherapie*
Band 17 — Paulsen: *Trauma und Dissoziation mit neuen Augen sehen* (2. Aufl.)
Band 18 — NurrieStearns: *Trauma-Heilung durch Yoga und Meditation*
Band 21 — Powell, Cooper, Hoffman & Marvin: *Der Kreis der Sicherheit*
Band 22 — Wallin: *Bindung und Veränderung in der psychotherapeutischen Beziehung*
Band 23 — van der Kolk: *Verkörperter Schrecken* (7. Aufl.)
Band 24 — Emerson: *Trauma-Yoga in der Therapie*
Band 25 — Stoddard & Afari: *Metaphern und Übungen für die ACT-Arbeit*
Band 27 — Bentzen & Hart: *Neuroaffektive Therapie mit Kindern & Jugendlichen*
Band 28 — Shapiro: *Ego-State-Interventionen – leicht gemacht* (3. Aufl.)
Band 29 — Porges: *Die Polyvagal-Theorie und die Suche nach Sicherheit* (4. Aufl.)
Band 31 — Scaer: *Acht Schlüssel zur Gehirn-Körper-Balance*
Band 32 — Steele, Boon & v. d. Hart: *Die Behandlung traumabasierter Dissoziation* (2. Aufl.)
Band 34 — Schwartz: *Arbeitsbuch Komplexe PTBS* (2. Aufl.)
Band 35 — Najavits: *Trauma, Sucht und die Suche nach Sicherheit*
Band 36 — Dana: *Die Polyvagal-Theorie in der Therapie* (3. Aufl.)
Band 37 — Anderson, Sweezy & Schwartz: *Therapeutische Arbeit im System der Inneren Familie*
Band 38 — Porges & Dana (Hrsg.): *Klinische Anwendungen der Polyvagal-Theorie*
Band 40 — Mischke-Reeds: *Somatische Psychotherapie – ein Werkzeugkasten*
Band 41 — Bentzen: *Neuroaffektive Meditation* (2. Aufl.)
Band 42 — Schwartz & Maiberger: *EMDR-Therapie und Somatische Psychologie*
Band 43 — Dana: *Arbeiten mit der Polyvagal-Theorie* (2. Aufl.)
Band 45 — Delahooke: *Mehr als Verhalten*
Band 46 — Schwartz: *Vom Trauma genesen – ein Übungsbuch*
Band 48 — Porges: *Heilen mit der Polyvagal-Theorie*
Band 49 — Kurtz: *HAKOMI – eine körperorientierte Psychotherapie*
Band 50 — Fisher: *Traumaspuren transformieren*
Band 51 — Dana: *Flipchart Polyvagal-Theorie*
Band 53 — Schwartz: *Die Praxis der Behandlung komplexer PTBS*